Vimala Schneider McClure

Babymassage

Vimala
Schneider McClure

Baby
Massage

Praktische Anleitung
für Mütter und Väter

Aus dem Amerikanischen
von Ursula Fassbender

Kösel

Die Originalausgabe erschien unter dem Titel
Infant Massage. A Handbook for Loving Parents bei Bantam Books,
einem Imprint von Random House, Penguin Random House LLC, New York.

Sollte diese Publikation Links auf Webseiten Dritter enthalten,
so übernehmen wir für deren Inhalte keine Haftung, da wir uns diese
nicht zu eigen machen, sondern lediglich auf deren Stand
zum Zeitpunkt der Erstveröffentlichung verweisen.

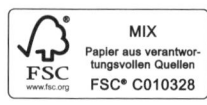

Verlagsgruppe Random House FSC® N001967

Erweiterte und überarbeitete Neuausgabe 2019

Copyright © für die deutsche Ausgabe Kösel-Verlag, München,
in der Verlagsgruppe Random House GmbH,
Neumarkter Straße 28, 81673 München
Copyright © 1979, 1982, 1989, 2000, 2017 by Vimala McClure (Schneider)
This translation published by arrangement with Bantam Books,
an imprint of Random House, a division of Penguin Random House LLC
Fotos: © Vimala McClure (Schneider)
Umschlag: Weiss Werkstatt, München
nach einer Idee von Elisabeth Petersen
Umschlagmotiv: Heidi Velten, Leutkirch
Satz: Satzwerk Huber, Germering
Druck und Bindung: Alföldi Nyomda Zrt., Debrecen
Printed in Hungary
ISBN 978-3-466-31126-2
www.koesel.de

 Dieses Buch ist auch als E-Book erhältlich.

*P. R. Sarkar und
meinen geliebten Kindern gewidmet*

Inhalt

Danksagung 11

Vorwort 13
    Ein Geschenk der Berührung (Peggy O'Mara)

Vorwort von Dr. Stephen Berman 15

Einführung 16

1 Warum sollen Sie Ihr Baby massieren? 23
    Eine jahrhundertealte Tradition *23* Können Babys mit zu viel Liebe »verzogen« werden? *25*

2 Die sinnliche Welt des Babys 29
    Die Sinne des Babys entwickeln sich nacheinander *29* Berührung und Bewegung *29* Geschmack und Geruch *30* Sehen und Hören *30* »Babystimulation« *33*

3 Die Bedeutung der Hautstimulation 37
    Hautstimulation ist für Säugetiere wichtig *37* Keine Kolikbabys mehr *38* Tiere entwickeln eine stärkere Abwehrkraft *38* Hautstimulation ist für Menschenbabys wichtig *40*

4 Stress und Entspannung 45
    Ein Ausgleich *45* Bis ins Erwachsenenalter hinein *48*

5 Bindung, Zugehörigkeit und Babymassage 51
    Die große Bedeutung der Bindung *51* Menschenbabys können keine Bindung herstellen *52* Kindertagesstätten *53* Das Baby in der Kinderkrippe massieren *55*

6 Die Elemente der Bindung 57
    Jedes Element ist in der Babymassage enthalten *57* Blickkontakt *58* Hautkontakt *58* Co-Sleeping *60* Tragen *63* Stimme *66* Geruch *67* Beschäftigung *68*

7 Zugehörigkeit und die Vorteile der Babymassage 73
Was ist Zugehörigkeit? *73* Sicheres Zugehörigkeitsgefühl *74* Wie entsteht ein sicheres Zugehörigkeitsgefühl zwischen Ihnen und Ihrem Baby? *76* Verspätete Bindung *78* Wer soll Ihr Baby massieren? *79* Miteinander vertraut werden *80* Die Vorteile der Babymassage *81*

8 Besonders für Väter 85
Papa, bring dich von Anfang an mit ein! *85* Warten Sie nicht auf eine Einladung! *86* Fürsorglicher Mann – erfolgreiche Frau: Sie können etwas dazu beitragen *87*

9 Wie Sie und Ihr Baby lernen, sich zu entspannen 91
Visualisieren Sie, wie Sie und Ihr Baby sich entspannen *91* Sind Sie entspannt? *92* Kontrollierte Bauchatmung *93* Berührungsentspannung *94* Handauflegen *95*

10 Das Gehirn des Babys 97
Hirnreife beim Baby *97* Die Entstehung des Unwiderstehlichkeitsfaktors *99* Die Gehirnreife verändert sich, wenn Eltern sich vor dem Baby streiten *101*

11 Musik und Massage 105
Musik ist für Babys wichtig *105* Wiegenlieder aus aller Welt *106* Unser Bengalisches Wiegenlied *109* Spielen Sie Musik und erzählen Sie Geschichten *109*

12 Vorbereitung 111
Wann sollen Sie beginnen? *111* Wahl des Massageöls *111* Zu welcher Zeit und wo? *113* Wärme *114* Haltung *116* Wiegeposition *116* Die Massagetechnik: Wie viel Druck ist nötig? *116* Babys reagieren sensibel auf die wohltuende Berührung *117* Was Sie brauchen *118* Bitten Sie um Erlaubnis, bevor Sie anfangen *120*

13 Wie Sie Ihr Baby massieren 123
Nur Sie beide *123* Die Reihenfolge der Streichbewegungen ist wichtig *123* Empfindliche Stellen *124* Darf ich deine Beine und Füße massieren? *124* Darf ich dein Bäuchlein massieren? *130* Darf ich deine Brust massieren? *134* Darf ich deine Arme und Hände massieren? *136* Darf ich dein Gesicht massieren? *141* Darf ich deinen Rücken massieren? *144* Sanfte Übungen *147* Kurzmassage *151* Überblick über die Massagebewegungen *151*

14 Schreien, Quengeln und andere Formen der Babysprache 155

Babys quengeln und schreien eben *155* Quengeln *156* Wenn Ihr Baby aus dem Gleichgewicht ist *156* Warum Babys schreien *158* Das Baby schreien lassen *159* Schreien *161* Wie Sie Ihrem Baby zuhören *165* Wie macht sich das Baby bemerkbar? *166* Frühkindliche Reflexe *167* Die Gemütszustände Ihres Babys *168*

15 Leichte Erkrankungen und Koliken 171

Fieber *171* Erkrankungen der Atemwege *171* Schnupfen *171* Blähungen und Koliken *172* Massage bei Koliken *173*

16 Das Frühgeborene 179

Frühgeborene brauchen besondere Berührung *179* Wie Sie Ihr Frühgeborenes im Krankenhaus massieren *181* Babymassage auf der Neugeborenen-Intensivstation *182* Wie fangen Sie an? *183* Die Känguru-Methode *184* Blickkontakt *186* Besonders empfindliche Stellen *186* Stresssignale *187* Wie Sie das Frühgeborene zu Hause massieren *187*

17 Das Sorgenkind 191

Bindung und Zugehörigkeit bei behinderten Babys *191* Zerebrale Entwicklungsstörungen *193* Sehbehinderungen *194* Hörbehinderungen *196* Wie man Babys mit schweren Erkrankungen massiert *197*

18 Das größere Kind und Geschwisterbindung durch Massage ... 199

Auch große Kinder brauchen Berührung *199* Wie fangen Sie an? *201* Alter und Entwicklungsstadium des Kindes *202* Reime und Fingerspiele für das ältere Baby *205* Fingerspiele für die Dehn- und Streckübungen *208* Wie man dem größeren Kind hilft, sich an ein neues Geschwisterchen zu gewöhnen *209* Achtsame Berührung *210*

19 Das Adoptiv- oder Pflegekind 213

Zugehörigkeit *213* Gestaltung der Eingewöhnungszeit *215* Wie Sie Ihr Adoptiv- oder Pflegekind massieren *217*

20 Tipps für Eltern im Teenageralter 221

Massage und Bindung mit Ihrem Baby *221* Für Teenie-Väter *223*

Anhang **225**
   Quellennachweise und Literaturempfehlungen *225*
   Kontaktadressen *238*

Danksagung

Mein herzlicher Dank gilt allen, die meine Arbeit seit vielen Jahren unterstützt haben. Besonders danken möchte ich folgenden Menschen, die dazu beigetragen haben, dass dieses neue Buch entstehen konnte: Toni Burbank und Robin Michaelson dafür, dass es verwirklicht wurde, allen Trainerinnen und Trainern der »Internationalen Gesellschaft für Babymassage« (IGBM) für ihren Beitrag, ihre Erfahrung und Unterstützung, die in das Buch eingeflossen sind, Peggy O'Mara, Gründerin und Herausgeberin der Zeitschrift *Mothering Magazine*, die ihre Arbeit genau zu der Zeit begann, als auch ich anfing, und die über all die Jahre hinweg eine große Inspiration für mich war.

Ich danke meinen Freundinnen und Freunden sowie Kolleginnen und Kollegen in der »Internationalen Gesellschaft für Babymassage« für ihre harte Arbeit, ihren Einsatz und Dienst an der Menschheit, den sie durch diese Arbeit leisten. Sie sind es, die das weit reichende Potenzial dieser Methode umsetzen, wovon unzählige Eltern weltweit profitieren, und sie tragen, glaube ich, dazu bei, dass sich in unseren Methoden der Kindererziehung und der Art, wie wir auf die kindlichen Bedürfnisse reagieren, ein bedeutsamer Wandel vollzogen hat.

Großer Dank gilt auch der Trainerin Clara Ute Zacher-Laves und ihrem Mann Markus Zacher, ebenso wie der Babymassage-Kursleiterin Joni Rubenstein und ihren Teenager-Eltern dafür, dass sie so gewissenhaft für die Entstehung der neuen Fotos gesorgt haben.

Danken möchte ich auch meiner Schwester Madhi Shirman, die mich dazu ermutigte, Babymassage zu unterrichten, und deren beständige Unterstützung meiner Arbeit mir unendlich viel bedeutet.

Ein Dankeschön auch dem Fotografen Günter Kiepke, der die wunderschönen Bilder für Kapitel 13 und auch einige andere Aufnahmen für dieses Buch gemacht hat. Seine wunderbaren Fotos haben meine Erwartungen weit übertroffen!

Während der Entstehung des Buches konnte ich mich kaum entscheiden, welche Fotos nun endgültig abgedruckt werden sollten, so viele Eltern und Kinder ließen sich von mir und anderen fotografieren. Auch dafür danke ich ihnen herzlich, und es kann sein, dass der eine oder andere Name nicht in der nachfolgenden Liste aufgeführt ist, weil die Aufnahmen woanders oder vor zu langer Zeit gemacht wurden, sodass ich mich nicht mehr daran erinnern kann, wer auf den Fotos zu sehen ist. Aber seien Sie versichert, dass ich jedem für seinen Beitrag dankbar bin, denn damit haben Sie dem Wohl der zukünftigen Generationen gedient.

Folgende Personen haben mir freundlicherweise erlaubt, ihre Fotos zu veröffentlichen (manche wurden in diesem Buch verwendet, manche nicht):

Maraliz Bracamonte / Naidelyn Alvarez / Andrea Bassett / Deondre Beckwith / Bridgett Washington / Allezae Brown / Gabriel De La Luz, Christina Hogbin, Gabriel De La Luz jun. / Shenika Evans, Shavel Evans / Yvette Hernandez / Juliette Contreras / Alexandria Boney / Anke D. Bahr / Lenja Kim / Oliver Fuchs / Corinna Reissner, Anna Catharina / Susan Whittlesey / Anne Young / Nancy Duffy / Nicole Green / Susan Pressel, Justin Pressel / Marlene Stieha, Analeesa Stieha / Gina Kincaid / Elaina Marie Santa Cruz / Cindy Shelton, Christina Shelton / Jan Lapetino und Baby / Heidi Dorsey, Tia Dorsey, Carlos Dorsey / Mary Foster, Lance Foster, Michael Foster / Clara Ute Zacher-Laves / Gabriela Silva / Jasline Ariana Garcia.

Danke an die wunderbaren, zertifizierten IAIM-Ausbilderinnen und -Ausbilder sowie -Trainerinnen und -Trainer aus aller Welt, die mir freundlicherweise Fotografien für diese Neuausgabe überlassen haben:

Jody Wright / Andreina Di Geronimo Bustamante / Mercedes DelCastillo / Juliana Dellinger-Bavolek / Ana Lucia Penagos / Valentina Scarfone.

Vorwort

Ein Geschenk der Berührung

Als im Sommer 1974 mein erstes Kind geboren wurde, kannte ich die Babymassage noch nicht, aber ich wusste, dass ich mein Kind berühren wollte. Es machte mir großen Spaß, meine Tochter in engem Hautkontakt an meinem Körper zu tragen. Ich legte sie im Schatten vor dem Haus auf eine Decke, rieb sie mit süßem Mandelöl ein und massierte ihre zarte Haut.

Ungefähr zur selben Zeit, einige hundert Kilometer entfernt, massierte Vimala ihre Kinder. Vimala war die erste Befürworterin der Babymassage auf der Welt und eine der ersten, die über Massage im Allgemeinen und Babymassage im Besonderen schrieb. In der Tat war Vimalas Arbeit eine Initialzündung für die Berührungstherapie und Körperarbeit in den USA und sie trug dazu bei, dass diese Massagetechnik in der ganzen Welt verbreitet und anerkannt wurde. Ihre damalige Arbeitsweise in der Babymassage und der Massage Frühgeborener war ihrer Zeit weit voraus und hat auch heute noch großen Einfluss auf die fürsorgliche Behandlung Neugeborener mittels Berührung.

Viele von uns haben durch die Babymassage gelernt, wie wir unsere Babys berühren sollen und wie wir uns ganz allgemein mit Berührung wohlfühlen können. Diejenigen von uns, die zwischen 1960 und 1970 Eltern geworden sind, wuchsen in einer Zeit auf, in der viel weniger Intimität gelebt wurde und Streicheleinheiten nicht so verbreitet waren wie heute. Noch vor zwanzig Jahren, als Vimalas Büchlein eine Revolution in Sachen Berührung in den USA auslöste, sah man fast niemanden, der sich in der Öffentlichkeit umarmte, wie es heute selbstverständlich ist.

So revolutionär die Babymassage auch ist, blickt sie in Wirklichkeit auf eine lange Tradition zurück und ihre Schönheit liegt in ihrer Einfachheit. Jeder kann sie anwenden, und sie tut einfach gut. Sie schadet weder Ihnen noch Ihrem Baby und kostet nichts. Sie brauchen keine besonderen Fähigkeiten, um Ihr Kind zu massieren. Es findet ganz natürlich statt und gibt unseren Babys die Möglichkeit, uns etwas über sie zu lehren und uns beizubringen, wie man berührt.

Berührung ist für das Baby ebenso wichtig wie Nahrung. Die Anthropologin Margaret Mead untersuchte Stammesgesellschaften in der ganzen Welt und fand heraus, dass die gewalttätigsten Stämme diejenigen waren, bei denen es in der Kindheit kaum Berührungen gab. Der Neurologe Richard Restak erklärt, dass der Körperkontakt und das Tragen des Kindes am Körper zu den wichtigsten Faktoren für die normale geistige und soziale Entwicklung des Kindes zählen. Die Auswirkungen dieser normalen Entwicklung beeinflussen nicht nur die Kindheit, sondern dauerhaft auch die neuralen und neuroendokrinen Funktionen, die für das emotionale Verhalten verantwortlich sind. Mit anderen Worten, je mehr Körperkontakt wir in der Kindheit erfahren, desto größer ist unsere Fähigkeit zur Intimität als Erwachsene. Und was kann intimer sein als zärtliche Berührung?

Forschungen an der Medizinischen Fakultät der Universität Miami haben gezeigt, dass Massage diejenigen Nerven im Gehirn stimuliert, die die Nahrungsaufnahme erleichtern, was zu einer rascheren Gewichtszunahme führt. Massage kann auch Stresshormone abbauen, was zu einer besseren Funktion des Immunsystems beiträgt. Außerdem kann die Berührungstherapie die Gewichtszunahme Frühgeborener beschleunigen, asthmakranken Kindern zu einer besseren Atmung verhelfen, die Behandlung von Kindern mit Diabetes unterstützen und den Schlaf von Babys verbessern. Andere Forschungsergebnisse weisen darauf hin, dass Kinder mit Ekzemen von Massage profitieren und die Interaktion zwischen Eltern und Baby verbessert wird.

Gibt es eine geeignetere Möglichkeit, die Mutter-Kind-Bindung zu verbessern und zu gewährleisten, dass Ihr Kind genügend Hautkontakt bekommt, als durch die Babymassage? Das beruhigende Öl und die sanfte, zärtliche Berührung Ihrer Hände verschaffen ein sinnliches Vergnügen, das Sie mit Ihrem Baby teilen können, wenn Sie es mit der Welt vertraut machen. Massage ist eine wunderbare Methode, Ihr Baby in den ersten Wochen und Monaten kennenzulernen und Zeit miteinander zu verbringen. Nur allzu bald wird Ihr Baby sich auf die Beine stellen und die ersten Monate voll zärtlicher Berührung sind nur noch eine schöne Erinnerung.

Zwischen den ersten Massagen, die ich meiner Tochter gab, und der ersten Massage, die ich selbst bekam, lagen acht Jahre. Bis in die 1980er-Jahre gab es nur wenige Massagetherapeuten, und ich brauchte viele Jahre, um mich überhaupt auf Massage »einzulassen«. Was mir zunächst frivol erschien, ist heute zu einem Eckpfeiler meiner Gesundheitsvorsorge geworden. Vimala lehrte uns, dass Massage nichts mit Selbstgefälligkeit zu tun hat, sondern tatsächlich ein grundlegendes menschliches Bedürfnis darstellt.

Ich empfehle Ihnen, Ihre Kinder ruhig mit Ihren Berührungen zu verwöhnen. Vielleicht gibt es nichts, was nur annähernd so persönlich und intim ist, wie einem Baby eine Massage zu schenken. Wie die Elternschaft überhaupt, so bereichert auch die Babymassage sowohl die Eltern als auch das Kind. Berührung wird zu einem Brauch, der die Beziehung zu Ihrem Kind auf Jahre fördern wird.

Peggy O'Mara
Verlegerin und Herausgeberin der Zeitschrift Mothering Magazine

Vorwort von Dr. Stephen Berman

Während der letzten drei Jahrzehnte haben Ärzte die Wichtigkeit der Mutter-Kind-Bindung im Zusammenhang mit der kindlichen Entwicklung aufs Neue hervorgehoben. Unter anderem zeigten Studien der Universität Colorado, dass bei Kindern, deren Müttern es schwerfällt, sie während der ersten Lebensmonate zu berühren, zärtlich zu ihnen zu sein oder mit ihnen zu sprechen, ein größeres Risiko für Wachstums- oder Entwicklungsstörungen oder -verzögerungen besteht. Die wissenschaftlichen Fortschritte im Verständnis der sensorischen, motorischen und kognitiven Prozesse bei Neugeborenen und Kindern führten zu einer Neubewertung vieler Praktiken, die Eltern aus nicht industrialisierten Ländern anwenden. Babytragesäcke lehnen sich beispielsweise an Methoden an, die man in vielen Teilen Afrikas und Lateinamerikas beobachtet hat. Diese Babytragesäcke fördern das gegenseitige Wohlbefinden und das Gefühl der Sicherheit, das mit engem Körperkontakt verbunden ist, und gewährleisten dabei die Bewegungsfreiheit der Eltern.

In ihrem Buch *Babymassage. Praktische Anleitung für Mütter und Väter* führt Vimala Schneider eine Form der elterlichen Fürsorge ein, die seit Jahrhunderten in Indien praktiziert wird. Der Wert der Babymassage als Methode der Babypflege kann am besten anhand der Mutter-Kind-Bindung gemessen werden, wie sie sich in den Gesichtern der Mütter und Kinder auf den Fotos in diesem Buch spiegelt. Hoffentlich nehmen Eltern die Babymassage in ihren westlichen Lebensstil in gleicher Weise auf, wie die Geburtsvorbereitung nach Lamaze und die Tragesäcke, die inzwischen weit verbreitet sind. Ein weiterer Vorteil der Babymassage liegt darin, dass sie auch dem Vater vor allem bei einem Stillkind eine enge Beziehung zu seinem Baby ermöglicht.

Als Kinderarzt kann ich Ihnen nur wärmstens empfehlen, die in diesem Buch beschriebenen Methoden auszuprobieren. Wenn Ihnen der Austausch mit Ihrem Kind Freude bereitet und die Massage Spaß macht, stimulieren Sie Ihr Kind auf angenehme Weise und schaffen damit ein festes Fundament für seine Entwicklung.

Dr. Stephen Berman
Ehemaliger Präsident der »American Academy of Pediatrics«
Vorsitzender von »General Pediatrics« und der Medizinischen Fakultät der Universität Colorado, Leiter der Kinderklinik

Einführung

Als ich im Jahre 1973 in einem kleinen Waisenhaus in Indien arbeitete und forschte, machte ich eine Entdeckung, die mein Leben völlig auf den Kopf stellte und mich zu einem grundlegenden Umdenken bewog.

Ich wurde mir der Bedeutung der traditionellen indischen Babymassage bewusst, ihrer beruhigenden Wirkung und ihrer Rolle, die sie bei der liebevollen, nonverbalen Kommunikation spielt. Eine indische Mutter massiert ihre Familienangehörigen regelmäßig und gibt die Massagetechniken an ihre Töchter weiter. In dem Waisenhaus massierten die älteren Kinder die jüngeren fast täglich. Dies war eine Form der Fürsorge, die mir aus den Vereinigten Staaten nicht bekannt war. Als ich in der letzten Woche meines Indienaufenthalts an Malaria erkrankte und im Fieberdelirium lag, konnte ich selbst von der Wohltat einer solchen Massage profitieren. Alle Frauen aus der Nachbarschaft kamen, um nach mir zu sehen. Mit ihren geschickten Händen massierten sie meinen Körper, als wäre ich ein Baby, dann sangen sie mir etwas vor, wobei sie sich abwechselten, bis mein Fieber endlich sank. Ich werde das Gefühl, wie ihre Hände und Herzen mich berührten, nie vergessen.

Nach einem tränenreichen Abschied im Waisenhaus hielt meine Riksha auf dem Weg zum Bahnhof an, um einen Büffelwagen vorbeizulassen. Rechts sah ich eine Hütte, die nur aus ein paar Brettern und Planen bestand und in der eine Familie, hier am Straßenrand, lebte. Drinnen saß eine junge Mutter mitten im Dreck mit ihrem Baby auf dem Schoß, das sie liebevoll massierte, während sie ihm ein Lied vorsang. Als ich sie beobachtete, dachte ich, wie viel Wichtigeres es doch im Leben gibt als materiellen Wohlstand. Sie besaß so wenig und doch konnte sie ihrem Baby dieses wunderbare Geschenk der Liebe und Sicherheit machen, ein Geschenk, das dazu beitragen würde, dass das Kind zu einem mitfühlenden Menschen wird.

Ich dachte an all die Kinder, die ich in Indien kennengelernt hatte, und daran, wie liebevoll, herzlich und verspielt sie trotz ihrer sogenannten Benachteiligung waren. Sie sorgten füreinander und übernahmen Verantwortung ohne Vorbehalte. Vielleicht, so kam es mir in den Sinn, waren sie so liebevoll, entspannt und natürlich, weil sie als Kinder diese Form der Zuneigung erfahren hatten und weil die Kinder in Indien seit Tausenden von Jahren auf diese Weise geliebt werden. Vielleicht trägt die Massage dazu bei, dass sie sich in ihrer Welt wohlfühlen und ihr nicht als Feinde oder Eroberer gegenübertreten. Sie werden in der Liebe und Wärme willkommen geheißen, die für sie da ist, wodurch sie die Sensibilität bewahren können, die sich in einem neugeborenen, noch zerbrechlichen Körper verbirgt. Die Massage unterstützt den Körper auch darin, sich an die Reizüberflutung einer Welt voller Lärm, Licht und Aktivität mit all ihren Härten anzupassen und neugierig statt ängstlich ins Leben zu gehen. Später erlernte ich diese Kunst des Herzens und der Hände bei vielen Müttern und Großmüttern – eine Kunstfertigkeit, die einen deutlich spürbaren Einfluss auf Körper, Geist und Seele derjenigen hat, die davon profitieren.

Obwohl ich bemerkt hatte, wie verschmust, entspannt und freundlich die indischen Kinder wirkten, begann ich erst ein paar Jahre später, als ich schwanger wurde, über die Vorteile der Babymassage nachzudenken. Während meiner Schwangerschaft entwickelte sich mein Interesse an sämtlichen Aspekten der Geburt und der Entwicklung des Säuglings, und ich fing an, mich mit allem, was ich darüber fand, zu beschäftigen. Ich las das Buch *Körperkontakt* von Ashley Montagu, und beschloss, mein Baby täglich zu massieren.

Als ich überlegte, wie ich dies anstellen sollte, las ich etwas über die enorme Bedeutung der nährenden Berührung bei Säugetieren. Ich befasste mich mit der Lebensgeschichte von Ashley Montagu und wollte mehr über die Forschung herausfinden, auf die er seine Behauptungen stützte. Ich spürte, dass sich diese Erkenntnisse auch auf Menschen übertragen ließen. Durch das Buch von Ashley Montagu hatte ich den Zusammenhang erkannt, und plötzlich fand ich die Vorstellung, mein Baby zu massieren, sehr spannend.

Den größten Teil meiner Schwangerschaft verbrachte ich damit, von unserem Wohnort Boulder in die umfangreiche medizinische Bibliothek im benachbarten Denver zu fahren. Ich kopierte jede Seite aus Montagus Buch, die von den verschiedenen Forschungsergebnissen berichtete und nahm die Kopien mit nach Hause. Je mehr ich darüber erfuhr, wie Tiermütter ihre Jungen mit nährender Berührung versorgen, und erkannte, wie lebenswichtig sie ist, umso überraschter war ich. Katzenmütter haben beispielsweise raue Zungen und lecken ihre Kätzchen wie wild. Wir meinen, dass sie ihre Jungen auf diese Weise säubern. Doch in Wirklichkeit massieren sie die Kätzchen, damit ihre Körperfunktionen wie die Atmung, die Verdauung und der Kreislauf angeregt werden. Wenn sie das nicht tun, sterben die Jungen. Ich hatte mich mit der Gedeihstörung beschäftigt, bei der Babys deprimiert sind und ihre Entwicklung beeinträchtigt ist. Selbst wenn sie die beste Nahrung, aber keine nährende Berührung erhalten, sterben sie allmählich. Diese Erkenntnis löste einen Aha-Effekt bei mir aus.

Mein erstes Kind wurde 1976 geboren, und ich begann, meinen Sohn jeden Tag zu massieren. Ich hatte bereits einige Jahre Yoga gelehrt und stellte nun fest, dass sich einige der Massagetechniken und Yogastellungen leicht in unsere tägliche Massagepraxis übernehmen lassen – eine Praxis, die auf meiner eigenen Kombination aus alten indischen und modernen schwedischen Methoden, verbunden mit Techniken, die ich als Yogalehrerin kannte, basierte. Diese gelungene Mischung verhalf meinem Sohn zu einer wunderbaren Harmonie des Energieflusses, zu Entspannung und Anregung. Zusätzlich schien sie die schmerzhaften Blähungen zu lindern, unter denen er im ersten Lebensmonat litt. Sanfte, an Yoga angelehnte Übungen am Ende der Massage brachten seinem Verdauungssystem auf spielerische Weise Erleichterung und Unterstützung.

Wenn ich mein Baby voll konzentriert, entspannt und mit offenem Herzen massierte, schien es sich zu entspannen und war den restlichen Tag über viel glücklicher. Als ich die Massage einmal zwei Wochen lang nicht anwandte, konnte ich eine deutliche Veränderung wahrnehmen. Mein Sohn wirkte angespannt und war allgemein viel unruhiger. Nachts hielten uns schmerzhafte Koliken stundenlang wach. Von diesem Zeitpunkt an beschloss ich, dass die Massage ein fester Bestandteil unseres Lebens bleiben würde – nicht nur ein Mittel zur Entspannung und Stressverminderung, sondern ein Hauptmerkmal unserer Kommunikation.

Als mein Sohn sieben Monate alt war, traf ich die Entscheidung, einen Lehrplan zu entwickeln und andere Eltern an meinen Erfahrungen teilhaben zu lassen. Ich verfasste einen kleinen Flyer und bat in örtlichen Geschäften darum, ihn auslegen und in die Schaufenster hängen zu dürfen. An meinem ersten Kurs im Wohnzimmer unserer kleinen Wohnung nahmen fünf Mütter mit ihren Babys teil.

Im Mai 1977 erschien Frédérick Leboyers Buch *Sanfte Hände*, eine poetische Schilderung, wie indische Mütter ihre Babys massieren. Nun war die Welt bereit für die Babymassage – ein Begriff, den ich selbst geprägt habe. Das Interesse an Themen rund um die Schwangerschaft, Geburt und das Baby war riesengroß. Die Ärzte Dr. John Kennell und Dr. Marshall Klaus befassten sich mit der Bindungsforschung, die zum Tagesgespräch wurde. Als ich begonnen hatte, mich mit dem Thema Bindung auseinanderzusetzen, entdeckte ich, dass alle Elemente, die zum Aufbau von Bindung beitrugen, in der Babymassage enthalten waren. Auf diese Weise wird die Massage zu einer Möglichkeit, die Bindung zu Mutter und Vater im ersten Lebensjahr und darüber hinaus zu festigen.

Seither haben Tausende von Eltern und Kindern meine Kurse und meinen Privatunterricht besucht. Über die Jahre hinweg lieferten sie mir weitere Inspirationen und trugen zu meiner Weiterbildung bei, wofür ich zutiefst dankbar bin.

Seit Beginn meiner Babymassagekurse ist das Interesse von Eltern und denjenigen, die beruflich mit Kindern zu tun haben, stetig gewachsen. Ich fing an, andere in dieser Massagetechnik auszubilden, die dann wiederum

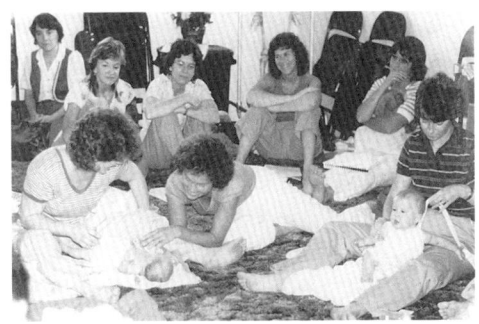

als Trainer arbeiteten. Inzwischen sind wir eine internationale, nicht gewinnorientierte Organisation geworden, die erste und größte ihrer Art, die sich der Bewahrung und Weiterverbreitung dieser alten Praktiken widmet: Die »Internationale Gesellschaft für Babymassage« (IAIM – International Association of Infant Massage) mit Sitz in mehr als 70 Ländern. An vielen Krankenhäusern wird das Pflegepersonal in Massagetechniken für Frühgeborene und kranke Babys ausgebildet, und Eltern erhalten Anleitungen, um die Bindung zu ihren Kindern zu vertiefen und deren Beschwerden zu lindern. Darüber hinaus werden die Vorteile dieser einfachen Methode, die sich in der Jahrtausende alten Praxis verfeinern und weiterentwickeln konnte, inzwischen tagtäglich von der modernen, wissenschaftlichen Forschung nachgewiesen.

(In diesem Zusammenhang habe ich mir häufig den kleinen Scherz erlaubt, dass man im Westen eine Doppelblindstudie benötige, um zu beweisen, dass Gras wächst, wenn man es gießt.)

Inzwischen sind meine Kinder erwachsen, und nach wie vor wirken die Massagen ihrer Kindheit nach. Die tägliche Massage hat den Grundstein für körperliche, emotionale und seelische Harmonie sowie für eine Verbundenheit gelegt, die wir ein Leben lang in uns tragen werden.

An dieser Stelle möchte ich gerne einen Brief wiedergeben, den mir eine Mutter geschrieben hat, die die Babymassage aus meinem Buch erlernte, als ich gerade zu unterrichten begann. Der Brief ist nicht dazu gedacht, medizinische Ratschläge zu geben. Wenn Ihr Kind krank ist, sollten Sie natürlich ärztliche Hilfe in Anspruch nehmen und sich vergewissern, dass Ihre Massage auf die Bedürfnisse des Babys abgestimmt ist. Was die Mutter in dem nachfolgenden Brief schreibt, soll Ihnen zeigen, welch umfassende Wirkung diese einfache Methode in einer Familie erzielen kann. Ich bedanke mich bei der Mutter, die mir diesen unschätzbaren Brief geschickt hat.

Liebe Vimala,

ich möchte mich bei Ihnen persönlich für den unschätzbaren Dienst bedanken, den Sie meinen Kindern erwiesen haben.

Mein Sohn wurde mit einer Medikamentenabhängigkeit geboren, da ich während meiner Schwangerschaft wegen Toxikose und vorzeitiger Wehen ein Medikament einnehmen musste. Zusätzlich erhielt ich einige Male intravenöse Spritzen. Während der Schwangerschaft wurden mein Mann und ich von verschiedenen Ärzten davor gewarnt, die Schwangerschaft fortzusetzen. Man versicherte uns, wir würden ein behindertes Kind bekommen, das nur »dahin vegetieren« würde usw. Wir kämpften hart und mit Erfolg, denn in der 38. Woche wurde unser robuster Sohn mit einem Gewicht von 4.054 g geboren. Es war sehr schnell klar, dass sein Nervensystem von den Medikamenten und dem Stress stark angegriffen war.

Er schrie unentwegt oder schlief ständig und verpasste dadurch die Essenszeiten. Wenn er aufschreckte, schlug er mit seinen Armen und Beinen unkontrolliert um sich. Die Ärzte wollten ihm Beruhigungsmittel verordnen. Wieder versicherten sie mir, dass sein Nervensystem (und wahrscheinlich sein Gehirn) irreparable Schäden davon getragen hätte. Schließlich rettete uns eine wunderbare Nachbarin und Stillberaterin. Sie brachte mir Techniken der Babymassage bei, mit denen ich ihn beruhigen konnte, und sie zeigte mir, wie ich ihn wickeln sollte, um sein sensibles Nervensystem zu schonen. Kurz, er entwickelte sich zu einem aufgeweckten und entzückenden Krabbelkind. Das Zucken verschwand, und seine hervorragenden intellektuellen Fähigkeiten kamen zum Vorschein, verbunden mit einer Energie, der wir arme Erwachsene kaum gewachsen waren. Heute besucht mein angeblich »behindertes« Kind die höhere Schule, hat eine nationale Schülerauszeichnung erhalten, ist ein anerkannter Klassensprecher, ein wundervoller, freiwilliger Helfer, und er ist mit einer ebenso intelligenten jungen Frau verlobt. Als Teenager zeichnete er sich durch seine schulischen Leistungen aus und erhielt über 375.000 Dollar als Stipendium. Er arbeitet mit schwerbehinderten Erwachsenen und möchte Arzt werden.

Auch mein zweiter Sohn kam nach einer Hochrisikoschwangerschaft zur Welt. Die Medikation war etwas fortschrittlicher und hielt in Verbindung mit einer entsprechenden Ernährung die Schwangerschaftstoxikose in Grenzen. Er wurde mit auffälligen neurologischen Störungen geboren. Als er fünf Monate alt war, warnte man uns, er entwickle erste Symptome von Autismus. Er war übernervös und – einfach ausgedrückt – ein Problemkind.

Wieder griff ich auf meine Erfahrungen mit der Massage zurück. Die Spannung in seinen kleinen Gliedmaßen löste sich, und er blieb in Kontakt mit seiner Umwelt. Ich hielt ihn immer eng an meinem Körper und ließ ihn nur für kurze Zeit allein bei Babysittern, die bereit waren, ihn zu trösten, zu halten und zu massieren, wenn er es brauchte. Obwohl er immer noch ein paar Probleme hat, ist er heute ein intelligenter und fürsorglicher 16-jähriger Junge. Er betätigt sich bereits als Computerdesigner für Spielzeug- und Softwarehersteller.

Ohne die Hilfe meiner Nachbarin, die Ihre Massagetechnik erlernt hat, glaube ich nicht, dass meine Söhne heute da wären, wo sie jetzt sind. Ich bin der Meinung, dass ihre intellektuellen, körperlichen und emotionalen Fähigkeiten der Fürsorge zuzuschreiben sind, die sie durch die Massage in ihrer Kindheit erfahren haben. Wie kann ich Ihnen jemals dafür danken? Seien Sie versichert, dass ich als Mutter immer in Ihrer Schuld stehen werde.

Herzliche Grüße
Eine dankbare Mutter

Babymassage kann die Fürsorge einer verantwortungsbewussten Mutter wie dieser unterstützen. Ihre Wirkung reicht weit über die spontanen, körperlichen Erfolge hinaus. Wenn Sie Ihr Baby regelmäßig massieren, werden Sie entdecken, dass zwischen Ihnen und Ihrem Kind ein lebenslanges Band entsteht.

Wie man die richtigen Worte findet

Wie viele Autoren habe ich mich mit dem Problem der weiblichen und männlichen Pronomen für die Anrede des Babys auseinandergesetzt. In der deutschen Übersetzung wird jedoch einheitlich »es« für das Baby verwendet.

Eine weitere Schwierigkeit entstand im Zusammenhang mit der Person, die das Baby massiert. Um des besseren Ausdrucks willen habe ich mich auf die Mutter als Masseurin bezogen, denn meiner Erfahrung nach ist meist sie es, die diese Art der Kinderpflege übernimmt. Darüber hinaus ist die Massage, so wie ich sie verstehe, eine »mütterliche« Aktivität, egal, ob sie nun von der Mutter oder vom Vater, vom Bruder oder von der Schwester, von der Großmutter oder dem Großvater praktiziert wird.

Da es mein aufrichtiger Wunsch ist, dass auch Väter sich gleichermaßen für die Babymassage interessieren und sie anwenden sollten, habe ich ihnen ein eigenes Kapitel gewidmet. Den Vätern, die dieses Buch ganz lesen und sich entschließen, ihr Baby zu massieren, empfehle ich deshalb, das Wort »Mutter« an den entsprechenden Stellen einfach durch »Vater« zu ersetzen.

Im Buch zitiere ich Studien und Forschungsergebnisse zu verschiedensten Themen. Ich habe mich dazu entschieden im Text auf Fußnoten zu verzichten, damit dieser sich flüssig liest und habe die wissenschaftlichen Quellen unter »Quellennachweise und Literaturempfehlungen« zusammengefasst.

Doch nun genug der Worte!

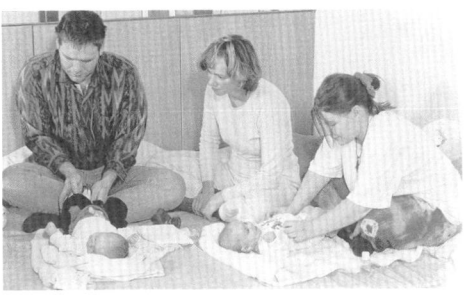

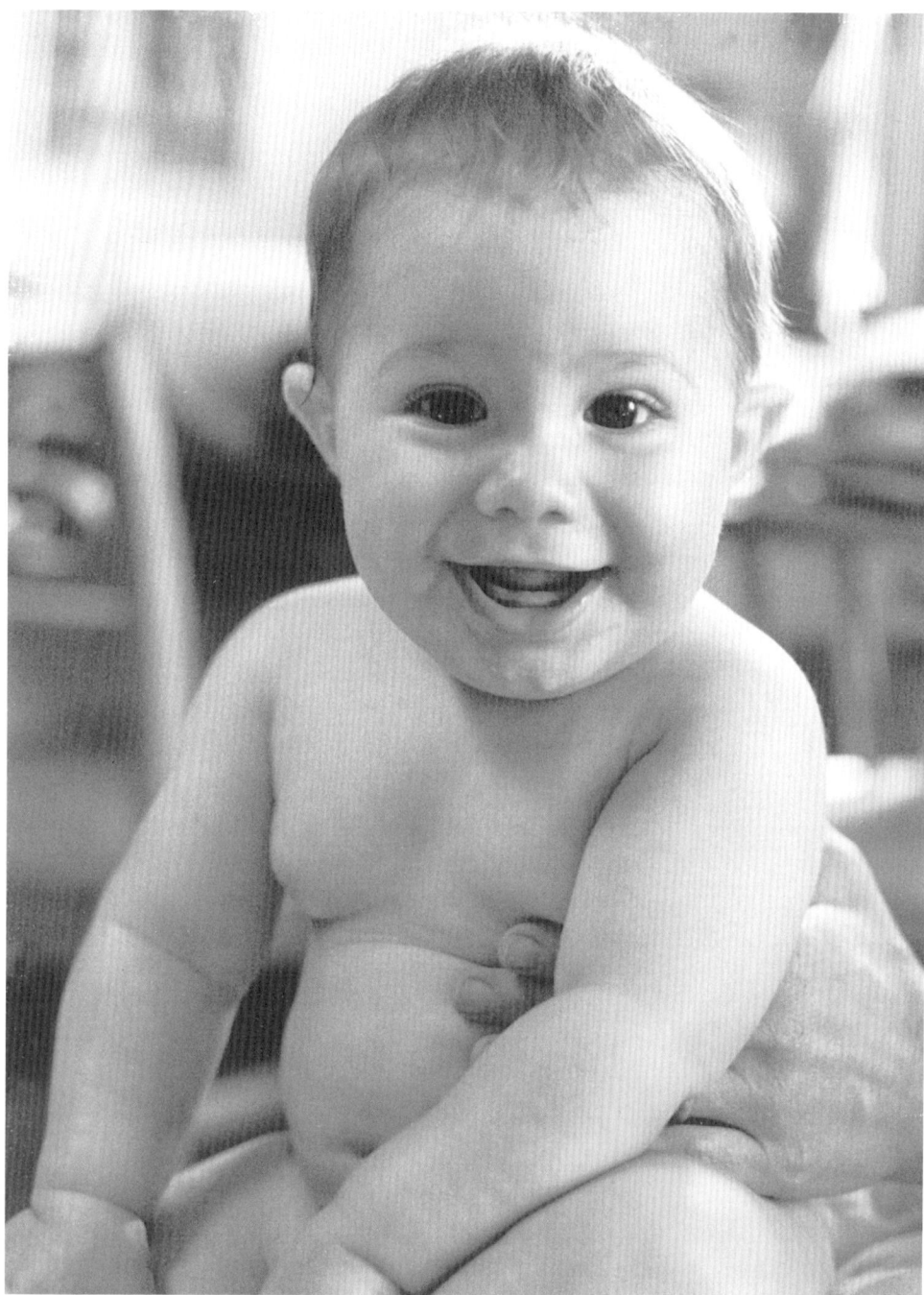

Kapitel 1:
Warum sollen Sie Ihr Baby massieren?

*Berührt, gestreichelt und massiert zu werden,
ist Nahrung für das Kind.
Nahrung, die genauso wichtig ist
wie Mineralien, Vitamine und Proteine.*
Frédérick Leboyer

Eine jahrhundertealte Tradition

Die Nachmittagssonne scheint durch die Ritzen der Holztür. Eine junge Mutter wiegt ihr Baby sanft auf ihrem Schoß. Zum zweiten Mal an diesem Tag nimmt sie ihm sein winziges Häubchen ab und zieht es aus.

Von der beengenden Kleidung befreit, strampelt das Baby und rudert mit seinen Ärmchen in der Luft. Es hört das inzwischen vertraute Geräusch, wenn die Mutter das warme Massageöl in ihren Händen verreibt und dabei ein beruhigendes Wiegenlied singt. So beginnt seine zweite tägliche Massage.

Diese Szene spielt in einem jüdischen »Schtetl«, einer kleinen, polnischen Enklave Anfang des 19. Jahrhunderts. Wir könnten uns jedoch auch in jedem anderen Jahrhundert und an jedem anderen Ort der Welt befinden, denn über die Jahrhunderte hinweg ist dieser Ausdruck von Mütterlichkeit in allen Kulturen verbreitet gewesen.

Von den Eskimos in der kanadischen Arktis bis zu den ostafrikanischen Ganda, von Südindien bis Nordirland, von Russland, China, Schweden, Südamerika bis zu den Hütten der Südseeinsulaner und den modernen, amerikanischen Wohnungen werden Babys jeden Tag liebevoll massiert, gestreichelt und bekommen Wiegenlieder vorgesungen. Auf der ganzen Welt wissen Mütter, dass ihr Baby gehalten, getragen, gewiegt und gestreichelt werden will. Die sanfte Babymassage gehört zu den traditionellen Methoden der Kinderpflege, die von einer Generation an die nächste überliefert werden. Nach dem »Warum« befragt, würden wir in jeder Kultur eine andere Antwort erhalten. Die häufigste lautet ganz einfach: »Das ist bei uns so Sitte.«

Viele der alten Bräuche, die Anfang des 20. Jahrhunderts dem »Fortschritt« geopfert wurden, werden nun wieder entdeckt, da die moderne Wissenschaft ihre Bedeutung für das Wohlbefinden unserer Kinder und unserer Gesellschaft erkennt. Multikulturelle Studien haben nachgewiesen, dass die Erwachsenen in einer Gesellschaft, in der die Kinder am Körper gehalten, massiert, gewiegt, gestillt und getragen werden, weniger aggressiv und gewalttätig sind und viel mehr Gemeinschaftssinn und Mitgefühl haben. Angesichts unserer »Neuentdeckungen« würden unsere Urgroßmütter nur rufen: »Das hab ich dir doch gleich gesagt!«

Vor der Geburt Ihres Babys stellen Sie sich vielleicht vor, dass Sie eine gelassene, glückliche Mutter werden, oder aber Sie befürchten womöglich, dass Sie mit dem neuen Menschenkind nicht umgehen können, dessen Überleben ganz und gar von Ihnen abhängt. Heute erleichtert uns das Internet, Informationen über Säuglinge nachzulesen – darüber, was sie brauchen und was nicht, wie wir ihnen die bestmögliche Umgebung schaffen, wie wir auf ihr Schreien und Quengeln reagieren sollen usw.

In den vergangenen Jahrzehnten boomte die wissenschaftliche Forschung und wies nach, dass viele Erziehungsmethoden aus der Zeit unserer Großeltern beinahe barbarisch anmuten. Überlegen Sie, wie Sie sowohl für sich selbst sorgen können als auch Ihrem Baby die Liebe und Zuwendung schenken und ihm ein gesundes Umfeld bieten, das es so dringend benötigt. Diejenigen, die meinen: »Aus mir ist etwas geworden. Ich werde es wie meine Eltern machen. Das wird auch bei mir klappen.«, übersehen viele Probleme und körperliche, geistige und emotionale Gesundheitsrisiken, die sie haben oder die noch auftauchen werden, weil sie auf diese Weise erzogen worden sind.

Wenn Sie fest in sich verwurzelt sind, werden Sie feststellen, dass Sie intuitiv die richtigen Entscheidungen treffen, wenn Sie mit Ihrem Baby leben. Sie werden zwar auch Fehler machen, aber, wenn Sie sich entspannen, die Ruhe bewahren, sich gut informieren und Selbstvertrauen haben, können Sie nebenbei Kurskorrekturen vornehmen. Auf diese Weise richten Sie keinen dauerhaften Schaden an. Ihr Kind reagiert darauf, wie Sie »Sie selbst« sind. Wenn Sie versuchen, es mit Methoden zu erziehen, die nicht ihren tiefsten Überzeugungen entsprechen, löst das Verwirrung bei Ihrem Kind aus und schädigt es langfristig.

Nur Sie können entscheiden, was sich am besten für Sie anfühlt, ob Sie sich eine Hausgeburt wünschen oder lieber in einem Krankenhaus oder Geburtshaus entbinden möchten, ob Sie stillen wollen, ob Ihre Kinder nur Kleidung aus Naturfasern tragen sollen oder nicht, wie Sie Ihr Krabbelkind in die Schranken weisen, wie Sie mit ihm sprechen wollen und so weiter. Nachdem Sie sich selbst mit diesen Themen beschäftigt haben, entscheiden Sie sich aus Ihrem tiefsten Inneren heraus – aus dem das Gefühl erwächst, eine gute Mutter zu sein – anstatt nur darauf zu hören, was Ihnen Ihre Eltern sagen oder sich an die aktuellen Erziehungstrends in Ihrer Kultur anzupassen.

Es hat sich immer wieder herausgestellt, dass der gegenwärtige kulturelle Trend falsch ist. So war es früher einmal üblich und anerkannt, Babys mit Opium ruhigzustellen. Zu einer anderen Zeit riet man Müttern aus Angst, die Babys anzustecken, Gesichtsmasken zu tragen und ihre Babys nicht anzuhauchen oder zu stillen. Zu einem anderen Zeitpunkt bekamen Mütter den Rat, nicht auf das Schreien Ihres Babys zu reagieren, um es nicht zu verwöhnen. Wieder ein andermal herrschte die Meinung vor, Babys würden keinen Schmerz empfinden und könnten im Mutterleib oder in den ersten Lebenswochen nichts sehen oder hören. Betrachten Sie Experten mit einer gesunden Portion Misstrauen. Folgen Sie Ihrem Herzen, wenn es darum geht, was für Sie und Ihre Familie richtig ist.

Können Babys mit zu viel Liebe »verzogen« werden?

Die Forschung kann zu unserem Verständnis beitragen, warum diese traditionellen Methoden so bedeutsam sind. Wenn wir die Hintergründe kennen, werden wir Bräuche nicht so schnell ablehnen, die unser Leben zutiefst bereichern können. Fast alle, die gerade Eltern geworden sind, hören in den ersten Monaten die Ermahnung: »Verwöhnt euer Kind nicht zu sehr.« Unsere Sorge, unsere Kinder »zu verziehen«, rührt aus einer Zeit, als man aufgrund der Erkenntnisse aus der Verhaltensforschung glaubte, man könne Kinder so konditionieren, dass sie sich wie kleine Erwachsene benehmen, indem man ihr Schreien ignoriert und ihnen nicht allzu viel Zuneigung zeigt.

Populäre Babypflegemethoden rieten den Müttern gewöhnlich, Babys einen strengen Tagesablauf aufzuerlegen, sie alleine schreien zu lassen und sie für ein Verhalten zu bestrafen, das ihre Eltern für unangemessen hielten. Die führenden Vertreter dieser Richtung überzeugten Mütter mit Erfolg davon, dass sie den Stoffwechsel ihres Babys beeinträchtigen, wenn sie es stillen (obwohl die Forschung das Gegenteil beweist) und ihre Kinder verwöhnt und egoistisch werden, wenn Mütter auf ihre Bedürfnisse eingehen und sie trösten, wenn sie schreien. Müttern wurde geraten, niemals mit ihrem Baby in einem Bett zu schlafen, weil sie es dabei töten könnten (auch diese Meinung steht im Gegensatz zur Forschung). Diese Vorstellungen führten zur Abkehr von einer natürlichen Praxis der Babypflege. Nachfolgend finden Sie einen praktikableren und wissenschaftlich überprüften Ansatz:

- Um zu einem gut angepassten, freundlichen und empathischen Erwachsenen zu werden, brauchen Babys viel Aufmerksamkeit und Zuneigung und die Befriedigung ihrer Bedürfnisse.
- Stillen nach Bedarf, Muttermilch aus der Babyflasche und das Füttern mit dem Fläschchen (dem Stillen mit der Brust möglichst nah nachempfunden) sind für die körperliche, geistige

und emotionale Gesundheit des Babys sowie für die Aufrechterhaltung der beständigen Bindung entscheidend.
- Das gemeinsame Schlafen in einem Bett (Co-Sleeping) kann absolut sicher gestaltet werden, wenn Eltern lernen, die geeigneten Bedingungen dafür zu schaffen.

Es ist längst bewiesen, dass Kinder, die vernachlässigt und bestraft wurden, unter Bindungsproblemen leiden und, wenn nicht helfend eingegriffen wird, oftmals zu gestörten, wenn nicht gar antisozialen oder soziopathischen Persönlichkeiten heranwachsen. Seit mehr als dreißig Jahren lehre ich Eltern, sich tiefer auf ihre Kinder einzulassen, sie zu respektieren, ihre nonverbale »Sprache« verstehen zu lernen und sie liebevoll zu behandeln. Diese Eltern haben mir in zahllosen Briefen bestätigt, dass die Babymassage ihr ganzes Familienleben verändert hat und sich ihre Kinder zu vitalen, kreativen, aufgeweckten, selbstsicheren, intelligenten, sozialen, liebevollen und mitfühlenden Wesen entwickelt haben. Die Befürworter der autoritären Erziehung vergessen, dass Eltern in aller Welt seit Jahrtausenden ihre Babys ganz natürlich liebevoll behandeln, sie nach Bedarf stillen, sie im »Familienbett« schlafen lassen und in unterschiedlichen Tüchern oder Rucksäcken tragen. Und diese Befürworter erwähnen auch nicht, dass man in den Biografien von Terroristen, Serienmördern und grausamen Diktatoren unterschiedslos einen autoritären Erziehungsstil in der Kindheit findet.

Babymassage, so wie sie in diesem Buch vermittelt wird, ist kein Trend. Vielmehr ist sie eine alte Kunst, die eine tiefe Beziehung zwischen Ihnen und Ihrem Kind herstellt. Sie trägt dazu bei, dass Sie die individuelle, nonverbale Sprache Ihres Babys verstehen, liebevoll darauf reagieren und ihm mit Achtung zuhören können. Als Mutter oder Vater verleiht sie Ihnen enorme Fähigkeiten, denn mit ihr werden Sie zum Experten für Ihr Kind und können auf seine individuellen Bedürfnisse eingehen. Anstatt zu einem egoistischen und fordernden Menschen heranzuwachsen (obwohl alle Kinder solche Entwicklungsphasen durchlaufen), fließt ein Kind, dem man zuhört, dessen Herz erfüllt und von Liebe umgeben ist, selbst über vor Liebe. Und es gibt ganz von allein und selbstlos an andere weiter, was ihm an Gutem zuteilgeworden ist. Durch die tägliche Berührung lernt das Kind, was es heißt, einen anderen in einer gesunden, respektvollen Weise zu berühren. Es beobachtet seine Eltern und ahmt ihr Verhalten nach, wodurch es Selbstdisziplin erlangt. Es muss nur wenig rebellieren, denn es empfindet keinen nagenden Groll auf das autoritäre oder autokratische Verhalten seiner Eltern und auf deren unvorhersehbare Regeln und Strafen. Das enge Band der Gefühle, das in der Kindheit geknüpft wurde, legt den Grundstein für ein Leben voller Zuversicht, Mut, Zuverlässigkeit, Vertrauen und Liebe.

Babymassage ist nicht nur für Eltern mit einer bestimmten Lebenseinstellung gedacht. Ob Ihr Kind nun bei Ihnen im Bett schläft oder in seinem eigenen Zimmer, ob es ein Still- oder Flaschenkind ist, ob es früh oder spät abgestillt wird – all diese Entscheidungen liegen ganz bei Ihnen. Wenn Sie Ihr Baby massieren, bringen Sie einfach Ihre Liebe zum Ausdruck, lösen Spannung und lernen, die Bedürfnisse Ihres Kindes besser zu verstehen. Und das macht Freude.

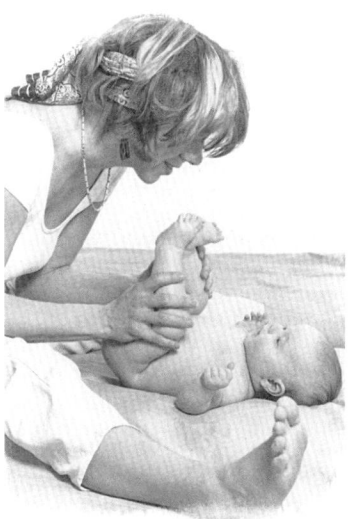

Nach 50 Jahren intensiver Forschung wissen wir, dass – wie bei einer Frucht – Vernachlässigung und nicht Zuwendung dem Kind schadet. »Noch bevor meine Tochter geboren war, hat man mich damit unter Druck gesetzt, sie ja nicht zu verwöhnen«, sagt Judith, Mutter der dreijährigen Kelsey. »Aber ich hatte ein ganz anderes Gefühl in mir. Die Informationen über die Vorteile der Babymassage haben mich darin bestärkt, als Mutter so zu werden, wie ich es mir vorgestellt habe. Und die Forschung hat mir die Gegenargumente geliefert, wenn man mir widersprochen hat.« Wenn wir wissen, warum unsere Zärtlichkeit für unsere Kinder so wichtig ist, fällt es uns leichter, unserer Intuition zu folgen.

Die positive Wirkung der Babymassage ist für Babys und Eltern weitreichender, als es zunächst den Anschein hat. Für ein Kind ist die Massage viel mehr als eine angenehme Sinneserfahrung oder eine Form der physikalischen Therapie. Vielmehr ist sie in vieler Hinsicht ein Mittel zur Erhaltung der Gesundheit und des Wohlbefindens. Sie trägt zum Selbstvertrauen der Eltern bei, die ihrem neugeborenen Kind, das ihnen so plötzlich und nachdrücklich anvertraut wurde, etwas Gutes tun wollen. Und sie erhalten eine positive Reaktion darauf.

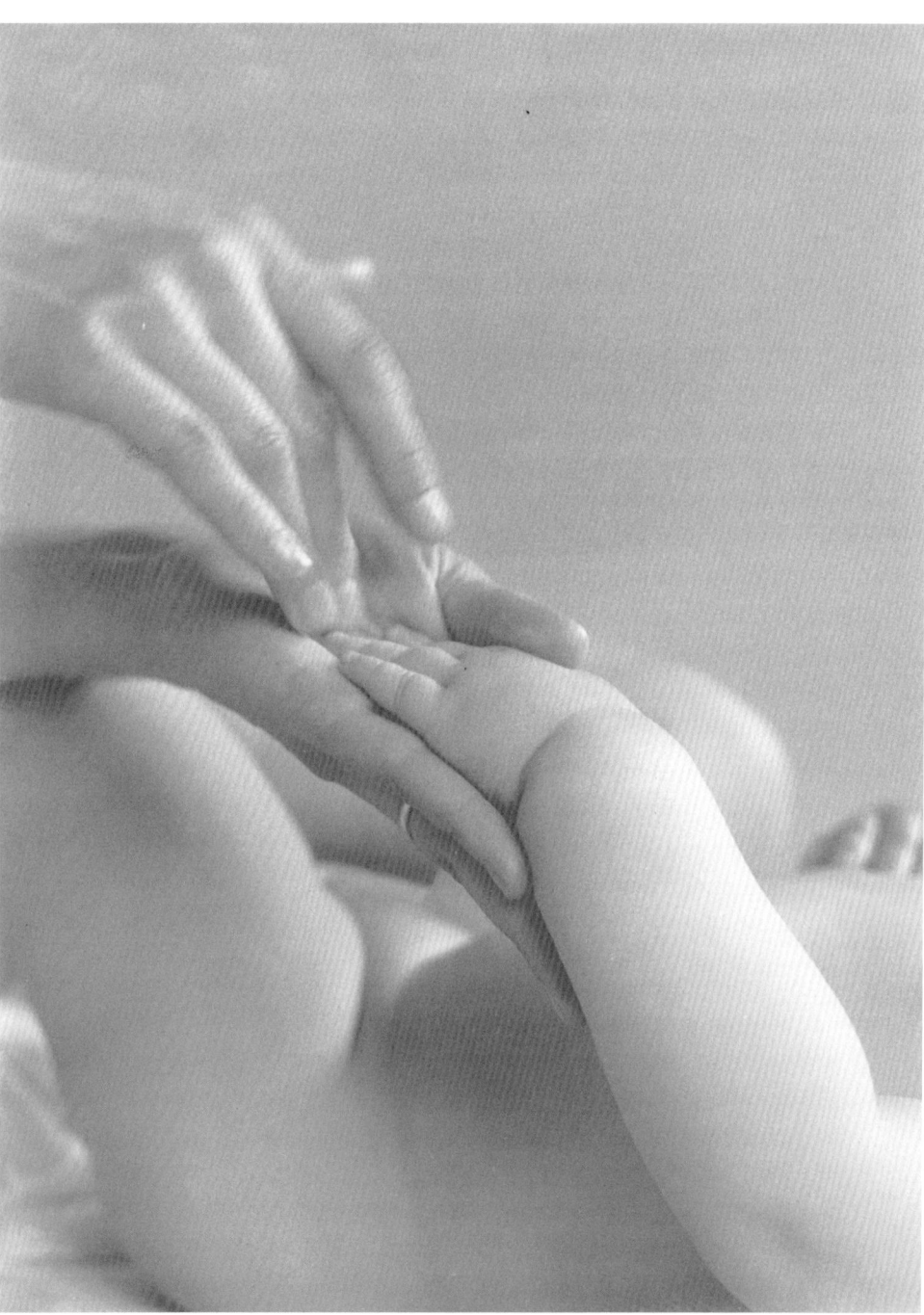

Kapitel 2:
Die sinnliche Welt des Babys

Zwei kleine Äuglein blicken sich um,
Zwei kleine Öhrchen lauschen einem Ton,
Ein kleines Näschen riecht den süßen Duft,
Ein kleines Schleckermäulchen genießt sein Essen.
Traditionelles Wiegenlied

Die Sinne des Babys entwickeln sich nacheinander

Die Sinne des Kindes entwickeln sich nacheinander: Zuerst entfaltet sich die Sinneswahrnehmung aus der Nähe (es werden nahe Objekte gebraucht, damit die Sinne effektiv funktionieren können), später entwickelt sich die Fernwahrnehmung (mit der das Baby Dinge in weiterer Entfernung erkennt). Was die Sinneswahrnehmung der Nähe anbelangt, spielt Berührung die wichtigste Rolle.

Berührung und Bewegung

Der Tastsinn wurde bereits bei menschlichen Embryonen festgestellt, die weniger als acht Wochen alt waren. Obwohl das Baby in diesem Alter noch nicht einmal zwei Zentimeter groß ist und weder Augen noch Ohren hat, ist die Sensibilität seiner Haut bereits stark ausgeprägt. Lange vor der Geburt beginnt die Natur mit Babymassage. Zunächst kann das Kind noch im Mutterleib schwimmen, später wird seine Welt immer enger. Die zarten Berührungen im Mutterleib werden kräftiger, allmählich kommen die ersten Wehen, die das Baby drücken und stoßen und eine enorme Stimulation auf seine Haut und seine Organe ausüben.

Säuglinge sind daran gewöhnt, dass ihre Haut durch ständige Bewegung gereizt wird, und nach der Geburt brauchen sie die Fortsetzung dieser rhythmischen Bewegungen. In zwei Studien sollten Mütter einer Gruppe ihre Babys jeden Tag zusätzlich in einem weichen Tragesack herumtragen, und zwar nicht nur beim Füttern oder wenn das Baby schrie. Diese Säuglinge wurden dann mit denjenigen verglichen, die normal gehalten und getragen wurden. Mit sechs Wochen schrien die Babys, die zusätzliche Bewegung und Berührung erhalten hatten, nur halb so viel wie die anderen. Heute ist die »Känguru-Methode« auf den Säuglingsstationen wegen ihrer positiven Wirkung auf die physiologische, soziale, emotionale und psychische Gesundheit der Frühgeborenen weit verbreitet. Seit die Forschungsergebnisse von Dr. Tiffany Field den enormen Einfluss der Babymassage auf das Wachstum und die Entwicklung bestätigt haben, erhalten Frühgeborene im Rahmen der Babypflege oft auch Massagen.

Geschmack und Geruch

Geruch und Geschmack sind ebenfalls Sinneswahrnehmungen der Nähe, die mit Berührung einhergehen und von wesentlicher Bedeutung für das Neugeborene sind. Ein fünf Tage altes Baby kann bereits den Geruch der Mutter und den Geschmack der Muttermilch von der einer anderen Mutter unterscheiden. Auch Säuglinge haben ihre besondere »Chemie«, an der ihre Mütter sie erkennen können. Die Forschung hat gezeigt, dass viele Mütter die Kleidungsstücke ihres Kindes nur anhand des Geruchs wiederfinden, nachdem das Neugeborene diese gerade einmal zwei Stunden getragen hat.

Sehen und Hören

Die Sinneswahrnehmungen der Ferne – nämlich Sehen und Hören – können für die emotionale Bindung des Babys zu seiner Mutter sehr wichtig sein, und zwar als Grundlage für den Aufbau einer gesunden Mutter-Kind-Bindung. Wenn ein Baby verantwortungsbewusste Eltern hat, wird diese Bindung selbst bei einer angeborenen Hörschädigung oder Sehstörung nicht beeinträchtigt, denn die nahe Sinneswahrnehmung der Berührung und ihr Einfluss auf die Bindung zur Mutter ist genauso groß. Tatsächlich kann Berührung sogar viel intensiver sein, da sie der bedeutsamste und am stärksten entwickelte Sinn ist.

Ein Baby kann bereits vor seiner Geburt sehen. Noch bevor Sie von Ihrer Schwangerschaft wissen, hat sich der Sehnerv des Babys entwickelt (der Nerv, der Signale vom Auge zum Gehirn weiterleitet). Im sechsten bis siebten Schwangerschaftsmonat reagiert das Gehirn des Babys auf Licht, der Säugling kann seine Augen öffnen und schließen und er kann nach oben, unten und nach beiden Seiten blicken. Das Neugeborene ist bereits darauf programmiert, die Mutter zu erkennen. Seine Augen können auf eine Entfernung von etwa 18 bis 30 cm ziemlich scharf sehen – genau der Abstand, in dem die Mutter das Baby in ihren Armen hält. Besonders angezogen wird es von den kontrastreichen, »bullaugenförmigen« Konturen der Augen und Brustwarzen der Mutter. Diese Anziehung vertieft die Bindung durch den Blick- und Hautkontakt und sichert auf diese Weise das Überleben des Babys. Darüber hinaus fördert die Stimulation durch das Betrachten dieser Körperteile wiederum den Aufbau der Nervenfasern und die physiologische Entwicklung.

Instinktiv spricht die Mutter zu ihrem Baby in einer höheren Stimme, was auf wunderbare Weise seiner Vorliebe für höhere Frequenzen entgegen kommt. Bereits im Alter von zwei Wochen ist die Verbindung zwischen dem Seh- und Hörzentrum voll ausgebildet. Das Kind schaut seine Mutter gerne an und es mag ihre Stimme hören. In einem Experiment bot man Babys vier unterschiedliche Kombinationen aus Hör- und Seherlebnissen an: die normale Stimme der Mutter, die Stimme einer fremden Person, eine Fremde, die die Stimme der Mutter nachahmt und die Mutter mit der Stimme einer Fremden. Als die Babys die normale Stimme ihrer Mutter hörten, reagierten sie voller Freude. Weniger interessant fanden sie die Stimme einer unbekannten Frau. Hingegen war die Nachahmung der Stimme ihrer Mutter unerträglich. Die Babys fingen laut zu schreien an, sobald sie die verstellten Stimmen hörten. In einem anderen Versuch hörten Babys über Kopfhörer eine Geschichte. Wenn sie fest an ihrem Schnuller nuckelten, ertönte die Stimme der Mutter, ansonsten erzählte eine fremde Frau. Die Babys lernten, was sie tun mussten, um die Stimme der Mutter zu hören – und sie zogen deren Stimme jeder anderen vor.

Zu Beginn erkennt man die Entwicklung der Sprache beim Baby daran, dass es seine Körperbewegungen rhythmisch an die Sprachmuster, die Intonation und die Pausen der Mutter anpasst. Computerstudien analysierten Filme von Müttern und ihren Babys. Es stellte sich heraus, dass jedes Kind über ein individuelles Bewegungsrepertoire verfügt, das mit der Sprache seiner Mutter synchron läuft – eine Körperreaktion entspricht einem Sprachmuster. Wenn das Baby älter wird, werden diese Bewegungen immer feiner und können nur mithilfe hochempfindlicher Geräte erkannt werden. Zunächst macht das Baby Reflexbewegungen, gefolgt von der Entwicklung der Stimme, der Stimmmodulation, dem Ausdruck von Zufriedenheit und dem ersten Plappern. Schließlich spricht es die ersten Wörter, und am Ende hat jedes dieser Wörter eine eigene Bedeutung, weshalb die reflexhaften Bewegungen nicht mehr notwendig sind. Aber sogar ein Vorschulkind bewegt noch seinen Fuß, wenn Sie es bitten, das Wort »Fuß« zu sagen. Es hat die Stimme der Mutter so verinnerlicht, dass sein Körper auf das ausgesprochene Wort »Fuß« reagiert. Der Klang Ihrer Stimme, auch das beiläufig oder in Babysprache Gesagte, sowie die rhythmischen Lieder und Reime haben einen direkten Einfluss auf die rechte Gehirnhälfte, die bei Babys dominant ist.

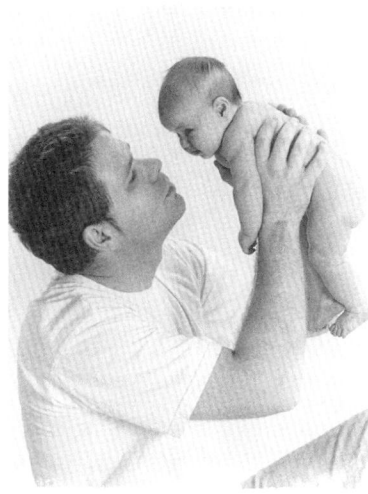

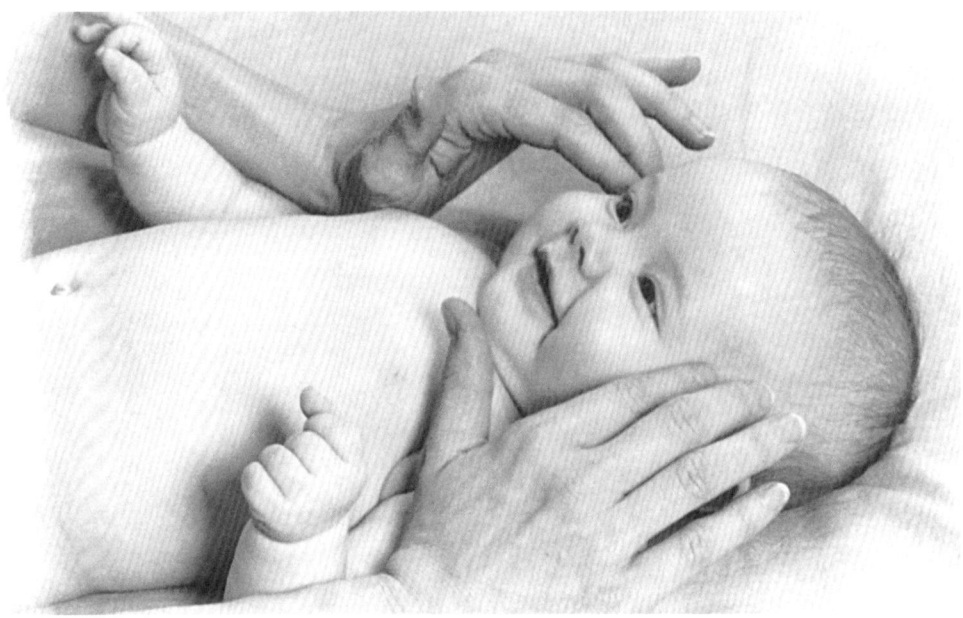

In dem Moment, wo sich im Mutterleib das Hörorgan des Babys entwickelt, kann es die Stimmen von Mutter und Vater hören, den Sprachrhythmus aufgrund des Nachhalls durch die Knochen der Mutter sogar noch früher. Man nimmt heute an, dass Babys bereits mit sechs Wochen beginnen, Sprache zu verstehen. Andere Untersuchungen haben ergeben, dass Säuglinge verschiedene Satzstrukturen und Wortverbindungen unterscheiden können, wie zum Beispiel das Wort »der« vor »Hund«.

Die Neurologin Patricia Kuhl bewies 1997 anhand ihrer Forschungen an der Universität Washington, dass Mütter unbewusst die Vokale betonen, was den Babys beim Erlernen der Phonetik hilft. Manche Worte können vom Klang her leicht miteinander verwechselt werden. Deshalb verwenden Mütter die »Babysprache« und dehnen die Vokale, indem sie beispielsweise mit hoher Sing-Sang-Stimme sagen: »Schau mal, Mamis Ke-e-e-tte«, wobei die Vokale überbetont werden. Auf natürliche Weise fördert die Mutter dadurch die Fähigkeit, die Vokale zu unterscheiden, was ihren Kindern beim Sprechenlernen und später beim Lesenlernen hilft.

Patricia Kuhl stellte fest, dass sechs Monate alte Babys Vokale erkennen können, die in ihrer Muttersprache bedeutsam sind. In jeder Sprache, die sie untersuchte, betonten die Mütter die Vokale. Es scheint, als wären wir »programmiert«, die auditiven Informationen zu liefern, die unsere Kinder brauchen, um ihre Muttersprache verstehen und sprechen zu lernen.

Später, wenn wir mit der Babymassage beginnen, werden Sie feststellen, dass bestimmte Streichbewegungen mit einem Rhythmus oder einem Klang verbunden sein können, was dem gleichen Zweck dient. Während Mütter beispielsweise die Streichbewegung »Ich liebe dich« auf dem Bauch des Babys ausführen, sollen sie dabei die Vokale mit einer hohen Stimme dehnen. In jedem Babymassagekurs, den ich geleitet oder besucht habe, reagieren die Säuglinge sofort und voller Freude auf diese Streichbewegung. Quengelige Babys beruhigen sich, wenn alle Mütter im Raum gleichzeitig die »Ich liebe dich«-Streichbewegung machen und dabei die Worte laut und gedehnt aussprechen. Die Babys gurren dann vor Vergnügen und lächeln. Mit gespannter Aufmerksamkeit reagieren sie auf die Wiederholung der Streichbewegung. Auch Kleinkinder verlangen am häufigsten nach dieser Massage und sprechen dabei ihren Müttern nach.

»Babystimulation«

Obwohl niemand bestreitet, dass Säuglinge sich automatisch zu den Reizen hingezogen fühlen, die sie für ihre gesunde Entwicklung brauchen, sind sich die Forscher nicht darüber einig, ob es richtig ist, die Sinne eines Babys künstlich zu stimulieren. Die Verfechter der frühen Stimulation behaupten, das Betrachten von starken Schwarz-weiß-Kontrasten (wie Mobiles mit schwarz-weißen Kugelaugen, Schachbrettmustern und Streifen), das Hören von Kassetten sowie von vertrauten Geräuschen (wie der Lärm des Staubsaugers oder das Motorengeräusch des Autos) und andere sensorische Reize würden die kindliche Entwicklung beschleunigen, seine Intelligenz steigern, beim Einschlafen helfen und bei Koliken beruhigend wirken.

Dr. Henry Williams, der renommierte Arzt und ehemalige Vorsitzende der »Anthroposophischen Gesellschaft der Ärzte«, meint, Babys kämen aus einer Welt mit sanften Konturen und verschwommenen Farben und sollten erst allmählich an die kontrastreiche Umgebung gewöhnt werden, in die sie hineingeboren wurden. »Wir wollen sie auf dieser Ebene der Existenz sanft ins Leben holen«, sagt Dr. Williams, »um ihnen einen ruhigen, behutsamen Übergang mit leiser Musik, weichen Konturen und gedämpften Farben zu ermöglichen. So gewöhnen sie sich langsam an die Ecken und Kanten unserer stofflichen Welt, die so faszinierend sein kann, weil alles darin neu für sie ist. Aber das hat keine Eile.«

Die große Sorge, unsere Kinder könnten bei Intelligenztests nicht mithalten, treibt uns womöglich dazu, Erziehungsmodelle zu übernehmen, deren Wert fraglich ist und die auf Dauer gesehen womöglich sogar die emotionale und spirituelle Entwicklung des Kindes beeinträchtigen. Besonders die Spielzeughersteller behaupten, unsere Kinder könnten in einer zunehmend von Konkurrenzkampf geprägten Welt hinsichtlich Geld und Status nicht bestehen, wenn sie nicht so früh wie möglich mit bestimmten Gegenständen umgehen können und an eine bestimmte Art der Informationsverarbeitung gewöhnt werden. Die Industrie profitiert sicherlich davon, wenn Kinder von materiellen Gegenständen als »Sinnesreize« abhängig gemacht werden, ebenso profitieren die Experten, die sie befürworten. Gleichzeitig stehen Eltern, die in ihrer Rolle wenig oder gar keine kulturelle Unterstützung erhalten, hinsichtlich dieser äußeren Einflüsse oft unter Druck und leiden unter Schuldgefühlen. Ich bin sehr besorgt darüber, dass unsere intuitiven Fähigkeiten und unser Selbstvertrauen langsam verkümmern. Womöglich glauben wir eines Tages, materielle Dinge seien tatsächlich besser als wir selbst, um die kindliche Entwicklung oder die seines Gehirns zu fördern und das Kind zu beruhigen, und unsere Babys würden ohne diese Hilfsmittel zurückbleiben. Anstatt ihnen emotionale Fürsorge und spirituelle Bildung zuteilwerden zu lassen und mit ihnen die lebendige Welt zu entdecken, strengen wir uns immer mehr an, unseren Kindern diese »notwendigen« Reizobjekte zu beschaffen.

Die Wissenschaft interessiert sich immer mehr für die unglaublich vielfältigen Vorteile der Babymassage, was den Profitmachern natürlich nicht verborgen bleibt. Vor vielen Jahren machte ich einmal im Scherz die Bemerkung, um reich zu werden, sollten wir ein »Babymassagegerät« erfinden, das man auf dem Körper des Babys anbringen kann. Der einzige Nachteil wäre, dass alle Vorzüge der Babymassage damit zunichtegemacht würden. Zu meinem großen Entsetzen hat eine Firma tatsächlich ein »Babymassagegerät« auf den Markt gebracht, ähnlich den so beliebten Shiatsu-Massagegeräten (die gewöhnlich auf dem Müll landen, weil nichts anderes Verspannungen lösen kann als die Berührung der menschlichen Hand). Viele unwissende Eltern werden dieses Gerät kaufen, in dem Glauben, es würde ihrem Kind guttun. Aber auch diese Geräte werden auf dem Müll landen, wenn die Eltern erkennen, dass ihre liebevollen Hände durch nichts zu ersetzen sind.

Heute stimmen Entwicklungspsychologen darin überein, dass Kinder auf natürliche Weise lernen und sich aus ihrem herzlichen, liebevollen Umfeld alle Informationen holen, die sie brauchen. Die fundamentale Sicherheit, die durch eine starke Mutter-Kind-Bindung entsteht, ermöglicht es den Babys, in ihre Welt hineinzuwachsen und sich körperlich, geistig und seelisch bestmöglich zu entwickeln. Die Babymassage bietet eine Fülle von faszinierenden sinnlichen Erfahrungen. Ihre Augen, Ihre Frisur, Ihr Lächeln, Ihr Geruch und der Klang Ihrer Stimme, wenn Sie eine Geschichte erzählen oder ein Wiegenlied singen, bieten nicht nur die interessante Abwechslung, die Ihr Kind braucht, sondern geben ihm auch eine herzliche, liebevolle Rückmeldung. Dies beschleunigt nicht nur die Bildung der Nervenfasern, sondern gibt Ihrem Kind die Gewissheit, in eine lebendige Welt hineingeboren worden zu sein. Es gibt keine schönere Musik als den Gesang einer Mutter und kein Spielzeug, das eine Geschichte so gut erzählen kann wie ein echter, lebendiger Vater. Niemand kann einen Ersatz für die zärtliche Berührung der Eltern erfinden.

Kein Gerät kann das Gefühl ersetzen, liebevoll in den Armen gewiegt und gehalten zu werden. Und was die »vertrauten Geräusche« anbelangt, kann nichts den Zusammenklang von Atem und Herzschlag übertreffen.

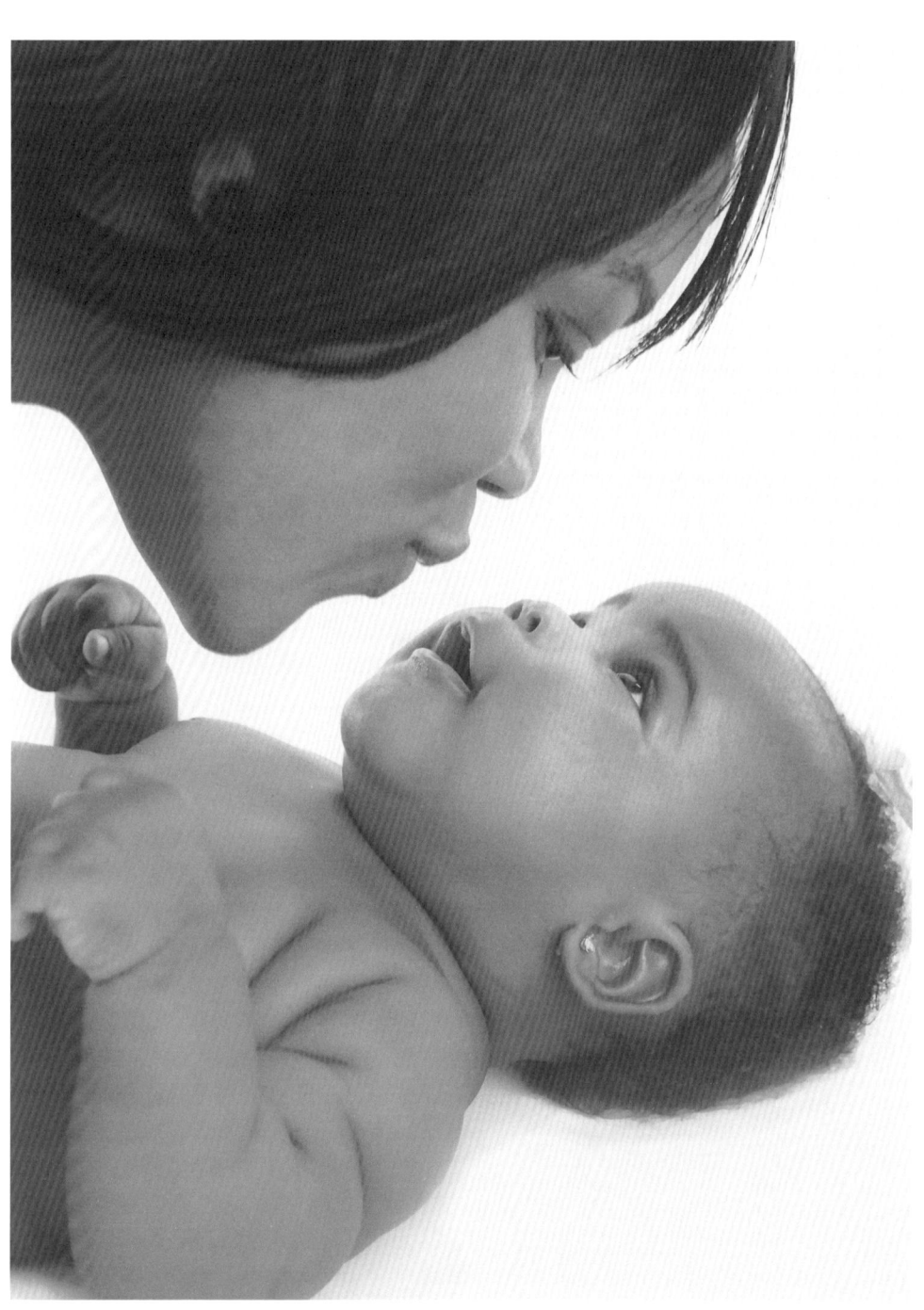

Kapitel 3:
Die Bedeutung der Hautstimulation

Wirf die Hilfsmittel fort. Verwirf Expertenmeinungen.
Vergiss Spielzeug, das die Intelligenz fördern soll.
Kauf keine Geräte, um etwas Reales nachzuahmen.

Kehre zum Echten zurück.
Stell eine Herz-zu-Herz-Verbindung zu deinen Kindern her.
Erlaube ihnen, dich zu betrachten und die Bäume,
das Wasser und den Himmel zu beobachten.
Erlaube ihnen, Schmerz zu empfinden.
Fühle ihn mit ihnen.

Berühre sie mit deinen Händen,
deinen Augen und deinem Herzen.
Ermögliche ihnen, sich mit allen Lebewesen zu verbinden und die Welt zu atmen.
Gestehe ihnen zu, deine Gefühle zu spüren und
bring ihnen bei, wie sie heißen.

Kehre zur ursprünglichen Einfachheit zurück.
Vimala McClure, The Tao of Motherhood

Hautstimulation ist für Säugetiere wichtig

Die Empfindlichkeit der Haut ist die am frühsten entwickelte und die wichtigste Körperfunktion überhaupt. Die nährende Stimulation der Haut ist sowohl bei Tieren als auch bei Menschen entscheidend für eine altersgemäße organische und psychische Entwicklung. Hinsichtlich seiner Meinung zur Babymassage erklärte der Anthropologe Ashley Montagu: »Die Leute verstehen nicht, dass die Kommunikation bei einem Baby über die Haut geschieht, sowohl bei den ersten Botschaften, die es empfängt als auch bei seinen ersten sprachlichen Entwicklungsstadien. Wenn es nur mehr Menschen gäbe, die dies verstanden haben, hätten sie Babys schon längst die dafür notwendige Hautstimulation zuteilwerden lassen.«

Säugetiere lassen sich verhaltensmäßig in Nestlinge und Traglinge unterteilen. Die Arten der Nestbauer lassen ihre Jungen lange alleine, während

Mutter und Vater sich auf Nahrungssuche befinden. Währenddessen müssen die Jungen sich still verhalten, um keine Raubtiere auf sich aufmerksam zu machen, weshalb sie auch nicht schreien oder urinieren, wenn sie nicht von der Mutter dazu angeregt werden. Darüber hinaus verfügen sie über Körpermechanismen, mit denen sie ihre Körpertemperatur regulieren können. Die Muttermilch ist extrem proteinhaltig und fett, und die Jungen saugen sehr schnell.

Im Gegensatz dazu bleiben die Arten der Traglinge in ständigem Kontakt mit ihren Jungen und säugen sie häufig. Die Jungen saugen langsam, urinieren oft, schreien bei Stress oder wenn sie den Kontakt zu Mutter oder Vater verlieren, und sie brauchen einen Elternteil, der sie warm hält. Die Muttermilch enthält wenig Protein und Fett, weshalb die Jungen oft trinken müssen. Menschen entsprechen der Art der Traglinge. Tatsächlich ähnelt der Protein- und Fettgehalt der menschlichen Muttermilch dem der Menschenaffen, die zu den Traglingen gehören. Unsere Kinder brauchen so viel engen *Körperkontakt* wie möglich.

Keine Kolikbabys mehr

In körperlicher Hinsicht wirkt die Massage bei den Menschen genauso wie das Lecken bei den Tieren. Tiere lecken ihre Jungen und bleiben so in engem Hautkontakt. Jungtiere, die in ihrer frühen Kindheit nicht geleckt werden, mit denen nicht geschmust wird und die sich nicht festhalten dürfen, entwickeln einen mageren Körper und eine höhere Stressanfälligkeit. Sie neigen dazu, miteinander zu kämpfen und ihre eigenen Jungen zu misshandeln oder zu vernachlässigen. Das Lecken stimuliert die physiologischen Systeme und stellt die Bindung zwischen dem Jungtier und der Mutter her. Eine Katzenmutter verbringt mehr als 50 Prozent ihrer Zeit damit, ihre Jungen zu lecken – und Sie werden niemals ein Kolikkätzchen finden! Ohne die Stimulation, die dazu beiträgt, dass ihr Magen-Darm-Trakt anfängt, richtig zu arbeiten, sterben neugeborene Katzen.

Wissenschaftler haben erstaunliche Parallelen zwischen dem Verhalten und der Reaktion bei Tieren und dem Wachstum und der Entwicklung unserer Kinder gefunden. Bei Tieren funktioniert der Urogenitaltrakt nicht ohne die Anregung durch häufiges Lecken. Sogar die Häufigkeit und die Dauer des Leckens in jedem einzelnen Bereich sind genetisch festgelegt.

Tiere entwickeln eine stärkere Abwehrkraft

Wenn ein junges Säugetier frühe Hautstimulation erfährt, hat dies einen ausgesprochen vorteilhaften Einfluss auf sein Immunsystem. In einem Experiment mit Ratten, die in der Kindheit sanft behandelt wurden, hatten diese durchweg einen höheren Serum-Antikörper-Spiegel. Einfach gesagt hatten diese Tiere mehr Widerstandsfähigkeit.

Für unsere Belange ist es ebenso wichtig, wie sich diese liebevoll umsorgten Ratten verhielten. Wie Ashley Montagu in seinem Buch *Körperkontakt* beschreibt, waren die liebevoll umsorgten Ratten entspannt und gutmütig, wenn man sie in die Hand nahm. Sie wurden unter Bedingungen aufgezogen, wo sie häufig hochgenommen und gestreichelt und dabei mit freundlichen Worten begleitet wurden. Darauf reagierten die Ratten, wie Montagu schreibt mit Zutraulichkeit, Sanftheit und ohne neuromuskuläre Verspannungen oder Nervosität. Schlecht behandelte Ratten hingegen, die keinerlei menschliche Zuwendung bekamen, waren laut Montagu schreckhaft und verstört, ängstlich und verspannt.

Neben anderen wichtigen Erkenntnissen nahmen die Ratten, die nach der Geburt drei Wochen lang liebevoll aufgezogen worden waren, mehr Gewicht zu als andere Ratten unter ansonsten ähnlichen Bedingungen, und sie waren widerstandsfähiger gegen die schädlichen Wirkungen von Stress und Vernachlässigung.

In einer anderen Studie reagierten Ratten, deren Schilddrüse und Nebenschilddrüse (endokrine Drüsen, die das Immunsystem steuern) entfernt worden waren, auffallend auf Massage. In der Versuchsgruppe wurden die Ratten sanft massiert und mehrmals am Tag wurde mit ihnen gesprochen. Sie waren entspannt, gutmütig, nicht schreckhaft, und ihr Nervensystem blieb stabil. Die Ratten in der Kontrollgruppe, die keine fürsorgliche Behandlung erfahren hatten, waren nervös, ängstlich, reizbar und aggressiv. Sie starben innerhalb von 48 Stunden. In einer weiteren Studie waren die Ratten, die in ihren ersten Lebenswochen sanft gestreichelt worden waren, weniger krankheitsanfällig, nahmen schneller an Gewicht zu und zeigten eine bessere neurologische Entwicklung als die anderen.

In der Rangliste der Tiere ergaben sich auch bei höherentwickelten Tieren wie Hunden, Pferden, Kühen, Delphinen und anderen bemerkenswerte Unterschiede, wenn sie in der Kindheit liebevoll behandelt wurden. Die Berührung durch die Hand eines Menschen verbesserte die Funktion praktisch aller lebenserhaltenden Systeme (Atmungs-, Kreislauf-, Verdauungs-, Ausscheidungs-, Nervensystem und endokrines System) und erhöhte die Zutraulichkeit, Sanftmut, Gutmütigkeit und Furchtlosigkeit. Wie Ashley Montagu erklärt: »Je mehr wir über die Wirkungen der Hautstimulation herausfinden, desto mehr erkennen wir, wie absolut entscheidend sie für die gesunde Entwicklung ist.«

Die bekannten Affen-Experimente von Harry Harlow waren die ersten, die nachwiesen, dass fürsorgliche Berührung sogar wichtiger ist als Nahrung. Affenkinder, die zwischen einer künstlichen Mutterpuppe aus Draht, die ihnen Nahrung brachte, und einer weichen Stoffpuppe wählen konnten, die keine Nahrung brachte, entschieden sich für die Stoffpuppe. Kinder mit Gedeihstörung zeigen das gleiche Verhaltensmuster: Obwohl sie die lebensnotwendige Nahrung erhalten, nehmen sie ab, wenn sie keine emotionale Zuwendung, Ansprache, Trost und Fürsorge erhalten.

Bei fast jedem Vogel und Säugetier fand man bei Untersuchungen heraus, dass enger Körperkontakt von entscheidender Wichtigkeit sowohl für die Gesundheit und das Überleben des Säuglings als auch für die Stillfähigkeit der Mutter ist. In den zuvor erwähnten Studien mit Ratten, nahmen die bemutternden Aktivitäten erheblich ab, wenn die trächtigen weiblichen Tiere daran gehindert wurden, sich zu lecken (eine Art Selbstmassage). Darüber hinaus nahmen die Jungen mehr Gewicht zu und waren weniger erregbar, wenn die trächtigen Mütter täglich sanft gestreichelt worden waren. Und die Mütter hatten mehr Interesse an ihren Jungen und einen stärkeren und reichhaltigeren Milchvorrat.

Hautstimulation ist für Menschenbabys wichtig

Forschungsergebnisse bestätigen dieselbe Schlussfolgerung für Menschen. Wenn die frischgebackene Mutter ihr Baby berührt und umsorgt, wird die Prolaktinausschüttung angeregt, die Produktion des »Bemutterungshormons«. Der Prozess, der im Embryonalstadium begonnen hat, geht weiter und ermöglicht dem Baby eine Entfaltung seines Potenzials in den schützenden und liebevollen Armen seiner Mutter.

Die nährende Hautstimulation – Umsorgen, Schmusen, Wiegen und Massage – stärkt die Herzfunktionen des Menschenbabys. Massage regt die Atmung, den Kreislauf und die Magen-Darm-Systeme an, wovon besonders »Kolikbabys« und ihre Eltern profitieren.

Ein Baby erfährt seine Umgebung zuerst durch Berührung, was bereits vor der Geburt ab der 16. Schwangerschaftswoche geschieht. Die Natur massiert es, noch bevor es geboren wurde. Im Gegensatz zur sehr kurzen Tragzeit der meisten Tiere, gleicht die lange Schwangerschaft einer Menschenmutter aus, dass sie ihr Baby nach der Geburt nicht leckt wie andere Säugetiermütter. Beim Menschenbaby regen die Wehen die Funktion seiner inneren Systeme in derselben Weise an wie das Lecken des Neugeborenen bei anderen Säugetieren.

Berührung hat Einfluss auf die kurzfristige Entwicklung während des Säuglings- und Kleinkindalters und hat darüber hinaus langfristige Auswirkungen. Durch diesen Kontakt können die Neugeborenen ihre Umgebung erfahren, eine Bindung zur Mutter eingehen und ihre Bedürfnisse und Wünsche äußern. 80 Prozent der Kommunikation eines Babys findet durch Körperbewegung statt. Wenn Eltern sich um die passende Berührung bemühen, haben Kleinkinder eine größere Chance, sich in sozialer, emotionaler und intellektueller Hinsicht erfolgreich zu entwickeln.

Kinder, die häufig Körperkontakt mit ihren Müttern haben, entwickeln im Vergleich mit Kindern mit weniger Körperkontakt ihre mentalen Fähigkeiten in den ersten sechs Lebensmonaten besser. Diese bessere kognitive Entwicklung zeigt sich auch noch nach acht Jahren, was die Wichtigkeit positiver Interaktionen verdeutlicht. Säuglinge, die eine überdurchschnittliche Zuwendung von ihren Eltern bekommen, haben als Erwachsene eine geringere Wahrscheinlichkeit, sich feindselig oder ängstlich zu verhalten oder unter emotionalem Stress zu stehen.

Die Frühgeborenenforschung, bei der ähnliche Methoden wie die in diesem Buch geschilderten verwendet wurden, kam zu dem Ergebnis, dass die tägliche Massage einen enormen Vorteil hat. Forschungsprojekte an der Medizinischen Fakultät der Universität Miami unter der Leitung von Dr. Tiffany Field, Gründerin des Touch Research-Instituts, erzielten bemerkenswerte Resultate. Bei einer Untersuchung wurden zwanzig Frühchen dreimal täglich 15 Minuten lang massiert. Sie nahmen pro Tag durchschnittlich 47 Prozent mehr Gewicht zu, waren aktiver und munterer und zeigten eine größere neurologische Reife als Säuglinge, die keine Massage erhielten. Darüber hinaus war ihr Krankenhausaufenthalt im Durchschnitt sechs Tage kürzer. Nach vielen Jahren der Forschung und Beobachtung hat die Internationale Gesellschaft für Babymassage Richtlinien zur Anwendung und Technik der Frühgeborenenmassage erstellt. Darauf werden wir in Kapitel 16 näher eingehen.

Die Psychologin Ruth Rice aus Dallas führte eine Studie mit 30 Frühgeborenen durch, nachdem sie das Krankenhaus verlassen hatten. Sie teilte sie in zwei Gruppen ein. Die Mütter in der Kontrollgruppe wurden in der herkömmlichen Kinderpflege unterwiesen, während die Experimentalgruppe eine Anleitung für eine tägliche Massage- und Wiegemethode erhielt. Im Alter von vier Monaten lagen die massierten Babys sowohl in der neurologischen Reife als auch in der Gewichtszunahme vorn.

Die natürliche sensorische Stimulation durch Massage beschleunigt die Myelinisierung des Gehirns und des Nervensystems. Die Myelin-Mark-Scheide ist eine fettige Schicht, die den Nerv umhüllt wie die Isolierung eines elektrischen Kabels. Sie schützt das Nervensystem und beschleunigt die Impulsübertragung vom Gehirn zum übrigen Körper. Der Vorgang der Ummantelung der Nerven ist bei der Geburt nicht abgeschlossen, aber die Hautstimulation beschleunigt die Entwicklung und erhöht auf diese Weise die Übertragungsgeschwindigkeit der Nervenzellen und verbessert die Kommunikation zwischen Gehirn und Körper.

Im Jahr 1978 wurde die transkutane Sauerstoffmessung (TCOM) entwickelt, die es Ärzten ermöglicht, mittels einer Elektrode auf der Haut den Sauerstoffgehalt im Körper zu messen. Bei

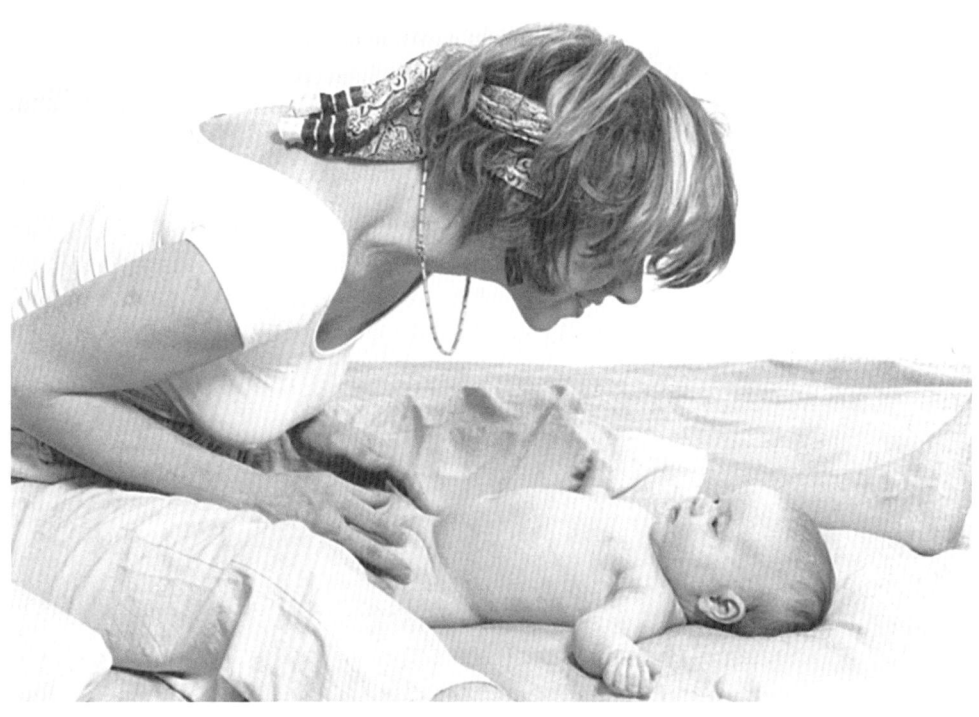

deprivierten Kindern fand man einen enormen Anstieg der Sauerstoff-Konzentration bei Stress. Berührungsentspannung, Haltemethoden und Massage (siehe hierzu Kapitel 9, 12 und 13) verringern nachweislich diese Schwankungen und werden in Krankenhäusern inzwischen routinemäßig eingesetzt, um Säuglinge dabei zu unterstützen, bei Stress während des Windelwechsels, bei Fersenblutentnahme oder anderen Eingriffen einen gleichmäßigen Sauerstoffgehalt beizubehalten.

Heute kommt die Forschung zu ähnlichen Ergebnissen und bestätigt, was uns die jahrhundertealte Tradition lehrt: Säuglinge brauchen liebevolle Berührung. Dr. Lawrence Schachner, Professor in der Abteilung für Dermatologie und Hautchirurgie an der Miller School of Medicine der Universität Miami erklärt, das Babys mit Hautirritationen wie Ekzemen von Berührung profitieren können. Er sagt: »Sie verbessert zusätzlich die Interaktion zwischen dem Baby und seiner Mutter.« Dr. Tiffany Field stimmt damit überein. Sie erklärt, dass liebevolle Berührung physiologische Veränderungen bewirken kann, die dazu beitragen, dass die Säuglinge zunehmen und sich entwickeln. Darüber hinaus werden die Nerven im Gehirn angeregt, die die Nahrungsaufnahme erleichtern. Der Stresshormon-Pegel sinkt, was zu einer Stärkung des Immunsystems führt. Einem Bericht des Families-and-Work-Instituts zufolge bildet sich die überwiegende Zahl der Synapsen (gr. Verknüpfungen; Anm. d. Übers.) zwischen den

Gehirnzellen während der ersten drei Lebensjahre. Der Bericht kommt zu dem Schluss, dass der Austausch von Zärtlichkeit (wie bei der Massage) einen direkten Einfluss auf die emotionale Entwicklung eines Kindes haben kann, ebenso wie auf dessen Fähigkeit, als Erwachsener Stress zu bewältigen.

Liebevoller Hautkontakt und Massage wirken sich umgekehrt auch vorteilhaft auf die Mütter aus. Darüber hinaus hat die Forschung nachgewiesen, dass Babys von Müttern, die während der Schwangerschaft Dauerstress ausgesetzt waren, oftmals mehr und anhaltender schreien, als Kinder von Frauen, deren Schwangerschaft harmonisch verlief und die in dieser Zeit unterstützt worden waren.

Männer, die sich um eine Bindung zu ihrem Baby bemühen, indem sie die Mutter zärtlich massieren, mit dem Baby sprechen und ihm etwas vorsingen, seine Bewegungen im Mutterleib spüren, Geburtsvorbereitungskurse mit ihren Partnerinnen besuchen und sich mit der Entwicklung und Psychologie eines Säuglings beschäftigen, erweisen sich gewöhnlich als aufmerksamere und bessere Väter.

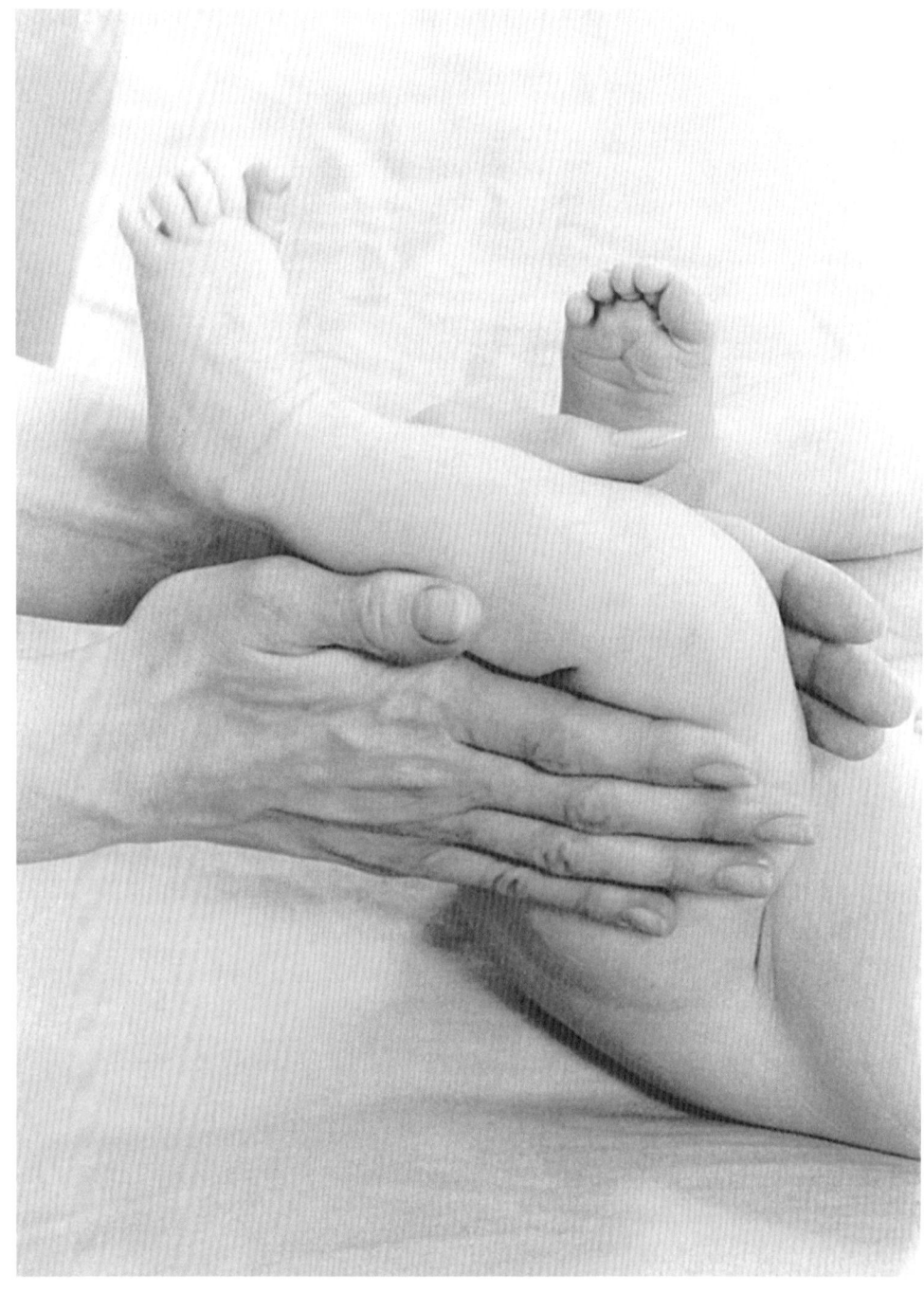

Kapitel 4:
Stress und Entspannung

*Frauen, die zum ersten Mal Mutter werden,
lesen alle Bücher darüber und klammern sich an Theorien und Hilfsmittel.
Fünffache Mütter haben alles verinnerlicht und ins Unbewusste sinken lassen.
Die Babyausstattung ist abgenutzt, das Kind bekommt Holzlöffel zum Spielen,
und wächst in der unkomplizierten Gesellschaft von Menschen auf,
die in der Gegenwart leben.
Das jüngste Kind ist gewöhnlich das entspannteste!*
Vimala McClure, The Tao of Motherhood

Ein Ausgleich

Wenn ein Baby zur Zeit unserer Ur-Urgroßmütter Fieber bekam, war der Ausgang ungewiss. In jedem Jahrhundert gab es irgendeine gefährliche Kinderkrankheit. Obwohl viele Erreger durch verbesserte Umweltbedingungen und die Medizin ausgemerzt wurden, ist die heutige Zeit durch eine subtilere und heimtückischere Krankheit gekennzeichnet – durch den Stress.

Stress kann ein Baby bereits vor seiner Geburt schädigen. Die Menge an Stresshormonen, die im Blutkreislauf der Mutter enthalten sind, wirkt sich unmittelbar auf ihr ungeborenes Kind aus, indem die Stresshormone die Plazenta durchdringen und in den Blutkreislauf des Kindes gelangen. Studien haben gezeigt, dass Daueranspannung und Angst die Nahrungsverwertung der Mutter beeinträchtigen können. Ihr Baby könnte infolgedessen ein niedriges Geburtsgewicht haben, und womöglich bringt sie ein hyperaktives und übererregbares Kind zur Welt.

Wenn wir erkennen, dass unsere Erfahrungen und Reaktionen unsere eigene Biochemie beeinflussen, indem sie gesundheitsfördernde oder Angst erzeugende Stoffe in unserem Körper produzieren, ist auch gut nachvollziehbar, dass sie ebenso durch den Körper des ungeborenen Babys strömen. Seine Zellen empfangen deren »Information« und programmieren dementsprechend ihre Struktur. Daher kann ein Baby die Welt bereits vor seiner Geburt als einen Ort voller Angst und Stress wahrnehmen, wo es kämpfen muss oder zum Opfer werden kann, oder als einen sicheren Ort der Liebe und Freude, an dem es alle Erfahrungen ausschöpfen kann. Das bedeutet nicht, dass alles verloren ist, wenn die Lebensumstände während der Schwangerschaft nicht gerade perfekt sind. Babymassage ist ein Mittel, mit dem wir unserem Kind helfen können, die Welt anders zu erleben, seinen Schmerz, Kummer und seine Angst aufzulösen und Liebe und Freude in ihm zu wecken. Während sich unser Bewusstsein weiterentwickelt, begreifen wir immer mehr, wie wichtig unsere geistige Einstellung für unsere eigene Gesundheit und Lebensdauer und für die Gesundheit unserer Kinder – ihrer Lebensdauer, Intelligenz und Fähigkeit, Liebe und Freude zu erfahren und zu geben – ist.

Babys, die vor Jahrhunderten in weniger zivilisierten Kulturen geboren wurden, genossen die Vorteile von Großfamilien, einer natürlichen Umwelt und relativ wenig Veränderung. Unsere Kinder, die in eine Welt mit schnellem technischem Fortschritt hineingeboren werden, müssen gut mit Stress umgehen können, wenn sie überleben und gedeihen wollen. Daher brauchen sie ab der Empfängnis jede Unterstützung, um positive und angemessene Reaktionsweisen auf Stress zu erlernen und an ihre eigene Kraft und Anpassungsfähigkeit zu glauben.

Sicherlich können wir Stress nicht gänzlich abschaffen. Das wäre auch gar nicht wünschenswert, denn in der richtigen Dosis trägt er wesentlich zum Wachstum und zur Entwicklung der Intelligenz bei. Wie funktioniert das? Bei Stress produziert die Hypophyse das Hormon »ACTH« (adrenocorticotropes Hormon), das die Nebennieren anregt und den Körper und das Gehirn mobilisiert, um auf unbekannte oder unvorhergesehene Notfälle zu reagieren. In Tierversuchen zeigte sich, dass dieses Hormon die Produktion zahlreicher neuer Proteine in der Leber und im Gehirn anregt – Proteine, die sowohl für die Lernfähigkeit als auch für die Gedächtnisleistung erforderlich sind. Wenn Tiere ACTH verabreicht bekommen, entstehen in ihren Gehirnen Millionen neuer Verknüpfungen zwischen den Neuronen (Gehirnzellen). Diese Verbindungen versetzen das Gehirn in die Lage, Informationen zu verarbeiten.

Stress, der bei der Reaktion auf unbekannte Situationen ausgelöst wird und diese dadurch zu etwas Bekanntem macht, ist für die Entwicklung des Gehirns unseres Babys wichtig. Aber Stress ist nur ein Teil des Vorgangs, der das Lernen fördert. Ohne seinen ebenso wichtigen Gegenspieler, die Entspannung, kann Stress zu Übererregung, Erschöpfung und einer Schockreaktion führen. Wenn der Körper einem Stressfaktor nach dem anderen ausgesetzt wird, ohne sich in ebenso großem Maß wieder entspannen zu können, beginnt er, sich vor sämtlichen Sinneseindrücken zu verschließen. Der Lernprozess wird völlig blockiert. Wie der Neurologe Bruce Lipton erklärt, haben die biologischen Schutzmechanismen gegenüber den wachstumsfördernden Verhaltensweisen immer Vorrang, weshalb sie die Weiterentwicklung oder das Lernen verhindern.

Was hat das mit Babymassage zu tun? Erstens ist Massage eine Möglichkeit, unsere Kinder entspannende, angenehme Erfahrungen machen zu lassen. Durch die Anwendung von kon-

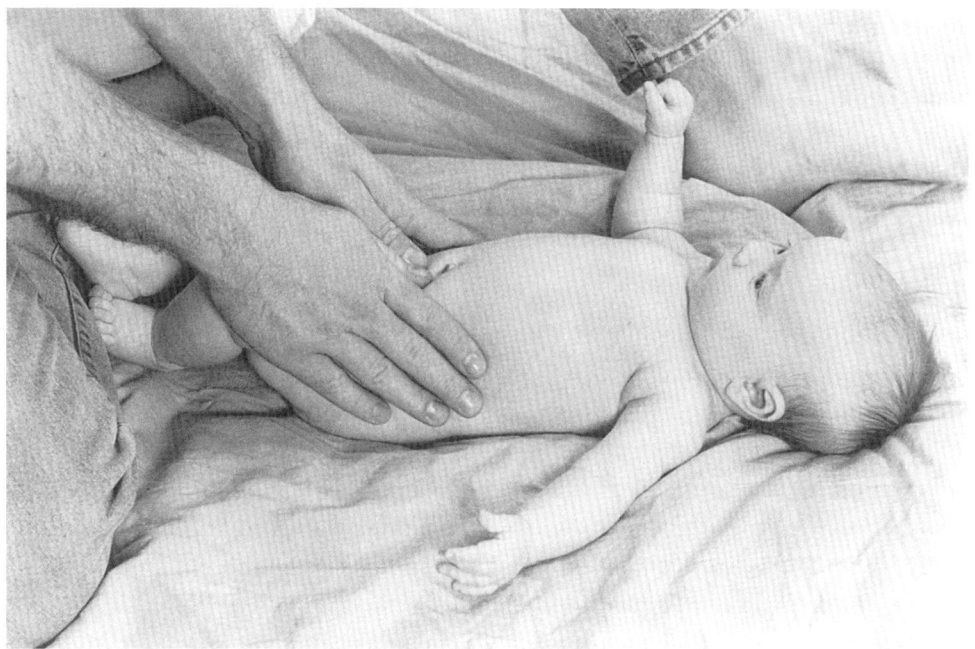

trollierten, partnerbezogenen Techniken wie den von Lamaze und anderen entwickelten Geburtshilfemethoden (siehe hierzu in Kapitel 9, Berührungsentspannung) können wir unseren Babys beibringen, wie sie ihren Körper bei Stress entspannen. Bei der Bewältigung der Anforderungen, die das Aufwachsen in einer modernen Gesellschaft an unser Kinder stellt, ist die Fähigkeit, sich bewusst zu entspannen, ein großer Vorteil. Wenn unsere Kinder diese Methode frühzeitig erlernen, kann die Entspannung ebenso zu einem Bestandteil der natürlichen Ressourcen unserer Kinder werden wie die Antikörper, die sie vor Krankheit schützen.

Stress gehört zum Leben eines Säuglings, aber oftmals können unsere Babys nicht in dem Maße davon profitieren, wie es möglich wäre. Unsere schnelllebige Gesellschaft überfrachtet sie mit Eindrücken, aber sie dürfen nicht schreien, um die Spannung wieder loszuwerden. Diese Doppelbotschaft führt dazu, dass es viele frustrierte Babys voll angestauter Spannung und Angst gibt.

Massage hilft Babys zu üben, mit Sinneseindrücken umzugehen und mit Entspannung darauf zu reagieren. Beobachten Sie einmal eine erfahrene Mutter, die ihr Baby massiert. Sie werden bemerken, dass das Baby bei den rhythmischen Streichbewegungen sowohl mit Stress als auch mit Entspannung reagiert. Der Säugling erlebt alle möglichen neuen Empfindungen, Gefühle, Gerüche, Klänge und Bilder. Sein Bauchgrummeln, das Wärmegefühl durch die zunehmende Durchblutung, die Luftzirkulation auf seiner nackten Haut – all das verursacht ein wenig Stress. Der liebevolle Klang der Stimme seiner Mutter, ihr Lächeln und ihre Berührung wirken entspannend und lösen das Unwohlsein auf, das die Konfrontation mit diesen neuen Sinneseindrücken hervorruft. Um es mit den Worten von Frédérick Leboyer auszudrücken, versichert ihm die Mutter, dass die Welt außerhalb des Mutterleibs »immer noch lebendig, warm, pulsierend und freundlich ist«.

Die tägliche Massage erhöht die Reizschwelle eines Säuglings. Babys, die Hautstimulation schwer verarbeiten können, bauen allmählich eine höhere Toleranzgrenze auf. Hochsensible Babys (High Need-Babys) lernen, ihre Reaktion auf Stresserfahrungen zu regulieren, wodurch das Spannungsniveau gesenkt wird, das sie tagsüber aufbauen. Kolikbabys lassen sich damit beruhigen und können ihren Körper entspannen, sodass die Anspannung ihr Unbehagen nicht noch steigert. Regelmäßige Massage liefert Babys ein frühes Stressbewältigungsprogramm, das im Erwachsenenalter einmal von großem Wert sein wird.

Bis ins Erwachsenenalter

Psychologen erforschen die Bindungstypen, die wir in unserer Kindheit ausprägen, um die Art von Beziehungen vorherzusehen, die wir als Erwachsene eingehen werden. Menschen, die eine sichere Kindheit erlebt haben, deren Eltern ihnen Halt gegeben, ihnen zugehört und einen guten Blickkontakt hergestellt haben, und die generell liebevoll umsorgt wurden, unterhalten gewöhnlich gesündere Beziehungen zu anderen. Nähe herzustellen fällt ihnen leicht, und sie haben kein Problem mit der wechselseitigen Abhängigkeit (also damit, von jemandem abhängig zu sein und zuzulassen, dass jemand anderes in angemessener Weise von ihnen abhängig ist). Ihre Beziehungen sind glücklich und vertrauensvoll. Ihre Liebesbeziehungen halten am längsten und enden am seltensten in einer Scheidung, wie sich bei den untersuchten Gruppen gezeigt hat. Kinder mit unsicheren und angstbesetzten Zugehörigkeitsgefühlen hingegen haben später weniger Einfühlungsvermögen. Sie sind auch weniger erfolgreich darin, sich Unterstützung und Hilfe von anderen Menschen zu holen. In ihren Beziehungen mangelt es an Vertrauen und Intimität. Ihre Freundschaften und Ehen sind von Eifersucht, Problemen mit Verbindlichkeit und Angst unterwandert. Menschen, die in ihrer Kindheit ständige Bindungsabbrüche erfahren haben, tragen ein größeres Risiko in sich, als Erwachsene zu soziopathischen Kriminellen zu werden, wenn sie nicht bereits früh kompetente Unterstützung erhalten haben.

Auch die Verbindung zwischen dem emotionalen und rationalen Gehirn ist wichtig. Ein Kind kann vielleicht mit Gefühlen der Angst, Wut und übermäßigen Aufregung nicht umgehen, weil es nicht weiß, wie es diese Emotionen richtig steuern kann. Ein überreiztes Kind, das mit einem Gegenstand wirft, ohne dass eine angemessene Reaktion eines Elternteils darauf erfolgt, entwickelt sich womöglich zu einem unkontrollierten, wütenden Erwachsenen.

Die Bindung durch Vertrauen und Liebe sowie die Erfahrung von Mitgefühl, Wärme, Offenheit und Respekt ist in der Praxis der Massage enthalten und wird von unseren Kindern ins Erwachsenenalter mitgenommen. Besonders dann, wenn Ihre Erziehungsmethoden auf den gleichen Werten basieren wie die Babymassage, wird Ihr Kind eher einfühlsam und herzlich auf andere reagieren und sozialen Problemen mit Mitgefühl und Altruismus begegnen. Es wird das Leben als ein Abenteuer und eine Quelle der Freude betrachten, die ihm Gelegenheit geben, zu lieben und geliebt zu werden, anderen zu helfen und sich im authentischen Dienst an der Menschheit zu entfalten.

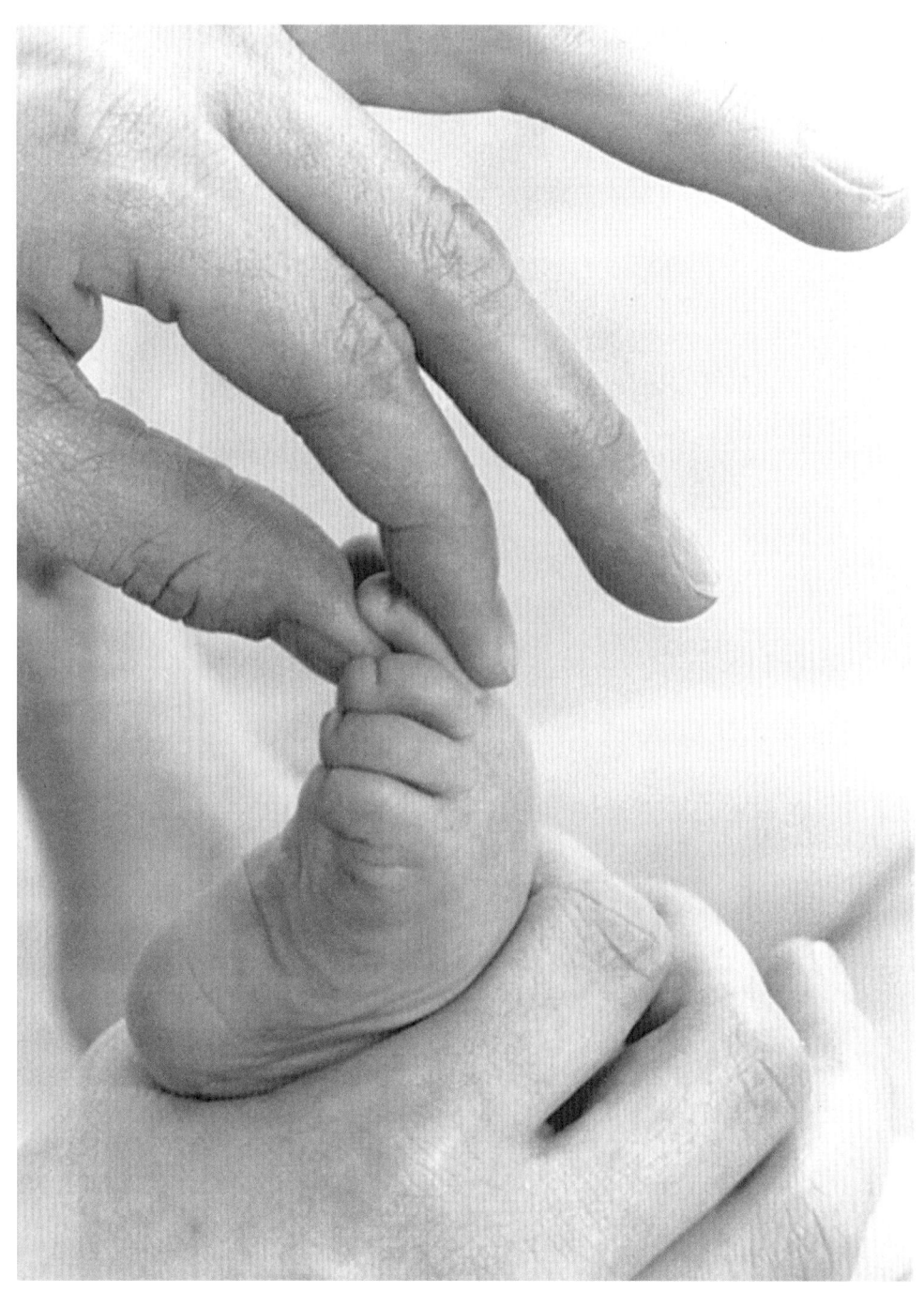

Kapitel 5:
Bindung, Zugehörigkeit und Babymassage

*Mein kleines Kind, ich liege da und betrachte dich
und vergesse alles um mich herum.
In meinen Träumen taucht die irdische Welt vor mir auf,
aber wenn ich wach bin, schenke ich ihr keine Bedeutung.
Ich höre, wie du leise ein- und ausatmest,
deinen Atem, der dir erst vor Kurzem eingehaucht wurde.
Und ich blicke in deine blauen, unschuldigen Augen,
in denen sich das klare Licht des Himmels spiegelt.*

Anonym, 1860

Die große Bedeutung der Bindung

Was ist Bindung?

Bindung ist ein Urphänomen, das es im gesamten Universum gibt. Wenn man zwei menschliche Herzzellen nahe zusammenbringt, schlagen sie im Gleichtakt. Im Tierreich und auch bei den Menschen gewährleistet die liebevolle Bindung zwischen Mutter und Kind eine gesunde Interaktion und Entwicklung. Die Nähe, die zwischen Mutter und Kind durch sensorische Erfahrungen und durch ein liebevolles Miteinander entsteht, führt zu einem bedeutsamen Einklang.

Tierforscher wissen um diese Prägung, seit der Verhaltensforscher Konrad Lorenz herausfand, dass junge Enten biologisch so programmiert sind, dass sie dem ersten Gegenstand, den sie in Bewegung sehen, nachlaufen und eine Bindung zu ihm herstellen. Inzwischen haben Harry Harlow und seine Kollegen bei ihren Untersuchungen von Affen und Ziegen herausgefunden, dass es kritische Bindungsphasen gibt, die nicht nur für das körperliche Überleben, sondern auch für die sogenannte »emotionale Gesundheit« entscheidend sind. Wenn die eigene Mutter-Kind-Bindung gestört ist, neigen Affenweibchen dazu, ihre Jungen zu misshandeln.

Bei Tieren ist die wichtige Phase für die Entstehung einer Bindung normalerweise eine Sache von Minuten oder der ersten Stunden nach der Geburt. Durch Lecken und Berühren stellt das Muttertier eine Bindung zu ihrem Jungen her – eine Art Massage – und erleichtert ihm auf diese Weise die körperliche Anpassung an das Leben außerhalb des Mutterleibs. Wenn die Mutter in dieser Zeit von ihrem Jungen getrennt und später wieder mit ihm zusammengebracht wird, nimmt sie ihr Junges oftmals nicht mehr an oder vernachlässigt es. Infolgedessen stirbt das Junge womöglich wegen der fehlenden mütterlichen Stimulation, sogar dann, wenn es auf andere Weise gefüttert wird.

In ähnlichen Untersuchungen wie in der Tierforschung haben die Ärzte John Kennell und Marshall Klaus festgestellt, dass es auch beim Menschen eine kritische Phase für die Mutter-Kind-Bindung gibt. Diese scheint zeitlich jedoch nicht so eng begrenzt zu sein und kann sich über Monate, sogar über Jahre nach der Geburt erstrecken.

Bei ihren Untersuchungen fanden sie erschütternde Beweise dafür, dass es später zu Kindesmisshandlung, Vernachlässigung und Wachstumsstörungen kommt, wenn die frühe Bindung unterbleibt oder sich kein Zugehörigkeitsgefühl entwickelt. Mütter, die in der Zeit nach der Geburt von ihren Babys getrennt waren, finden danach oft schwer in ihre Mutterrolle hinein und haben Schwierigkeiten mit den grundlegenden Aufgaben einer Mutter.

Kinder ohne Bindungen und Kinder, die in Bezug auf ihre Bindungen verunsichert sind, entwickeln mit der Zeit eine Reihe von Störungen, angefangen von der Schwierigkeit, Beziehungen einzugehen und aufrechtzuerhalten, bis hin zu soziopathischem und kriminellem Verhalten. »Verunsichert« bedeutet, dass ein Baby keine beständige Zuwendung von seinen Eltern erhält, sodass es sich nicht entspannen und darauf vertrauen kann, dass seine Bedürfnisse befriedigt werden und die Welt ein guter und freundlicher Lebensraum ist. Diese Kinder haben Angst vor dem Leben und tun sich schwer, anderen zu vertrauen und sich zu öffnen. Sie haben oft viel Wut in sich angestaut, die später auf unangemessene Weise zum Ausbruch kommen kann. Weil sie als verunsicherte Kinder kein Vertrauen lernten, können sie nur schwer feste, liebevolle Bindungen herstellen.

Menschenbabys können keine Bindung herstellen

Anders als die Affenbabys, die sich an die Mutter anklammern können, hat der Säugling keine Möglichkeit, den Körperkontakt zur Mutter selbst herzustellen und auf diese Weise seine Bedürfnisse zu befriedigen. Sein Leben hängt davon ab, wie stark die emotionale Beziehung seiner Mutter zu ihm ist. Bei einem frühzeitigen und intensiven Mutter-Kind-Kontakt zeigen die Untersuchungen beeindruckend positive Ergebnisse. Mütter, die in den ersten Lebensstunden und -tagen eine Bindung zu ihren Babys aufbauten, erleben später eine größere Nähe zu ihren Kindern, können sie besser beruhigen, haben mehr Blickkontakt und tauschen mehr

Berührungen aus. Mütter mit einer frühen Bindung an ihr Kind haben mehr Erfolg beim Stillen, betrachten ihre Babys beim Füttern ausgiebiger und ihre Babys nehmen besser zu. Im Alter von drei Jahren erzielen solche Kinder beim Standford-Binet-Intelligenztest auffallend bessere Ergebnisse als Kinder, die von ihren Müttern getrennt wurden.

Kindertagesstätten

Bereits 1985 schlugen Fachleute Alarm, als viele Untersuchungen über die Auswirkungen von Kindertagesstätten auf Kinder unter einem Jahr zu der Schlussfolgerung kamen, dass unzulängliche Kinderkrippen oder private Betreuungsplätze sowie eine zu frühe Unterbringung in einer Tagesstätte langfristig Stress verursachen und die wichtige Mutter-Kind-Beziehung beeinträchtigen kann.

Viele Jahre danach sind wir bestürzt über die hohe Anzahl von Kindern, die wenig oder gar keine Hemmungen haben, Gewalt als Mittel zu benutzen, um sich ihren Status zu erkämpfen, um von Gleichaltrigen anerkannt zu werden und sich von Ängsten und Frustrationen zu befreien. Einige Experten vermuten, dass ein gestörter Bindungsprozess der Psyche eines Kindes enorm schadet und verheerende Auswirkungen auf sein späteres Leben und die Harmonie innerhalb der Familie hat. Viele verschiedene Faktoren tragen zusätzlich zu diesem Phänomen bei, wie der negative Einfluss von gewaltverherrlichenden Filmen, eine höhere Toleranz gegenüber Gewalt in unserem gesamten Kulturraum, die Zerrüttung von intensiven, familiären Beziehungen und der finanzielle Druck, der für die Familien eine übermäßige, zusätzliche Belastung darstellt.

Kinder, die in ihren Bindungen verunsichert oder deren Familien nicht in der Lage sind, einen positiven Einfluss auszuüben und ihnen angemessene Grenzen zu setzen, entwickeln oft starke psychosoziale Probleme, an die man kaum herankommt und die nur schwer zu heilen sind.

Viele, die gerade Eltern geworden sind, haben keine andere Wahl, als dass beide verdienen, weshalb die Kindertagesstätten für diese Familien von großer Wichtigkeit sind. Ich möchte bei diesen Eltern daher keine Schuldgefühle wecken. Die entscheidende Frage ist nicht, Kindertagesstätte oder die Betreuung zu Hause, obwohl diese Frage mit besonderer Sorgfalt erwogen werden sollte. Ich glaube, der wichtigste Aspekt hierbei ist die Qualität der Fürsorge, die das Kind erhält, egal von wem, und entscheidend ist auch das familiäre Klima, wenn es wieder nach Hause kommt. Dennoch glaube ich, dass die Eltern die besten Betreuer eines Kleinkindes sind, da sich in der frühen Kindheit die wichtigen Bindungen entwickeln, die seine Psyche und sein Verhalten prägen und daher auch die Art und Weise, wie seine Umwelt später auf es wirkt.

In seinem bereits erwähnten Buch *High Risk* hebt Dr. Magid die Gefahren einer zu frühen Unterbringung in einer Tagesstätte hervor: »Nach allem, was ich gelesen habe, bin ich zu der Meinung gelangt, dass kein Kind im ersten Lebensjahr für längere Zeit einer anderen Person überlassen werden sollte. Eltern sehr kleiner Kinder sollten große Vorsicht walten lassen, wenn es darum geht, jemand anderem die Betreuung ihres Kindes zu überlassen, sei dies nun ein Babysitter oder ein Verwandter. Dies ist die wichtigste Zeit im Leben eines Kindes.«

In einer Untersuchung eines amerikanischen Instituts im Jahr 1996 wurden 1.300 Familien über einen Zeitraum von sieben Jahren hinweg beobachtet, deren Kinder in Tagesstätten und auch zu Hause betreut wurden. Die Studie ergab, dass Kinder in schlechten Tagesstätten oder mit wechselnden Betreuern in ihren Bindungen mehr verunsichert waren, wenn ihre Mütter nicht zusätzlich auf ihre Bedürfnisse reagierten. Nicht die Zeit, die ein Kind in einer Tagesstätte verbringt, ist ausschlaggebend für die Entwicklung gesunder Bindungen, sondern die Art des Miteinanders in der Familie, die Atmosphäre in der Tagesstätte und die Interaktion mit den Betreuern (am besten so wenige wie möglich).

Forschungsergebnisse belegen aber auch, dass eine gute Betreuung in einer Tagesstätte sogar die Abnahme des Intelligenzquotienten verhindern kann, was sich bei Babys aus Familien der sozialen Unterschicht im Alter zwischen zwölf und dreizehn Monaten zeigt. Scheinbar spielt es also keine große Rolle, ob ein Säugling in einer Tagesstätte untergebracht ist oder nicht. Vielmehr ist der größte Risikofaktor bei der Entwicklung einer Bindungsstörung eine stressbeladene Umgebung, in der das Kind nicht die Liebe, Zuneigung und entspannte Aufmerksamkeit erhält, die es braucht. Selbst wenn die Mutter zu Hause bleibt, um ihr Baby selbst zu betreuen, schadet es dem Kind, wenn sie deshalb wegen des Einkommensverlustes oder mangelnder Anerkennung unter starkem Stress steht. In diesem Fall ist es besser, das Baby in einer guten Tagesstätte unterzubringen, wo es von ein oder zwei zuverlässigen, liebevollen Betreuern versorgt wird, die Eltern zufrieden sind, wenn es heim kommt, ihm in ihrer Freizeit Liebe, Zuneigung und ihre volle Aufmerksamkeit schenken und Zeit zum gemeinsamen Spielen haben.

Mütter, die nicht die Möglichkeit haben, sich beurlauben zu lassen, um ihr Neugeborenes selbst zu betreuen, bekommen in unserer Gesellschaft wenig Unterstützung, um einen ebenbürtigen Ersatz zu finden. Sie müssen den Trennungsschmerz ertragen und die mit der Trennung von ihrem Kind verbundenen Schuldgefühle, und sie müssen die Sorgen aushalten, ob ihr Kind in der Betreuungsstätte, die sie ausgewählt haben, auch gut untergebracht ist. Oftmals distanzieren sich Mütter aufgrund dieser Gefühle von ihren Kindern, wodurch die Mutter-Kind-Bindung noch mehr leidet, anstatt fester zu werden.

Das Baby in der Kinderkrippe massieren

Wenn ein Baby in einer Tagesstätte untergebracht ist, kann die tägliche Massage von enormem Nutzen sein, um die Liebesbeziehung zwischen Eltern und Kind zu vertiefen. Eine Mutter, die sich nach der Arbeit eine halbe Stunde Zeit für eine Babymassage nimmt, kommt wieder in Kontakt zu ihrem Kind und kann sich dabei wieder auf das Familienleben einstimmen. Außerdem trägt sie dazu bei, dass ihr Kind sich geborgen und gut versorgt fühlt.

Barbara, Mutter des sechs Monate alten John, erzählt: »Unser Sohn genießt seine Massage in vollen Zügen und lächelt und gluckst dabei vor Vergnügen. Da mein Mann und ich außer Haus arbeiten, gibt uns die Massage die Möglichkeit, nach einem anstrengenden Tag abzuschalten und uns wieder aufeinander einzustimmen. Wir sind davon überzeugt, dass unser Kind glücklich und entspannt ist, weil wir uns die Zeit nehmen, es zu massieren.«

Andere arbeitende Eltern machen die Erfahrung, dass ihr Kind bei der Massage quengelig ist. Eine Mutter berichtete mir, sie glaube, ihr Baby ziehe ihr die Betreuerin der Tagesstätte vor, weil es in der ersten Stunde nach der Heimkehr heftig schreie und zu Anfang der Massage quengele. In der Tagesstätte hingegen scheine es ihm sehr gut zu gehen. Oft höre sie einfach auf, es zu massieren und lasse es schreien, bis es einschliefe, wobei sie sich als Mutter frustriert und unzulänglich fühle. Sie sah die Situation ganz anders, als ich ihr erklärte, dass das Schreien das genaue Gegenteil bewies, nämlich dass ihr Sohn seinen Stress erst bei ihr ausdrücken konnte, in der Umgebung, wo er sich am sichersten fühlte und die Spannung, die er durch die Reizüberflutung am Tag in sich aufgestaut hatte, loslassen konnte. Durch diese Sichtweise war die Mutter in der Lage, ihm zu helfen, sich zu entspannen, indem sie die Massage durch ihre Stimme und Körpersprache unterstützte und spezielle Festhaltetechniken und Pausen zum Trösten verwendete. Innerhalb von ein paar Wochen schrie ihr Sohn immer weniger. Schließlich war ihre Bindung so fest geworden, dass sie ihn nach der Arbeit massieren konnte und sich dabei kompetent, liebevoll und fürsorglich fühlte, in dem Bewusstsein, eine gute Mutter zu sein und mit der Gewissheit, dass sich ihr Kind bei ihr sicherer fühlte als bei allen anderen. Der Junge gewöhnte sich an die Massage und begann, sie zu genießen, er gluckste dabei vor Vergnügen, betrachtete seine Mutter und entspannte sich bei den rhythmischen Streichbewegungen und dem beruhigenden Klang ihrer Stimme.

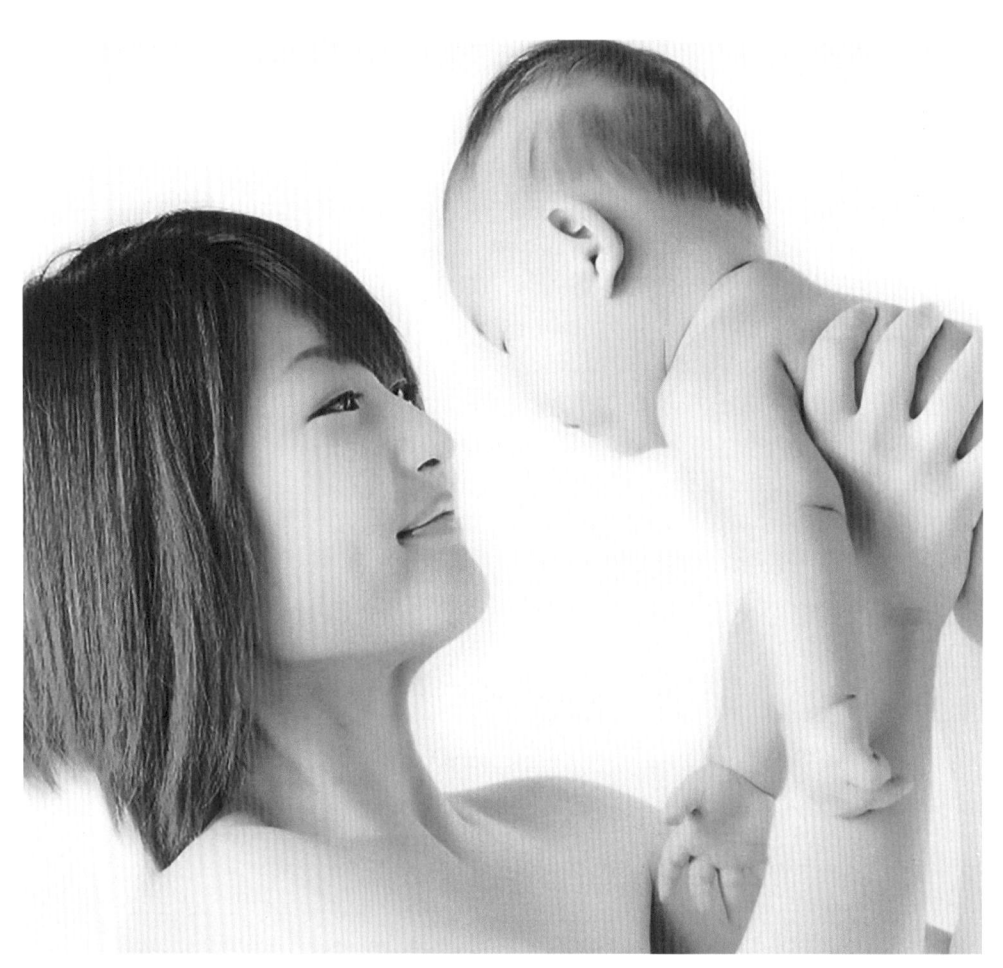

Kapitel 6:
Die Elemente der Bindung

Nichts ist empfänglicher und fließender als Wasser,
doch nichts eignet sich besser,
um einen Stein zu polieren.

Das Wesen einer Mutter ist paradox:
Deine Stärke liegt in der Sanftheit.
Deine Autorität liegt in der Empfänglichkeit.
Deine Macht liegt im Loslassen.
Vimala McClure, The Tao of Motherhood

Jedes Element ist in der Babymassage enthalten

Die wichtigen Elemente, die zur Entstehung der Mutter-Kind-Bindung beitragen, sind der Blick- und Hautkontakt, die Stimme der Mutter, die Reaktionen des Babys auf die Mutter, die Anregung der Ausschüttung mütterlicher und väterlicher Hormone durch den Kontakt mit dem Baby, der Ausgleich der Körpertemperatur und die Bakterien und Antikörper, die durch den engen Hautkontakt mit den Eltern übertragen werden und das Immunsystem stärken.

Obwohl jedes Element bei der Babymassage eine große Rolle spielt, sind folgende bindungsfördernde Elemente besonders wichtig:
- Hautkontakt von Mutter und Kind
- Langer und stetiger Blickkontakt
- Der beruhigende, helle Klang der mütterlichen Stimme
- Der Geruch des Babys und der Mutter
- Beschäftigung (Kommunikation, Blickwechsel, Singen)

Babymassage, die der Kommunikation zwischen Mutter und Säugling dient, trägt dazu bei, die Bindung zu festigen. Das Baby lernt, die wunderbare Wohltat und die Sicherheit, zu lieben und geliebt zu werden, zu genießen. Es lernt seinen eigenen Körper kennen. Seine Mutter zeigt ihm, wie es einen verspannten Arm oder Rücken entspannen kann, oder sie hilft ihm, schmerzhafte Blähungen loszuwerden.

Auch für Mütter ist die Babymassage eine Gelegenheit, sich zu entspannen und in ihre Mitte zu kommen. Die Massage eignet sich wunderbar dazu, Achtsamkeit zu üben – ein Bewusstseinszustand, der durch die Fokussierung auf den gegenwärtigen Augenblick erreicht wird, während wir unsere Gefühle, Gedanken und Körperempfindungen ruhig beobachten und annehmen.

Jede Mutter ist einmal angespannt und nervös, und obwohl sie ihr Bestes gegeben hat, fängt ihr Baby an zu quengeln und zu schreien. Da Babys so unglaublich empfindsame kleine Wesen sind, ist es wichtig, dass Mütter die Zeit der Babymassage auch nutzen, um sich selbst zu entspannen. Eine einfache 20-minütige Massage bietet eine willkommene Abwechslung und unterbricht den Teufelskreis von quengelndem Baby und angespannter Mutter.

Blickkontakt

Der Blickkontakt ist eine unserer intensivsten Kommunikationsformen und ein fundamentales Bindeglied zwischen Mutter und Kind. Mütter scheinen geradezu magisch davon angezogen, ihr Neugeborenes von Angesicht zu Angesicht zu betrachten und in seine Augen zu schauen. »Guck mal, da ist die Mami!«, rufen Mütter von neugeborenen Babys. Und wenn das Baby dann Blickkontakt aufnimmt, sind sie außer sich vor Freude. Mütter berichten, dass sie sich ihrem Kind das erste Mal ganz nahe fühlen, wenn der Blickkontakt hergestellt ist. Die Sehfähigkeit des Babys ist so ausgebildet, dass es die Kontraste der kugelförmigen Augen und Brustwarzen der Mutter unterscheiden kann. Durch die weiblichen Hormone wird der Warzenhof während der Schwangerschaft dunkler pigmentiert, vielleicht, um den Blick des Babys darauf zu lenken. Fachleute vermuten, dass der Blickkontakt einen enormen Einfluss auf das physiologische System eines Babys hat. Die Botschaft, die vom Gehirn empfangen wird, verringert die Produktion der Stresshormone, die während der Geburt ausgeschüttet werden. Bei der Massage liegt das Kind von Angesicht zu Angesicht der Mutter gegenüber, und diese Form der Interaktion ermöglicht eine Fülle von positiven Rückmeldungen durch den Blickkontakt – sowohl für die Mutter als auch für das Baby, wobei beständig die Botschaft verstärkt wird: »Es ist in Ordnung, sich jetzt zu entspannen.«

Hautkontakt

Scheinbar instinktiv streicheln Mütter ihre Babys nach der Geburt, wodurch der Myelinaufbau in den Nervenfasern und die Sinnesorgane angeregt werden. Berührung ist ein wesentliches Element zwischenmenschlicher Bindung. Verliebte, Kinder, die Freundschaft miteinander schließen, sogar Menschen, die sich ein neues Haustier angeschafft haben, verbringen besonders viel Zeit in engem Kontakt miteinander, bis die Bindung gefestigt ist. Tiere, die ohne Berührung aufwachsen, entwickeln ein antisoziales und aggressives Verhalten und neigen später dazu, ihre eigenen Jungen zu misshandeln und zu vernachlässigen. Der Neurologe Richard Restak, Autor des Buches *The Infant Mind*, schreibt über die Bedeutung der Berührung:

»Das Baby wendet sich der Mutter zu. Wie wird sie reagieren? Wird sie es berühren? Wird sie sich abwenden? Welch scheinbar belanglose und unwichtige Situation. Aber diese scheinbare Bedeutungslosigkeit des nur ein paar Sekunden dauernden Austauschs, der aber über Jahrzehnte hinweg wirkt, täuscht. Die Mutter wendet sich ihrem Kind zu und berührt es. Keiner spricht ein Wort. Wer käme jemals auf den Gedanken, dass die schlichte Berührung eines anderen Menschen von so großer Wichtigkeit sein könnte?«

Mütter und Babys profitieren gleichermaßen von der Berührung, da sie eine Bindung zwischen Mutter und Kind herstellt. Säuglinge mit depressiven Müttern, die ihre Babys massieren, gedeihen und entwickeln sich besser, während gleichzeitig die Depression der Mütter nachlässt. Körperkontakt senkt sowohl bei Müttern als auch bei Babys den Spiegel des Stresshormons Cortisol und führt zu einer besseren Funktion des Immunsystems. Wenn Mütter ihren Kindern in der frühen Kindheit beständig nährende Berührung zuteilwerden lassen, fördern sie damit deren soziale, emotionale und körperliche Entwicklung.

In den westlichen Kulturen werden Babys gewöhnlich von ihren Müttern getrennt, besonders wenn es sich um Frühgeborene oder medizinische Risikofälle handelt, obwohl die Forschung nachgewiesen hat, welche Vorteile die mütterliche Berührung bei allen Neugeborenen hat. Die Praxis der Trennung ist bei Menschen relativ neu, und sie sind heute die einzigen Säugetiere, die Neugeborene von den Müttern trennen. Eine Studie, die in der Zeitschrift *Biological Psychiatry* veröffentlicht wurde, verglich die Herz- und Atemfrequenz und die Verdauung von Neugeborenen, die Hautkontakt mit ihren Müttern hatten, mit der von Babys, die in einem Babykorb neben dem Bett der Mutter schliefen. Der Herausgeber der Zeitschrift kommentierte die Forschungsergebnisse folgendermaßen: »Diese Studie verdeutlicht die schweren Folgen der Trennung von der Mutter für das Kind. Wir wussten bereits, dass dies Stress für das Kind bedeutet, aber die vorliegende Untersuchung weist darauf hin, dass die Trennung von der Mutter ein Hauptstressfaktor für den Säugling ist.«

Als Übergangsmöglichkeit können Sie Ihr Baby in einem Tragetuch nah am Körper tragen, um die Situation im Mutterleib nachzuahmen, sodass es Ihren Herzschlag hören kann. Wenn Sie ein pastellfarbenes Tuch aus Organza über die Wiege hängen, sorgt dies für gedämpftes Licht. Ein warmes Mützchen verhindert, dass die Wärme über den Kopf abgegeben wird, wenn Sie nach draußen gehen. Ein Babyfon hilft Ihnen, die Geräusche Ihres Babys zu hören, wenn Sie sich in einem anderen Zimmer befinden. Ein weiteres Hilfsmittel ist der Herzschlagsimulator für die Wiege. Darüber hinaus schaffen Sie eine angenehme Atmosphäre für Ihr Baby, wenn Sie die Musikanlage, den

Fernseher und das Telefon leiser stellen.

Co-Sleeping
(in einem gemeinsamen Bett schlafen)

Manche Familien möchten den Versuch machen, in einem gemeinsamen Bett zu schlafen, was in den westlich geprägten Ländern heftig diskutiert wird. Meine Familie praktizierte das Co-Sleeping, bis mein jüngstes Kind ungefähr fünf Jahre alt war. Die Schauergeschichten von Unfällen mit Erstickungsfolge, weil das Baby erdrückt wurde, sind nichts anderes als Märchen. Dr. James J. McKenna, Leiter des Mutter-Baby-Schlaflabors an der University of Notre Dame erklärt: »Es ist seltsam, dass die Praxis, dass Mütter, Väter und Kinder gemeinsam schlafen, in westlichen Gesellschaften als befremdlich, ungesund und gefährlich betrachtet wird. Eltern im Westen lernen, dass das gemeinsame Schlafen ihr Baby zu abhängig von ihnen macht oder ein Erstickungsrisiko birgt. Solche Ansichten sind aufgrund der Erfahrungen der Menschen weltweit nicht haltbar.« Die Forschung geht davon aus, dass viele Mütter, bei denen eine postpartale Depression diagnostiziert wurde, tatsächlich unter extremer Erschöpfung leiden, weil sie nachts von ihrem Baby geweckt werden.

McKenna und seine Kollegen forschten im Schlaflabor mit 35 Mutter-Baby-Paaren, die zusammen oder in getrennten Zimmern schliefen, und zeichneten deren Schlafmuster auf. Sie stellten fest, dass Babys, die gemeinsam mit ihrer Mutter schliefen, aufgrund der Bewegungen der Mutter öfter aufwachten und kürzere Tiefschlafphasen hatten.

Aufgrund seiner Forschungsergebnisse auf dem Gebiet des plötzlichen Kindstods (SIDS) glaubt Professor McKenna, dass dieses sanfte Erwachen, das keinen von beiden wirklich aufgeweckt hat, dem Baby hilft zu üben, wie es von selbst wach wird. Dadurch verringert sich das Risiko mancher Formen des plötzlichen Kindstods, deren Ursache in der Unfähigkeit vermutet wird, aus dem Tiefschlaf zu erwachen, um den Atemrhythmus wiederherzustellen.

Professor McKenna zufolge haben Millionen Jahre des gemeinsamen Schlafens und nächtlichen Stillens Babys entwicklungsgeschichtlich nicht darauf vorbereitet, in einem eigenen Bett mit langen Tiefschlafphasen alleine »durchzuschlafen«. Auf Videoaufnahmen des Versuchs schienen sich die Mütter, die gemeinsam mit ihrem Baby schliefen, sogar im Tiefschlaf bewusst zu sein, wo ihr Baby lag und bewegten sich notfalls von ihm weg, wenn die Gefahr bestand, es zu erdrücken. Zu keinem Zeitpunkt behinderten die Mütter die Atmung ihrer Kinder, die im Durchschnitt tatsächlich einen höheren Sauerstoffgehalt aufwiesen als die Säuglinge, die alleine schliefen. In Kulturen, bei denen überwiegend das gemeinsame Schlafen praktiziert wird, gibt es die wenigsten Fälle von plötzlichem Kindstod.

Studien aus westlichen Gesellschaften weisen darauf hin, dass sich das SIDS-Risiko durch Co-Sleeping nicht erhöht, außer die Eltern rauchen, trinken Alkohol oder nehmen Drogen. Beim gemeinsamen Schlafen sollten Sie sicherstellen, dass das Köpfchen des Babys nicht von einem Kissen bedeckt wird, dass es nicht in eine zu weiche Matratze einsinken kann (Wasserbetten sind nicht empfehlenswert) und das Baby sich nirgendwo verfangen kann oder überhitzt.

Berufstätige Mütter, die nicht stillen, genießen die zärtliche Vertrautheit des gemeinsamen Schlafens mit ihrem Baby vielleicht ganz besonders. Obwohl es kein Allheilmittel gegen Erschöpfung ist, empfinden es viele Familien als leichter, angenehmer und weniger ermüdend als die herkömmlichen Schlafgewohnheiten westlicher Kulturen.

Aus meiner Erfahrung kann ich sagen, dass mir das gemeinsame Schlafen ermöglichte, meine Kinder zu stillen, ohne ganz wach werden zu müssen. Meine Körperwärme war genau die richtige Temperatur für sie. Ich konnte schnell auf ihr Schreien und andere Bedürfnisse reagieren. Die Säuglinge konnten oft trinken, weshalb sie mehr Antikörper und damit mehr Widerstandskraft gegen Krankheiten entwickelten.

Laut Dr. McKenna »brauchen Menschenbabys beständige Aufmerksamkeit und Kontakt mit anderen Menschen, weil sie nicht für sich selbst sorgen können. Anders als andere Säugetiere können sie sich nicht warmhalten, bewegen oder selbst Nahrung zu sich nehmen. Ihre ausgeprägte neurologische Unreife bei der Geburt und ihre langsame Entwicklung machen die Mutter-Kind-Beziehung so wichtig«.

Besonders gerne erinnere ich mich daran, als wir mit unseren Kleinen in einem Familienbett schliefen. Einmal wachte meine achtzehn Monate alte Tochter auf, weil sie gestillt werden wollte. Sie blickte mir ins Gesicht, tätschelte meine Wange und sagte: »Mami, ich hab dich lieb, ich hab dich lieb.« Dann schloss sie ihre Augen und schlief mit einem süßen Lächeln auf ihren Lippen wieder ein. Jedes Mal, wenn ich daran denke, fließt mein Herz über vor Liebe, Freude und Dankbarkeit, dass dieses Kind in mein Leben gekommen ist.

Dr. McKenna bestätigt die positive Wechselwirkung, die dieser Austausch auf Mutter und Kind hat. Ihm zufolge »haben Untersuchungen gezeigt, dass die Trennung von Mutter und Kind nachteilige Folgen hat. Aus anthropologischer Sicht sollten Mutter und Baby möglichst selten voneinander getrennt werden. Die westlichen Gesellschaften sollten gründlich darüber nachdenken, wie weit und unter welchen Umständen sie Kinder aus der geborgenen und schützenden Schlafatmosphäre im gemeinsamen Bett ausschließen wollen. Seit Jahrtausenden wurde dort ihr Hunger gestillt und ihre emotionalen und sozialen Bedürfnisse wurden befriedigt. Gleichzeitig lernte die Mutter, gut darauf zu reagieren«.

Dr. McKenna hat für die Webseite »Neuroanthropology« einen besonders aufschlussreichen Artikel über das gemeinsame Schlafen verfasst, aus dem ich hier freundlicherweise einige Auszüge zitieren darf:

>»Medizinische Experten vertauschen leider sehr oft Begriffe wie gemeinsames Schlafen, das Bett teilen und eine bekannte gefährliche Art des Co-Sleeping, das gemeinsame Schlafen auf der Couch oder dem Sofa. Diese Begriffe müssen jedoch auseinandergehalten werden. Es ist beispielsweise völlig falsch, das gemeinsame Schlafen als ›gefährlich‹ zu bezeichnen, wenn das Teilen eines Zimmers eine Form des Co-Sleeping ist, und diese Schlafgewohnheit das Risiko des Babys zu sterben um die Hälfte senkt (wie mindestens drei epidemiologische Studien nachweisen).*
> *Das Teilen eines Bettes ist eine weitere Form des Co-Sleeping, die entweder sicher oder riskant gestaltet werden kann, aber sie muss weder das eine noch das andere sein. Das gemeinsame Schlafen auf der Couch ist jedoch von vornherein gefährlich, da die Babys an die Rückenpolster rutschen, von einem Erwachsenen dorthin oder mit dem Gesicht nach unten auf die Sofakissen gepresst werden können, wodurch Erstickungsgefahr besteht.*
> *Die Nachrichten berichten oftmals von ›einem weiteren Baby, das beim gemeinsamen Schlafen gestorben ist‹, aber sie gehen dabei nicht genauer darauf ein, um welche Art von Co-Sleeping es sich handelte und, was noch schlimmer ist, welcher besondere Risikofaktor tatsächlich für den Tod des Babys verantwortlich gewesen sein könnte – beispielsweise ob der Säugling auf dem Bauch lag, während er neben seiner Mutter schlief, was unabhängig davon, ob das Baby gerade geschlafen hat, gefährlich ist. Derartige Berichte suggerieren in unangemessener Weise, dass alle Formen des gemeinsamen Schlafens gleichermaßen gefährlich sind, die damit verbundenen Schlafgewohnheiten gleich hohe Risiken bergen und die Co-Sleeping-Situation nicht sicher gestaltet werden kann.*
> *Doch nichts ist weiter von der Wahrheit entfernt. Es verleitet zu dem Irrglauben, niemand könne mit einem Baby im Auto fahren und der Transport mit dem Auto sei für ein Kind lebensgefährlich, nur weil manche Mütter oder Väter betrunken und ohne Sicherheitsgurt fahren und einige dieser Kinder bei Unfällen sterben. Dies ist der entscheidende Unterschied, um den es hier geht.*
> *Einer der wichtigsten Gründe, warum Familien ein gemeinsames Bett teilen und weshalb einfache Gegenargumente diese Gewohnheit nicht abschaffen werden, liegt darin, dass es der Natur eines Babys entspricht – ganz anders als es auf den Bauch zu legen oder alleine in einem Zimmer schlafen zu lassen. Dies gilt besonders auch dann, wenn das gemeinsame Schlafen mit dem Stillen einhergeht.*
> *In einer sicheren Umgebung schützt das gemeinsame Schlafen von Mutter und Baby sein Leben und wirkt sich günstig auf sei-*

ne Gesundheit und sein Wohlergehen und das seiner Mutter aus. Allein die Tatsache, dass das Kind im gleichen Zimmer mit einem fürsorglichen Erwachsenen schläft (Co-Sleeping), senkt das Risiko, unerwartet oder am plötzlichen Kindstod zu sterben, um die Hälfte.«

Dr. McKenna erwähnt des Weiteren eine Studie aus Japan, die sich mit dem gemeinsamen Schlafen und dem Stillen befasste:

»In Japan, wo das gemeinsame Schlafen und Stillen die Norm sind (und Mütter nicht rauchen), tritt der plötzliche Kindstod im weltweiten Vergleich am seltensten auf. Stillenden Müttern erleichtert das gemeinsame Schlafen das Stillen, weshalb sich die Stillphasen praktisch verdoppeln, während Mutter und Kind gleichzeitig mehr Schlaf bekommen. Die größere Menge an Antikörpern, die das Baby während des häufigen nächtlichen Stillens erhält, senkt die Erkrankungsgefahr. Da das gemeinsame Schlafen in einem Bett das Stillen leichter macht, ermutigt es die Mütter, länger zu stillen, wie Dr. Helen Ball von der Universität Durham berichtet, wodurch gleichzeitig die Gefahr sinkt, dass die Mütter an Brustkrebs erkranken.«
Darüber hinaus geht Dr. McKenna auf die Bedenken von Müttern und Vätern gegen das Teilen eines Bettes mit ihrem Kind ein: »Es besteht kein Zweifel, dass das Teilen eines Bettes unter bestimmten Umständen vermieden werden sollte und in einer Form praktiziert werden kann, die gefährlich ist. Obwohl jeder einzelne Kindstod während des gemeinsamen Schlafens tragisch ist, sprechen diese Todesfälle nicht mehr gegen das Teilen eines Bettes, als die über 300.000 Todesfälle von Babys, die in einer Wiege sterben, beweisen, dass das Schlafen in einer Wiege lebensgefährlich ist und abgeschafft werden sollte. Ebenso wie auch gefährliche Kinderbetten und der falsche Umgang damit vermieden werden können, können Mütter und Väter lernen, die Risiken beim gemeinsamen Schlafen in einem Bett zu senken.«

Das Co-Sleeping mag nicht für jeden geeignet sein, aber ich möchte Sie dazu ermutigen, sich gut zu informieren, bevor Sie sich entscheiden. Es kann einen großen Beitrag dazu leisten, die Vorteile der Babymassage zu nutzen. Mein Lieblingsbuch zu diesem Thema stammt von Tine Thevenin und heißt *The Family Bed*. Auch das Buch *Sleeping with Your Baby. A Parent's Guide to Co-sleeping* ist eine wertvolle Informationsquelle.

Tragen

Manche Babys haben ein starkes Bedürfnis, auf dem Arm gehalten zu werden. Das vielfältige Angebot an Tragesäcken und -tüchern erleichtert es beiden Elternteilen, dem Bedürfnis des Babys nach Nähe nachzukommen. In einer Studie wurden zwei Gruppen von Müttern untersucht: Die eine Gruppe erhielt Plastikbabyschalen und die andere weiche Tragesäcke. Im Alter von drei Monaten schauten die Babys, die in den Säcken getragen worden waren, ihre Mütter häufiger an und weinten weniger als die Babys, die in die Babyschalen gesetzt worden waren. Im Alter von dreizehn Monaten hatten die Babys aus der Tragesackgruppe ein viel ausgeprägteres Zugehörigkeitsgefühl zu ihren Eltern als die aus der Babyschalengruppe.

Das Tragen in einem Tragesack hat den zusätzlichen Vorteil, dass das Verdauungssystem des Babys stimuliert, der Puls verlangsamt, die Atemfunktion gestärkt und der Blutdruck vermindert wird. Darüber hinaus wirken die vertrauten Schaukelbewegungen des mütterlichen Körpers bei der täglichen Arbeit beruhigend und schenken dem Kind Geborgenheit. In ihrem Buch *Attachment, Trauma and Healing* schreiben Terry Levy und Michael Orlans hierzu: »Die Herzen von Säuglingen, die dicht am Herzen ihrer ersten Bezugsperson getragen werden, schlagen mit deren Herz synchron.«

Darüber hinaus wirken Tragesäcke beruhigend auf Babys, weil sie darin warm gehalten werden und den Herzschlag der Mutter spüren und auch hören. Erwiesenermaßen regt das Geräusch des Herzschlags auch den Appetit an und führt somit zu Gewichtszunahme. Er reguliert außerdem den Schlaf- und Atemrhythmus und reduziert die Schreiphasen um 50 Prozent.

Forschungsergebnisse, die in der Zeitschrift *Current Biology* veröffentlicht wurden, weisen darauf hin, dass Kinder sich automatisch beruhigen, wenn sie getragen werden, egal, ob es sich um junge Mäuse oder Menschenbabys handelt. Kumi Kuroda vom japanischen RIKEN Brain-Science-Institut in Saitama erklärt: »Von den Menschen bis zu den Mäusen werden Säugetierjunge ruhig und entspannt, wenn sie von ihrer Mutter getragen werden.«

Der sicherste Ort für ein Baby sind die Arme seiner Mutter, die es halten. Mütter können dabei in der Gewissheit leben, dass ihr Baby glücklich, zufrieden und entspannt ist. Die Tatsache, dass Babys neurobiologisch so veranlagt sind, dass sie zu schreien aufhören, sobald sie getragen werden, gehört zur Evolutionsbiologie, die das Überleben unserer Spezies gewährleistet.

Einem Artikel in der Zeitschrift *ScienceDaily* zufolge, zeigt Kurodas Studie als erste, dass die Beruhigungsreaktion von Säuglingen ein koordiniertes Zusammenspiel von zentralen, motorischen und kardialen Steuerungsmechanismen ist, die evolutionsgeschichtlich in den Interaktionen zwischen Mutter und Kind überdauert hat. Es liefert auch eine wissenschaftliche Erklärung für die Frustration, mit der viele moderne Mütter kämpfen – nämlich, warum ein ruhiges und entspanntes Baby oft sofort wieder zu schreien beginnt, wenn es hingelegt wird.

Als meine Kinder gerade geboren waren, brachte ich sie durch das Wiegen in meinen Armen in eine kompakte Haltung und gab ihnen ein Gefühl von Sicherheit, das Entspannung auslöste, wenn ich sie wieder hinlegte. Nachdem ich sie einige Wochen lang täglich massiert und die Berührungsentspannung herbeigeführt hatte (eine konditionierte Reaktion), wurde die Massage selbst zu einer weiteren Zeit der Entspannung. Sie schliefen schneller ein und tiefer als zuvor.

Kuroda und ihre Kollegen stellten fest, dass die Beruhigungsreaktion vom parasympathischen Nervensystem und einer Gehirnregion namens Kleinhirn (Cerebellum) ausgelöst wird. Die Forscher fanden heraus, dass die Beruhigung von taktilen Reizen und der Propriozeption – der Fähigkeit, Körperbewegung zu spüren und sich die Körperausrichtung im Raum vorzustellen – abhängig ist. Sie entdecken auch, dass das parasympathische Nervensystem mit der Senkung der Herzfrequenz auf das Getragenwerden reagiert. Sowohl Menschenbabys als auch junge Mäuse beruhigen sich und halten still, sobald sie getragen werden; und junge Mäuse hören auf, spitze Schreie auszustoßen.

Kuroda entdeckte, dass die bekannte Dynamik der Beruhigung auch bei Mäusen auftaucht, als sie eines Tages die Käfige ihrer Labormäuse reinigte. Sie erklärt: »Als ich die jungen Mäuse sanft und zügig am Genick packte, hörten sie sofort auf, sich zu bewegen und wurden starr. Sie wirkten entspannt, aber nicht schlaff und hielten ihre Gliedmaßen angewinkelt. Diese Beruhigungsreaktion (oder Tragestarre; Anm. d. Übers.) bei Mäusen erinnerte mich an die Beruhigung der Menschenbabys, wenn sie getragen werden.«

Seit Jahren ist Wissenschaftlern bekannt, dass das Kleinhirn unmittelbar mit dem Vagusnerv verbunden ist, der die Herzfrequenz verlangsamt und uns die Ruhe bewahren lässt, wenn wir unter Druck geraten. Im Erwachsenenalter können wir uns durch die Praxis von Achtsamkeit und Meditation beruhigen, wodurch das Kleinhirn in Balance kommt und als parasympathische Reaktion ein Wohlgefühl auslöst. Die gleiche Wirkung tritt bei Kindern ein, die getragen werden.

Der REM-Schlaf, wenn unser Körper starr ist, ist die einzige Zeit, in der das Kleinhirn seine Schutzfunktion abschalten darf, damit wir unsere Träume nicht ausagieren können. Es erscheint daher sinnvoll, dass automatische Signale ans Kleinhirn gesandt werden, wenn Babys auf den Arm genommen und getragen werden, die es in einen Zustand der Entspannung versetzen und einen gesunden vagalen Tonus begünstigen, der die Herzfrequenz verlangsamt.

Forschern zufolge könnten diese Erkenntnisse weitreichende Konsequenzen für die Kindererziehung haben und zur Verhinderung von Kindesmisshandlung beitragen. »Diese Reaktion des Babys macht der Mutter das Tragen leichter und tut beiden gut«, meint Kuroda. Sie fährt fort: »Es könnte die Frustration der Mütter senken und positive Auswirkungen haben, wenn wir Säuglinge richtig verstehen, weil die Hilflosigkeit gegenüber dem Schreien des Babys ein Hauptrisikofaktor für Kindesmisshandlung ist.«

Laut Kuroda »bewahrt die wissenschaftliche Erkenntnis dieser Reaktion Mütter und Väter davor, das erneute Schreien des Babys fälschlich als eine Absicht zu verstehen, sie zu beherrschen, wovon manche Erziehungsansätze – zum Beispiel die Methode, das Baby ›schreien zu lassen‹ – ausgehen. Doch dieses Phänomen sollte vielmehr als natürliche Reaktion der sensomotorischen Systeme des Säuglings betrachtet werden«. Wenn Mütter und Väter dies wüssten, wären sie vielleicht weniger frustriert, meint Kuroda. Dadurch wären Kinder weniger in Gefahr, misshandelt zu werden.

Stimme

Ein weiteres Element im Tanz der Bindung ist die Stimme. Vom Moment an, als das Baby im siebten Schwangerschaftsmonat Geräusche hörte, lauschte es der Stimme seiner Mutter. Sein Körper bewegt sich im Rhythmus mit ihrer Sprache, und die hohen Töne, die die Mutter verwendet, wenn sie mit ihm spricht, sind Musik in seinen Ohren. Während der Massage können Sie Ihrem Kind ein Lied vorsingen oder eine Geschichte erzählen. Dann wird es bestimmte Töne mit der Massage verbinden. Sagen Sie wiederholt seinen Namen und »entspanne dich«, um ihm behutsam beizubringen, wie man Spannung loslässt. (Mehr dazu finden Sie in Kapitel 9.)

Babymassage vertieft die Mutter-Kind-Bindung, die mit der Geburt entstanden ist. Das Baby lernt, das wunderbare Wohlbehagen und die Geborgenheit zu genießen, die aus dem Gefühl, zu lieben und geliebt zu werden, erwachsen. Es lernt seinen eigenen Körper kennen, wenn seine Mutter ihm zeigt, wie man einen Arm oder ein Bein entspannt oder schmerzhafte Blähungen löst. Die Mutter schaut in seine Augen, singt ihm etwas vor, spricht beruhigend auf es ein und streichelt seine Haut. So beginnt der Tanz der Mutter-Kind-Bindung jeden Tag aufs Neue.

»Ich fühle mich meiner Tochter viel näher und bin viel mehr in Harmonie mit ihrem Körper«, erzählt Debbie, Mutter der drei Monate alten Kelly. »In dem Bewusstsein, wie schnell sie größer wird, ist es wunderbar, mit ihrem kleinen Körper in Berührung zu bleiben und sein Wachstum Tag für Tag mitzuerleben. Ich glaube, auch meine Tochter ist mir näher, und durch unsere tägliche Massage entwickelt sich echtes Vertrauen. Ob in guten oder schwierigen Zeiten, möchte ich ihre Kindheit bereichern, und Massage eignet sich wunderbar dazu. Die körperlichen und emotionalen Vorteile der Babymassage sind ein echter Gewinn.«

Forschungsergebnisse der Universität von Maryland und der Harvard-Universität, die im *Journal of Child Language* veröffentlicht wurden, lassen darauf schließen, dass kleine Babys davon profitieren, wenn sie Worte hören, die von ihrer Mutter wiederholt werden. Mütter, die das wissen, können sich bewusst für eine Kommunikation entscheiden, die sich weit über das Krabbelalter hinaus bezahlt machen kann. »Eineinhalb Jahre später haben Kinder, deren Mütter öfter Worte wiederholen, bessere Sprachfähigkeiten«, erklärt Prof. Rochelle Newman, Co-Autorin der Studie und Leiterin der Abteilung für Hör- und Sprachwissenschaften (HESP) der Universität Maryland. »In letzter Zeit lag der Fokus weitgehend darauf, mehr mit dem Kind zu sprechen – aber es geht darum, wie Sie mit ihm sprechen, nicht nur um die Anzahl der Wörter.«

Nan Bernstein Ratner, ebenfalls Professor am HESP-Institut, meint: »Sowohl das Kind als auch die Mutter spielen eine Rolle hinsichtlich der späteren Sprachentwicklung und unsere Studie hat dies zum ersten Mal nachgewiesen.« Obwohl wissenschaftlich erwiesen ist, dass Mütter von Natur aus langsamer und in einem besonderen Singsang mit ihren Kindern sprechen, können die Erkenntnisse aus der oben erwähnten Studie vielleicht dazu beitragen, dass Mütter noch bewusster Worte wiederholen, um die sprachlichen Fähigkeiten des Kindes bestmöglich zu fördern.

Wie eine amerikanische Untersuchung zeigt, wird das sich wiederholende Gebrabbel von Babys von ihrer Fähigkeit, sich selbst zuzuhören, motiviert. »Das Hören spielt eine wichtige Rolle für die Motivation des Säuglings, schon früh Laute zu bilden«, sagt Mary Fagan, Autorin der Studie und assistierende Professorin für Kommunikationswissenschaft und Sprachstörungen an der School-of-Health der Universität von Missouri. »Die Tatsache, dass Säuglinge sich mit ihrem eigenen Verhalten beschäftigen und daraus lernen (besonders in Hinblick auf die Sprachentwicklung) verdeutlicht, wie ihre eigenen Erfahrungen ihre sprachliche, soziale und kognitive Entwicklung unterstützen.« Mary Fagan meint jedoch, dies mindere die Bedeutung der Sprache anderer Menschen, die die Babys hören, nicht.

Geruch

Das Gehirn von Frauen, die gerade Mutter geworden sind, funktioniert so, dass der Duft ihrer Babys ihnen die oftmals schwierigen ersten Monate der Mutterschaft erleichtert. Die Forschung zeigt, dass frischgebackene Mütter ihre Kinder an der Kleidung, die diese getragen haben, erkannten, wobei Veränderungen im präfrontalen Cortex stattfanden – dem »Sitz der wohldurchdachten Handlungsplanung«. Der Geruch des Babys ist ein natürliches Hilfsmittel, um mit den Anforderungen des Mutterseins fertigzuwerden. Ein kanadischer Forscher fand heraus, dass der Duft eines Babys den Dopamin-Spiegel im Gehirnzentrum hebt, ein als »Glückshormon« bekannter Neurotransmitter.

Weil Geschmack und Geruch für den Bindungsvorgang so wichtig sind, empfehle ich Ihnen, unparfümierte natürliche Öle zur Massage Ihres Kindes zu verwenden. Das Öl zieht in die Haut des Babys ein, und es schmeckt dieses, wenn es seine Händchen in den Mund nimmt.

Beschäftigung

»Beschäftigung« bedeutet nichts anderes, als dass Sie Ihrem Baby die volle Aufmerksamkeit schenken. Sprechen und Singen sind zwei Möglichkeiten, wie Sie sich mit Ihrem Kind beschäftigen können.

Sprechen

Ihre Berührung hilft Ihrem Baby dabei, Wörter in Ihrer Sprache zu lernen. Forschungsergebnisse der Universität Purdue haben den Nachweis erbracht, dass die Berührung der Mutter dazu beiträgt, dass das Baby einzelne Worte im Sprachfluss erkennt. »Wir haben festgestellt, dass Säuglinge Berührungen so empfinden, als hingen diese mit dem, was sie hören, zusammen. Berührungen beeinflussen, ob sie das Wort lernen«, erklärt Amanda Seidl, Assistenzprofessorin für Sprach- und Hörwissenschaften, die sich mit dem Spracherwerb befasst. »Wir halten Berührung für einen Zuneigungsbeweis, doch die jüngste Forschung zeigt, dass Säuglinge Berührungen mit dem Sprachsignal, das sie empfangen, in Verbindung bringen.« Andere Forscher haben sich damit beschäftigt, welche Rolle Berührung in Hinsicht auf die Entstehung von Bindung und für die körperliche Entwicklung des Kindes spielt. Doch bis heute ist die Wirkung der Berührung auf das Erlernen der Sprache noch wenig erforscht. Mütter machen vielleicht eine Pause, bevor sie den Namen eines Babys aussprechen, bei anderen Wörtern hingegen tun sie das fast nie. Man ging der Frage nach, ob Berührungen dazu beitragen können, dass Kinder den Anfang oder das Ende eines Wortes im kontinuierlichen Sprachfluss erkennen. »Kinder müssen die Worte erkennen, bevor sie ihnen eine tatsächliche Bedeutung beimessen können«, meint Seidl. »Da die Bezeichnung von Körperteilen oftmals zu den ersten gelernten Wörtern eines Babys gehören und die Mutter diese bei der Babypflege oftmals berührt, ist Berührung vermutlich ein Schlüssel zur Wahrnehmung dessen, wo ein Wort anfängt und endet.«

Diese Information deutet auf einen weiteren Vorteil der Babymassage hin: Mütter können die Körperteile des Babys benennen, während sie sie nacheinander massieren. Wenn sie beim Streichen über den Bauch des Babys »Ich liebe dich!« sagen, stimuliert dies das ganze System des Kindes. Wenn Kinder älter werden, sprechen sie diesen Satz gegenüber ihrer Mama oder ihrem Papa aus.

Blickwechsel

Babys erlernen Sprache am besten, indem sie mit anderen Menschen interagieren, anstatt passiv mit einem Film oder einer Hörbuchaufnahme. Doch welche Aspekte der sozialen Interaktionen so bedeutsam für das Lernen sind, ist unklar. Eine Studie kommt zu dem Ergebnis, das ein frühes Sozialverhalten, der sogenannte »Blickwechsel«, mit der Fähigkeit des Säuglings, Klänge und neue Sprachen zu erlernen, zusammenhängt. Wenn ein Baby den Augenkontakt zu einer anderen Person hält und daraufhin denselben Gegenstand betrachtet wie diese, ist der Blickwechsel eine der am frühsten entwickelten sozialen Kompetenzen, die das Baby erworben hat.

Die Neurologin und Autorin der Studie Patricia Kuhl erklärt: »Wir haben festgestellt, dass ein Zusammenhang zwischen dem Maß, in dem Säuglinge dem Blick der Betreuer mit den Augen folgten und der Lernfähigkeit ihres Gehirns besteht. Dies zeigt, dass soziale Verhaltensweisen den Babys in einer komplexen Spracherwerbssituation hilfreiche Informationen liefern.« Die Co-Autorin Rechele Brooks fügt hinzu, dass »diese Augenblicke des gemeinsamen Blickwechsels entstehen, während die Babys mit ihren Müttern in wechselseitigem Kontakt sind und ihre Gehirne verändern«.

Laut Brooks zeigen die Forschungsergebnisse, dass der soziale Austausch des kleinen Babys es beim Erlernen des Sprechens unterstützt. »Babys hören nicht nur passiv zu. Sie beobachten die Mutter aufmerksam und zeigen ihr, dass sie bereit sind zu lernen, wenn ihr Blick hin und her wandert.«

Brooks schließt daraus, dass Babys am besten von anderen Menschen lernen. Während des Spielens lernt das Kind sehr viel von Ihnen. Deshalb ist es wichtig, Zeit mit ihm zu verbringen. Wenn Sie sich mit ihm beschäftigen, trägt genau das dazu bei, dass es sprechen lernt. Bei der Babymassage können Sie beispielsweise seinen Fuß ergreifen und »Fuß« sagen, während Sie abwechselnd das Kind und den Fuß anschauen. Dann wird Ihr Baby irgendwann »Fuß« sagen.

Einer anderen Untersuchung zufolge hat die Art und Weise, wie ein Baby mit den Augen beobachtet, etwas mit seinem späteren Verhalten zu tun. Birkbeck von der Universität London meint, der Blick eines Neugeborenen zeige bereits, ob es sich zu einem hyperaktiven Kind entwickeln wird. Die Forscher fanden heraus, dass Babys, die sich nur kurz auf ein Bild konzentrieren können eine höhere Wahrscheinlichkeit haben, später hyperaktiv zu werden, als Säuglinge, die ihren Blick länger auf ein Bild richten können.

Die Studienautorin Angelica Ronald berichtet in *Live Science*: »Wir waren verblüfft darüber, dass die unterschiedliche Konzentrationsfähigkeit der Neugeborenen darauf schließen lässt, wie sie sich verhalten werden, wenn sie älter sind.« Darüber hinaus stellten die Forscher fest, dass Kinder mit einer kürzeren Konzentrationsfähigkeit auch andere Verhaltensmerkmale aufweisen.

Der Studie zufolge sind die Unterschiede bei den Babys genetisch bedingt oder hängen mit der Atmosphäre zusammen, die sie noch im Mutterleib wahrgenommen haben. Zusätzlich gibt es Hinweise darauf, dass die visuelle Konzentrationsfähigkeit eines Kindes nicht nur vom Verhalten der Mutter beeinflusst wird. Selbst wenn die Aufmerksamkeit von genetischen Faktoren abhängt, so Ronald, sei es den Betroffenen immer noch möglich zu lernen, ihre Aufmerksamkeitsspanne zu verbessern.

Singen

In unseren Babymassage-Kursen beginnen Mütter, ihren Kindern vorzusingen, sobald sie mit den meisten Streichbewegungen vertraut sind. Als ich unser Programm entwickelte, entdeckte ich, dass es sowohl zu meiner Entspannung und Freude an der Massage beitrug als auch zu der meines Kindes, wenn ich dabei ein langsames, sich wiederholendes, rhythmisches Wiegenlied sang. Ich glaube, das Singen ist ein wichtiger Teil der Mutter-Kind-Bindung, welche ein Eckpfeiler der Babymassage ist. Das Singen weicht von der Tradition der indischen Babymassage ab, die oftmals in Stille praktiziert wird.

Die Forscherin Shannon Delecroix untersuchte, wie der Gesang der Mutter dem Baby dabei hilft zu lernen, wie es seine Gefühle kontrollieren kann. Delecroix hat viele Jahre lang daran geforscht, welchen Einfluss der mütterliche Gesang auf die Entwicklung eines Kindes hat. Sie fand heraus, dass das »Vorsingen« mehr leistet, als nur eine Bindung herzustellen. Zusätzlich lernen die Babys dabei Konzentration und Selbstkontrolle: »Es hilft den Babys auch, ihren Erregungsgrad zu steuern, sodass sie weder über- noch unterstimuliert, sondern genau ›in der Mitte‹ sind«, so Delecroix.

Eine Mutter erzählt, Musik trage dazu bei, den Tagesablauf ihres Babys zu strukturieren. Sie sagt: »Für meine Tochter ist es Hinweis, dass wir uns mit etwas anderem beschäftigen werden. Zu Beginn der unterschiedlichen Beschäftigungen verwende ich bestimmte Lieder, die ich ihr vorsinge. Morgens erkennt sie an den Liedern, dass es Zeit ist aufzuwachen, und abends, dass es Schlafenszeit ist.«

Bei einer weiteren Studie verwendeten die Forscher einen Jolly Jumper mit einer Musikmatte, um das Rhythmusgefühl zu trainieren. Sie brachten Bewegungssensoren an den Babys an und spielten ihnen unterschiedliche Musikstile und -tempi vor. Delecroix erklärt, »die Reaktionsweise eines Säuglings auf einen bestimmten musikalischen Reiz sagt etwas darüber aus, wie das menschliche Gehirn verknüpft ist«.

Seitdem ich bei unserer täglichen Massage ein rhythmisches Wiegenlied sang, erkannte ich, wie hilfreich es war. Es strukturiert den Massageablauf, denn der Rhythmus des Wiegenlieds – ich sang meist das bengalische Lied »Ami Tomake Balobhasi Baby« (was auf Bengalisch so viel bedeutet wie »Ich liebe dich, mein liebes Kind«) – passt wunderbar zu den Streichbewegungen. Die oben erwähnten Untersuchungen bestätigten mir, dass es ein »Volltreffer« war, wenn ich »Ami Tomake« sang.

Die Zeitschrift *Philosophical Transactions of the Royal Society* veröffentlichte einen Bericht über eine Studie, der die wichtigen Erkenntnisse erwähnt, die aus dem Zusammenhang von Bindung und der Wirkung von Musik bei Babys gewonnen wurden. »Die Untersuchungsergebnisse zeigen, dass Musik wichtige soziale Auswirkungen auf Säuglinge hat, solange die Kleinen und ihre Mütter nicht nur passiv zuhören«, sagt Laura Cirelli, die Studienleiterin und Forscherin an der McMaster-Universität in Hamilton, Ontario.

Laut Cirelli sei die Meinung falsch, wir bräuchten nur Hintergrundmusik zu spielen, dann würden unsere Kinder sich zu Genies entwickeln. Die Forschung deute auf etwas ganz anderes hin. Die Vorteile des Musizierens lägen in der musikalischen Aktivität. Viele Familien musizieren mit ihren Kindern, um sich mit ihnen zu beschäftigen. Die Studie weist darauf hin, dass auch Säuglinge über die Wiegenlieder nachdenken, wenn sie dabei in den Armen gewiegt werden. Das Gleiche gilt für die Babymassage.

Gemäß einem Artikel, den Sophie Freeman für die *Daily Mail* verfasst hat, fanden Forscher heraus, dass Säuglinge sich doppelt so lange entspannten, wenn sie einem Lied zuhörten – selbst wenn es unbekannt war –, als wenn sie gesprochenen Worten lauschten. Dies ist in Hinblick auf die Babymassage eine interessante Neuigkeit, die darauf hinweist, dass das Vorsingen eines rhythmischen Wiegenlieds das Baby während der Massage noch mehr beruhigen kann als die Unterhaltung mit ihm.

Professor Isabelle Peretz vom Zentrum für Gehirnforschung, Sprache und Musik an der McGill-Universität erklärt: »Unsere Erkenntnisse beseitigen jeglichen Zweifel hinsichtlich der Wirksamkeit des Vorsingens von Kinderliedern, um die Ausgeglichenheit der Säuglinge über längere Zeit zu erhalten.« Sie fügt hinzu, das Vorsingen könne auch die Frustration mancher Mütter verringern.

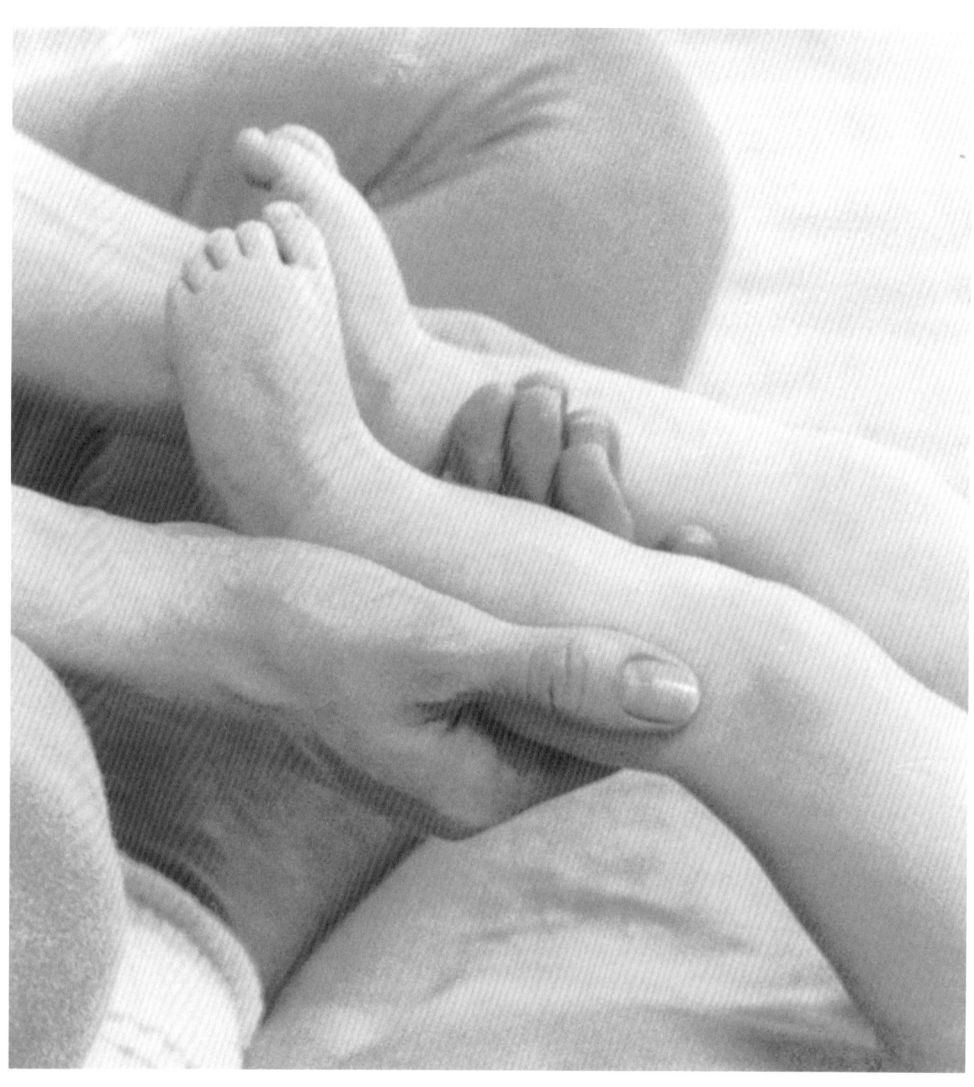

Kapitel 7:
Zugehörigkeit und die Vorteile der Babymassage

*Halte dein Leben einfach
und die Heiterkeit wird folgen.*

*Wie ein kleines Land,
in dem keine Reisen mit Überschallgeschwindigkeit notwendig sind,
benötigt ein einfaches Leben wenig Spannung und Stress.*

*Mach dich deinem Kind selbst zum Geschenk,
und das Bedürfnis nach materiellen Dingen wird gering sein.*
Vimala McClure, The Tao of Motherhood

Was ist Zugehörigkeit?

Ein anderes Wort, das im Zusammenhang mit Bindung oftmals verwendet wird, ist Zugehörigkeit. Obwohl Bindung eine Besonderheit der Geburt ist und mit unserer Verbindung mit dem Tierreich zu tun hat, entwickelt sich Zugehörigkeit mit der Zeit und kann zwischen zwei beliebigen Wesen entstehen. In seinem Buch *When Bonding Fails* beschreibt Frank Bolton Bindung als einen einseitigen Prozess, der bei der biologischen Mutter während der Schwangerschaft beginnt und sich über die Geburtsphase und die ersten Lebenstage des Babys fortsetzt. Im Gegensatz dazu entsteht das Gefühl der Zugehörigkeit durch eine Wechselbeziehung zwischen Eltern und Kind – egal, ob es sich um die biologischen Eltern handelt oder nicht. Das Gefühl der Zugehörigkeit entwickelt sich während des ersten Jahres des Zusammenlebens und verstärkt sich im Laufe der Jahre. Frank Bolton bezeichnet es als das Gefühl, der andere sei »unersetzbar«.

Oftmals werden die Begriffe »Bindung« und »Zugehörigkeitsgefühl« miteinander vertauscht, da der Bindungsprozess beim Menschen so lange dauern kann, dass er in die Phase übergeht, in der das Zugehörigkeitsgefühl entsteht. Kennell und Klaus definieren »Bindung« als »eine einzigartige Beziehung zwischen zwei Menschen, die einmalig und dauerhaft ist«. Diese Definition trifft auch auf das »Zugehörigkeitsgefühl« zu. In diesem Buch möchte ich die beiden Begriffe abwechselnd verwenden, da wir uns hier nicht an den korrekten wissenschaftlichen oder medizinischen Sprachgebrauch halten müssen. Vielmehr benutzen wir die Umgangssprache, um die mit diesen Worten verbundene Liebe zwischen Mutter und Kind auszudrücken, sei es nun ein leibliches oder adoptiertes Neugeborenes oder ein Kleinkind. Nach unserem Verständnis umfassen die Begriffe »Bindung« und »Zugehörigkeit« das gesamte Spektrum von Nähe, die über die Zeit hinweg entsteht und durch die Anwendung der Babymassage vertieft werden kann.

Kennell und Klaus halten Schmusen, Küssen und langen Blickkontakt für Zeichen einer entstehenden Bindung.

Bei ihren Untersuchungen fanden sie erschütternde Beweise dafür, dass es später zu Kindesmisshandlung, Vernachlässigung und Wachstumsstörungen kommt, wenn die frühe Bindung unterbleibt oder sich kein Zugehörigkeitsgefühl entwickelt. Mütter, die in der Zeit nach der Geburt von ihren Babys getrennt waren, finden danach oft schwer in ihre Mutterrolle hinein und haben Schwierigkeiten mit den grundlegenden Aufgaben einer Mutter. Selbst eine kurzfristige Trennung kann sich manchmal sehr nachteilig auf die Mutter-Kind-Beziehung auswirken.

Experten aus unterschiedlichen Wissenschaftsgebieten sind zunehmend beunruhigt über die sogenannte »Bindungsstörung« in westlichen Ländern. Lange bevor die Gewalt unter Kindern in den Vereinigten Staaten zunahm, wies Dr. Ken Magid, Psychologe und Autor des Buches *High Risk: Children Without a Conscience*, auf eine sogenannte »demographische Revolution« hin, die den Lauf unserer Geschichte ändern würde. »Arbeitende Mütter – und die Möglichkeit, dass ihre Kinder unter einer gestörten Bindung leiden – erhalten einfach zu wenig Beachtung«, sagt er. Im Jahre 1988 betonte er in einer alarmierenden Voraussage kommender Ereignisse, dass die Überforderung von Familien mit Doppelverdienern, der Überlebenskampf allein erziehender Mütter, die Leistungsgesellschaft, schlecht ausgestattete und unterbesetzte Kindertagesstätten, wenig oder gar kein Sonderurlaub für Eltern, schlecht betreute Adoptionen und unangemessene Scheidungsvereinbarungen bezüglich des Sorge- und Umgangsrechts hohe Risikofaktoren für die kommenden Generationen seien.

Sicheres Zugehörigkeitsgefühl

Die Forschung hat nachgewiesen, dass die schlichte Berührung und das Schmusen mit dem Neugeborenen für sein Gefühl der Sicherheit von wesentlicher Bedeutung sind. Deshalb ist es ungeheuer wichtig, dass Mütter die Babymassage erlernen. Gewöhnlich steht die Mutter im Fokus von solchen Studien, wahrscheinlich, weil sie sich hauptsächlich um die Babypflege kümmert, besonders in der Säuglingsphase. Doch eine Untersuchung der Universität Iowa kommt zu dem Schluss, dass »das Gefühl, sich dem Vater zugehörig zu fühlen, ebenso vorteilhaft ist wie die Nähe zur Mutter«. Eine ähnliche Studie des Londoner Imperial College aus dem Jahr 2012 entdeckte, dass Väter eine besonders wichtige Rolle spielen, um spätere Verhaltensauffälligkeiten des Kindes zu vermeiden. Wenn der Vater nicht anwesend ist oder sich wenig um das Kind kümmert, ist die Wahrscheinlichkeit höher, dass es aggressiv wird.

Diese Studien zeigen, welche Bedeutung die ersten Lebensmonate haben, wenn ein winziges Baby auf einen Weg gebracht wird, der teilweise den Erfolg bei etwas so Einfachen – aber Lebenswichtigen – wie dem Umgang mit anderen Menschen bestimmt.

In einem weiteren Artikel berichtet Lauren Jimeson: »Diese Forschungsergebnisse beweisen die entscheidende Bedeutung der ersten Lebensmonate eines Kindes, wenn das Leben überwältigend für es sein kann und für jeden Menschen eine große Anpassung darstellt. Sowohl Mütter als auch Väter sollten sich die nötige Zeit nehmen, um sich wirklich auf die Mutter- oder Vaterschaft zu konzentrieren und ihrem Kind zu zeigen, wie sehr sie es lieben.« Sie rät Eltern: »Halten Sie es in den Armen, schmusen Sie mit ihm, wiegen Sie es in den Schlaf und tun alles, was Ihnen nur möglich ist, um Ihrem Baby und sich selbst das Leben schön zu machen. Genau diese Liebe wird das Leben Ihres Kindes für alle Zukunft prägen.«

In seinem Blog The Daddy Diaries in der Online-Zeitschrift *Huffington Post* betrachtet Dimitri Ehrlich dieses Phänomen aus einem interessanten und humorvollen Blickwinkel. Mit seiner freundlichen Genehmigung darf ich daraus Folgendes mit Ihnen teilen:

»Bevor Sie ein Baby bekommen, droht Ihnen jeder an, Sie könnten sich von Ihrem Schlaf verabschieden. Sie wünschen Ihnen ›Viel Glück‹ und lächeln dabei schadenfroh. (Ich frage mich, warum Deutsch die einzige Sprache ist, in der es ein Wort für die Freude darüber gibt, dass andere leiden.) Genauso wünschen sie jemandem Glück, der gerade ein Möbelstück von IKEA zusammenbaut. So wie ›Es übersteigt jegliche Vorstellungskraft, wie sehr ich mich damit abgemüht habe, nur um etwas so Wackeliges an die Wand zu stellen, aber wenigstens kann ich mich jetzt zurücklehnen und darüber lachen, wenn du feststellst, dass das Riktig Ögla nie im Leben in das Grundtal Norrviken passen wird. Aber mach ruhig weiter. Viel Glück‹. Nach all den Warnungen geriet ich hinsichtlich des Themas Schlaf regelrecht in Panik. Und es stimmt. Seit Monaten habe ich nicht mehr als ein paar Stunden am Stück geschlafen. Aber niemand sagt Ihnen, wieviel Freude das macht.
Während ich aufstand, um das Baby auf den Arm zu nehmen, erkannte ich, dass sich meine Ängste vor der eintretenden Erschöpfung nicht bewahrheiteten. Denn wenn ich mich über die Wiege meines Sohnes beuge und er mich ansieht, lächelt er mich so selig an, als hätte ich ihm gerade gesagt, dass er 80 Millionen Dollar in der Powerball-Lotterie gewonnen hat. Das passiert mehrmals am Tag. Seine Freude

ist so riesig und ansteckend, dass ich mich dabei unmöglich müde oder schlapp fühlen kann. Es ist, als ob ein Sonnenstrahl auf mein Gesicht fällt, wie das Gefühl, ein Glas frisch gepressten Orangensaft zu trinken oder die ersten Klänge von Stevie Wonders ›Sir Duke‹ zu hören. Es ist wie der erste Frühlingstag nach einem langen Winter. Und dieses Lächeln wird niemals müde.

Wir sprechen jeden Tag ein buddhistisches Gebet, in dem es heißt: ›Ob die Umstände angenehm oder unangenehm sind, inspiriere mich, damit ich eine glückliche Erfahrung daraus machen kann.‹ Die zweite Schlüsselbotschaft in der Lehre Buddhas lautet: Wir sollten lieben, ohne daran festzuhalten. Falls Sie dachten, dies wäre bei einer Liebesbeziehung schwer, ist es bei einem Baby nahezu unmöglich.

Nicht daran zu hängen bedeutet nicht, dass wir wie ein Roboter sein und keine menschlichen Gefühle haben sollten. Vielmehr sollten wir unterscheiden zwischen der Wärme und dem offenen Herzen der reinen Liebe und dem vom Ego beherrschten Drang, einen anderen Menschen, eine Situation oder das Leben im Allgemeinen zu kontrollieren. Dieser Zwang ist der Klebstoff, der uns ans Leid heftet. Er ist die Ursache, warum wir festhalten, und er zerstört unser Glück. Die wahre Herausforderung der Mutter- oder Vaterschaft besteht darin, die unglaublichen Wogen des Glücks zu genießen ohne zuzulassen, dass sofort und in gleichem Maße der Wunsch, alles festhalten zu wollen, darauf folgt. [...] Zur Vorbeugung verordnet Buddha dafür verschiedene Meditationen. Aber sie wirken nicht sofort und die Flut von Gefühlen der Liebe und des Wunsches festzuhalten, klopft nicht sanft an die Haustür. Sie reißt das ganze Haus ein.«

Wenn sich Mütter und Väter mit der Babymassage beschäftigen, treffen sie oftmals die Entscheidung, auf jede nur erdenkliche Weise eine Bindung mit ihrem Baby einzugehen. In meinen Kursen lernte ich viele Mütter und Väter kennen (darunter auch Dozentinnen und Ausbilder), die als Kind eine schwierige Beziehung zu ihren Eltern hatten. Sie lesen dieses Buch, besuchen Kurse und Seminare und werden sich über ihre eigene Bindung oder die fehlende Bindung bewusst – und sind erstaunt und dankbar für die Chance, die Dinge zu ändern.

Wie entsteht ein sicheres Zugehörigkeitsgefühl zwischen Ihnen und Ihrem Baby?

Die sichere Zugehörigkeitsbindung ist die nonverbale emotionale Beziehung zwischen einem Kind und seinen Eltern. Sie ist durch deren Gefühlsreaktionen auf die Signale des Babys gekennzeichnet, die es mit Bewegungen, Gesten und Tönen zum Ausdruck bringt. Das Gelingen dieser wortlosen Beziehung gibt dem Baby die Möglichkeit, sich so sicher zu fühlen, dass es sich vollständig entwickeln kann und trägt dazu bei, wie es in seinem Leben mit anderen Menschen umgehen, kommunizieren und Beziehungen eingehen wird. Wenn Sie verstehen, wie Sie diesen

Gefühlsaustausch verstärken können, verhelfen Sie Ihrem Kind zum bestmöglichen Fundament für das Leben.

Die Zugehörigkeitsbindung ist eine einzigartige Beziehung zwischen dem Baby und seinen Eltern. Dieser zwischenmenschliche Gefühlsaustausch verbindet beide miteinander und gewährleistet, dass sich der Säugling so sicher und geborgen fühlt, dass sich sein Nervensystem optimal entwickeln kann. Die Zugehörigkeitsbindung spielt eine wesentliche Rolle dabei, wie sich das Gehirn des Babys selbst organisiert. Sie hat einen großen Einfluss auf seine soziale, emotionale, intellektuelle und körperliche Entwicklung.

Durch den Hautkontakt machen Säuglinge die Erfahrung, dass sie sicher und beschützt sind, wodurch sich das Vertrauen zwischen Eltern und Kind aufbaut. Durch den Körperkontakt mit Erwachsenen können feste Bindungen entstehen, die wiederum ein stabiles Fundament für spätere Beziehungen bilden. Während des engen Körperkontakts, beispielsweise beim Stillen und der Babymassage, wird das sogenannte »Bindungshormon« Oxytocin freigesetzt.

Die Zugehörigkeitsbindung kann unterschiedlich stark sein. Eine sichere Bindung schenkt Ihrem Kind die bestmögliche Basis für sein Leben: Lerneifer, gesundes Selbstbewusstsein, Vertrauen und Rücksicht gegenüber anderen. Eine unsichere oder angstbesetzte Bindung, die das Bedürfnis des Kindes nach Sicherheit und Verständnis nicht stillt, kann zu einer Verwirrung hinsichtlich seiner eigenen Identität und zu Lern- und Beziehungsproblemen führen.

Kinder brauchen die Möglichkeit, ihre Bedürfnisse mithilfe des Gefühlsaustauschs mit ihren Eltern auszudrücken und zwar so, dass sie sich verstanden, sicher und ausgeglichen fühlen. Kinder ohne Gefühlsbindung zu ihren Eltern fühlen sich eher verwirrt, missverstanden und unsicher.

Obwohl eine sichere Zugehörigkeitsbindung am besten entsteht, wenn das Kind noch ein Säugling und auf die nonverbale Kommunikation angewiesen ist, können Sie bei Ihrem Kind in jedem Alter damit beginnen, ihm das Gefühl von Sicherheit und Verständnis zu vermitteln. Das Gehirn von Kindern reift bis ins Erwachsenenalter hinein. Darüber hinaus ist es nie zu spät, mit einem nonverbalen Gefühlsaustausch mit Ihrem Kind zu beginnen, weil sich das Gehirn das ganze Leben lang verändert.

Der Bindungsprozess ist sowohl wechselseitig als auch dynamisch. Tauschen Sie mit Ihrem Baby nonverbal deutliche Gefühlsreaktionen aus, das führt dazu, dass es sich verstanden und sicher fühlt. Bereits in den ersten Lebenstagen erkennt das Neugeborene die Gefühlsreaktionen seiner Eltern – den Klang der Stimme, ihre Gesten und Stimmungen – und macht sich durch Signale wie Schreien, gurrende Geräusche, Nachahmen von Gesichtsausdrücken und schließlich durch Lächeln,

Lachen, Deuten und sogar durch Kreischen und Jauchzen bemerkbar. Umgekehrt beobachten die Eltern ihr Baby, hören auf sein Geschrei und seine Laute und reagieren gleichzeitig darauf, indem sie sein Bedürfnis nach Nahrung, Wärme und Zuneigung stillen. Eine sichere Bindung entsteht aus der gelungenen nonverbalen Kommunikation zwischen Eltern und Kind.

Dadurch lernt ein Baby, seinen Eltern zu vertrauen, ihnen seine Gefühle mitzuteilen und schließlich auch Vertrauen in andere Menschen zu haben. Wenn Sie diese Verbindung mit Ihrem Kind eingehen, erwirbt es ein gesundes Selbstwertgefühl und ein Gespür dafür, wie es eine liebevolle, mitfühlende Beziehung herstellt.

Die sichere Bindung regt die Gehirnregionen des Babys an, die für die soziale und emotionale Entwicklung, Kommunikation und Beziehungen zuständig sind, und verhilft ihnen zur bestmöglichen Reifung. Die Eltern-Kind-Beziehung wird zum Fundament für die gesunde Beziehungsfähigkeit des Kindes. Merkmale, die Sie in erwachsenen Beziehungen vielleicht für selbstverständlich halten – wie zum Beispiel Mitgefühl, Verständnis, Liebe und Einfühlung in andere – werden bereits im Säuglingsalter erworben.

Wenn Babys eine sichere Zugehörigkeitsbindung entwickeln, können sie:
- erfüllendere Liebesbeziehungen eingehen,
- leichter im emotionalen Gleichgewicht bleiben,
- mehr Selbstvertrauen haben und sich wohler in ihrer Haut fühlen,
- das Zusammensein mit anderen mehr genießen,
- Enttäuschungen und Verluste besser verarbeiten,
- ihre Gefühle besser ausdrücken, und leichter um Hilfe bitten.

Die Natur hat sowohl Eltern als auch ihre Kinder so ausgestattet, dass sie sich durch die Bindung »ineinander verlieben«. Die Freude, die damit verbunden ist, wenn Sie eine Bindung zu Ihrem Kind herstellen, lindert gleichzeitig die Erschöpfung durch den Schlafmangel und den Stress, den das Erlernen der Babypflege bereitet. Der Bindungsprozess setzt in Ihrem Körper Endorphine frei, die Sie motivieren, Ihnen Energie schenken und Sie glücklich machen. Vielleicht erfordert es ein wenig Mühe, eine sichere Bindung zu Ihrem Baby aufzubauen, aber es macht sich für Sie beide mehr als bezahlt.

Verspätete Bindung

Wenn die Mutter-Kind-Bindung durch eine Trennung verzögert wurde, kann die Mutter dies mit den geeigneten Methoden und entsprechender Ermutigung kompensieren. Verzweifeln Sie also nicht, wenn Sie mit Ihrem Baby keine frühe, enge und liebevolle Bindung aufbauen konnten. Das Gute am Menschsein ist, dass wir die wunderbare Fähigkeit besitzen, Rückschläge zu überwinden und neue Verhaltensmuster zu erlernen. Wenn Sie sich der Wichtigkeit der Mutter-Kind-Bindung bewusst sind, können Sie eine Möglichkeit finden, die Natur gezielt zu unterstützen.

Ein Kind, das den Blickkontakt vermeidet, seinen Körper versteift und sich nicht an Ihren Körper anschmiegt, bedarf zusätzlicher Aufmerksamkeit und Hilfe, um das Vertrauen und die Bindungen aufzubauen, die es für seine gesunde Entwicklung braucht. Dabei können Ihnen einige Anregungen in Kapitel 14 helfen. Die tägliche Massage kann dazu beitragen, die Elemente der Bindung zu entwickeln, mit denen Sie sich aufeinander einstimmen können. Vielleicht müssen Sie mit einer sehr kurzen Massage – nur fünf Minuten – beginnen, und die Dauer allmählich steigern, wenn das Baby beginnt, Ihre Streichbewegungen und Ihren Blickkontakt zu akzeptieren. Ebenso hilfreich kann es sein, wenn Sie sich zusätzlich etwas Zeit nehmen, das Baby zu tragen, bei ihm zu schlafen, mit ihm zu baden und mit ihm zu spielen, wenn es wach und munter ist. Sie sollten sich auf Aktivitäten konzentrieren, die Berührung, Sprechen, Blickkontakt und Zuneigung beinhalten. Aber gehen Sie langsam vor. Manche Mütter übertreiben aufgrund ihrer Angst, die frühe Bindungsphase verpasst zu haben, und überreizen und überfordern ihr Kind, indem sie zu viel des Guten tun und zu schnell vorgehen. Überlassen Sie Ihrem Baby die Führung, schenken Sie ihm Ihre Aufmerksamkeit und Zuneigung, nehmen Sie Blickkontakt auf, schmusen Sie mit ihm, tragen Sie es herum und beruhigen Sie es in einer Art und Weise, die es toleriert.

Manchen Eltern fällt dieser verspätete Aufbau einer Bindung schwer, weil sie durch die Trennung von ihrem Kind mit zu viel Stress und Depression belastet sind. Wenn Sie sich gestresst oder deprimiert fühlen, holen Sie sich Hilfe. Eine therapeutische Beratung kann von großem Nutzen sein. Seinen Schmerz herauszulassen ist ein wesentlicher Schritt zur Heilung. Ein Berater oder Psychotherapeut kann Ihnen auch helfen, Möglichkeiten der Stressbewältigung zu finden, an die Sie noch nicht gedacht haben. Zum Wohl Ihres Kindes und für eine langfristige, gesunde Beziehung zwischen Ihnen beiden kann Hilfe von außen von unschätzbarem Wert sein.

In späteren Kapiteln werden wir die Themen Adoption, Pflegschaft, Frühgeborene und andere besondere Situationen erörtern. In all diesen Fällen ist eine besondere Massagetechnik erforderlich. Aber jede davon ist geeignet, ein fester Bestandteil Ihrer elterlichen Fürsorge zu werden.

Wer soll Ihr Baby massieren?

Obwohl auf manchen Neugeborenen-Intensivstationen die Säuglinge von Physiotherapeutinnen und -therapeuten und/oder Kinderkrankenschwestern massiert werden und der Verband der Physiotherapeuten zertifizierten Physio-

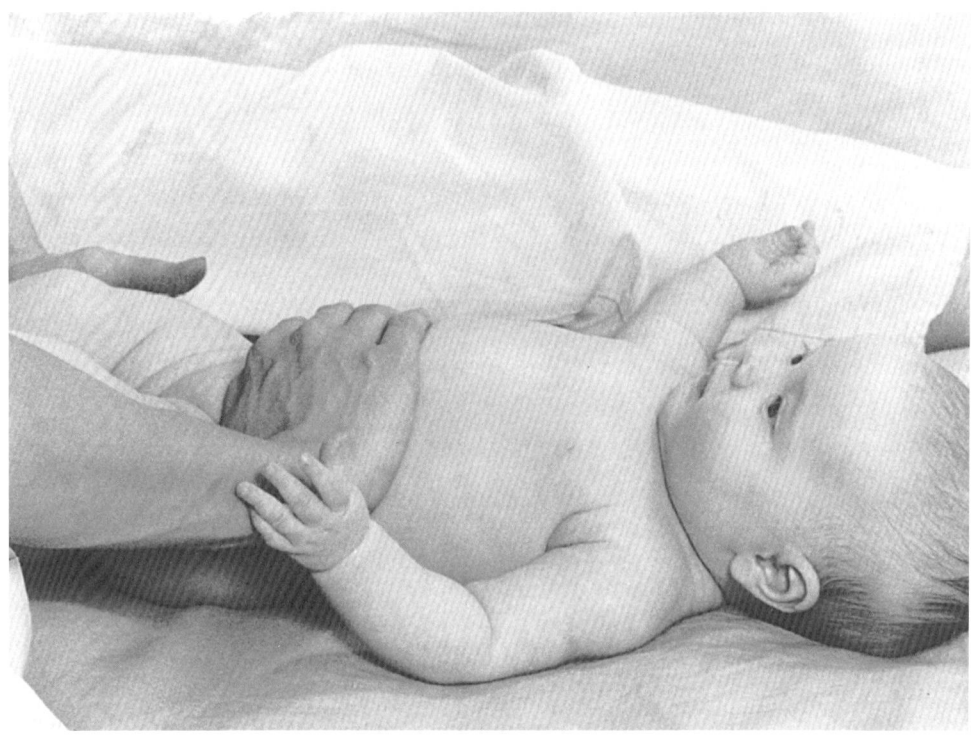

therapeutinnen und -therapeuten eine Babymassage-Ausbildung anbietet, war es mir von Beginn meiner Lehrtätigkeit an wichtig, dass ausschließlich Eltern ihr Baby massieren sollten. Bei Frühgeborenen auf einer Überwachungsstation sollten nur die Eltern von sehr empfindlichen Frühchen von zertifizierten Babymassage-Ausbilderinnen oder -Ausbildern (in den USA zum Beispiel von IAIM zertifiziert) angeleitet werden, wie sie das Baby zur Vorbereitung auf die Massage zu Hause sanft tragen können (mehr dazu finden Sie in Kapitel 16). Unsere Ausbilderinnen und Ausbilder verwenden lebensechte Puppen, um den Eltern in ihren Kursen die Streichbewegungen zu zeigen und auf der Überwachungsstation mit ihnen zu üben.

Die Babymassage schafft die perfekte Atmosphäre, um eine Bindung und ein sicheres Zugehörigkeitsgefühl zwischen Elternteil und Kind herzustellen. Sie hat auch viele Vorteile für das körperliche Gedeihen, doch diese waren noch nie der wichtigste Gesichtspunkt. Der Hauptgrund für die Babymassage ist die emotionale und psychische Bindung, die auf Dauer zwischen den Eltern und ihrem Kind besteht.

Miteinander vertraut werden

Bei der regelmäßigen Massage haben Eltern die Gelegenheit, die Körpersprache ihres Babys kennenzulernen. Sie entdecken seinen Kommunikationsrhythmus und seine Toleranzgrenze gegenüber Außenreizen und sie finden heraus, wann sein Körper ver- und wann er entspannt ist.

Untersuchungen über die Mutter-Kind-Bindung weisen auch darauf hin, dass Mütter eine größere Nähe zu ihrem Kind empfinden, wenn sie durch eine bestimmte Massagetechnik eine positive Reaktion hervorrufen können. Massage, die Nähe, Kommunikation, Spiel und Fürsorge in sich vereint, verstärkt das Gefühl der elterlichen Kompetenz. Wenn die Mutter sich Zeit nimmt, ihr Kind bei der Massage zu berühren und zu streicheln, schickt sie ihrem Kind eine ganz besondere Botschaft, die lautet: »Ich liebe dich und möchte in Kontakt mit dir sein – mit dir ganz allein!« Aus meiner langjährigen Erfahrung kann ich bestätigen, dass die meisten Babys diese Botschaft tatsächlich verstehen! Meine eigenen Kinder, die inzwischen erwachsen sind, profitieren noch heute von den täglichen Massagen, die ich ihnen gab, als sie noch Kinder waren. Sie sind liebevolle, mitfühlende, reife Persönlichkeiten geworden. Unsere enge Beziehung blieb auch in der Zeit bestehen, als sie sich als Teenager und Twens vom Elternhaus lösten und ihre eigene Identität und ihren eigenen Weg im Leben finden mussten. Obwohl es auch bei uns Phasen gibt, in denen wir seltener Kontakt haben, finden wir immer wieder in Liebe zueinander – und kommen uns dabei immer noch näher und verstehen einander immer besser. Das gegenseitige Vertrauen in unserer Familie ist unerschütterlich, und ich kann diese Nähe und Verbundenheit eindeutig auf unsere frühen Erfahrungen mit dem Aufbau tiefer Bindungen durch liebevolle, einfühlsame Massagen zurückführen.

Die Vorteile der Babymassage

Wenn Sie Ihr Baby massieren, hat dies viele Vorteile: für Ihr Baby, für Sie als Eltern, für Ihre Familie und für die ganze Gesellschaft. Ich habe die Babymassage immer im Zusammenhang mit folgenden Vorteilen gesehen.

Vorteile für das Baby

Zwischenmenschlicher Austausch

Wenn Sie Ihr Baby massieren, fördert dies die Bindung, denn die Massage enthält jedes Element des Bindungsprozesses. Babymassage fördert auf Dauer ein sicheres Zusammengehörigkeitsgefühl mit Ihrem Kind. Es unterstützt die verbale und nonverbale Kommunikation, die zwischen Ihnen beiden stattfindet. Ihr Baby erhält Ihre ungeteilte Aufmerksamkeit. Es fühlt sich anerkannt und geliebt. Es ist die einzige Zeit, in der all seine Sinne gleichzeitig angesprochen werden.

Stimulation

Babymassage trägt zur Entwicklung des Herz-Kreislauf- und des Verdauungssystems bei und fördert die Atemfunktion.

Sie hilft dem Baby, Sinneseindrücke zu verarbeiten und zu lernen, wie sich sein Körper anfühlt und wo seine Grenzen sind. Sie unterstützt die Bildung von Synapsen im Gehirn, was wiederum zur Entwicklung seines Nervensystems beiträgt. Babymassage baut auch die Muskulatur mit auf, stärkt den Muskeltonus und verhilft dem Baby zur geistigen Bewusstwerdung und zur Ausbildung seines Körperbewusstseins.

Entspannung

Regelmäßige Massage hilft dem Baby, besser zu schlafen, verbessert seine Dehnfähigkeit und führt zu einer ausgeglichenen Stimmung. Sie reduziert Stress und senkt den Stresshormonspiegel und wirkt Überempfindlichkeit entgegen. Wenn Sie Ihr Baby massieren, werden mehr Hormone produziert, die Stress lindern, wodurch es leichter lernt, sich selbst zu beruhigen und sich auch bei Stress zu entspannen.

Schmerzlinderung

Babymassage hilft bei Blähungen und Koliken und gegen Verstopfung. Sie fördert die Ausscheidung und lindert Muskelverspannungen, Schmerzen beim Zahnen und Wachstumsschmerzen. Sie reguliert das Nervensystem, löst körperliche Verspannungen und psychische Anspannungen und macht die Haut geschmeidig. Sie führt zur Lösung von körperlicher und emotionaler Anspannung, gleicht den Sauerstoffgehalt aus und gibt dem Kind ein Gefühl von Sicherheit.

Vorteile für Mütter und Väter

Wenn Sie Ihr Baby massieren, werden Bindungs- und Entspannungshormone in ihrem Körper ausgeschüttet. Sie lernen Achtsamkeit (»im Hier und Jetzt zu sein«), während Sie wertvolle Zeit mit Ihrem Kind verbringen. Auch die Milchbildung wird durch das Massieren des Babys gefördert. Ihre Selbstachtung und Ihr Vertrauen in Ihre elterlichen Fähigkeiten wachsen. Die Bindung und das sichere Zugehörigkeitsgefühl ermöglichen es Ihnen, bessere Eltern zu sein. Auch für Väter ist die Babymassage eine gute Gelegenheit, sich unmittelbar an der Pflege Ihres Babys zu beteiligen. Sie hilft beiden Elternteilen, die »Sprache« ihres Kindes zu verstehen.

Vorteile für die Familie

Babymassage lädt dazu ein, dass sich auch Geschwister und andere Familienangehörige an der Babypflege beteiligen. Sie trägt zu Hause zu einer entspannten Atmosphäre bei und fördert die Kommunikation und den gegenseitigen Respekt.

Vorteile für die Gesellschaft

Stellen Sie sich eine Welt vor, in der die Menschen lernen, gute Eltern zu werden. Als einen Ort, wo Neugeborene, größere Babys, Kleinkinder und ältere Kinder täglich eine wohltuende, liebevolle Massage bekommen. Eine Kultur, deren Werte auf positiver, nährender Berührung, Respekt und Mitgefühl basieren. In einer Welt wie dieser würden die Kosten für die medizinische Behandlung von Kindern sinken und es gäbe weniger Kindesmisshandlungen, weniger Verhaltensauffälligkeiten bei Kindern und weniger Gewalt. Bei der Gründung der Internationalen Gesellschaft für Babymassage hatte ich folgende Vision: Mit jedem Baby nach und nach die Welt zu verändern.

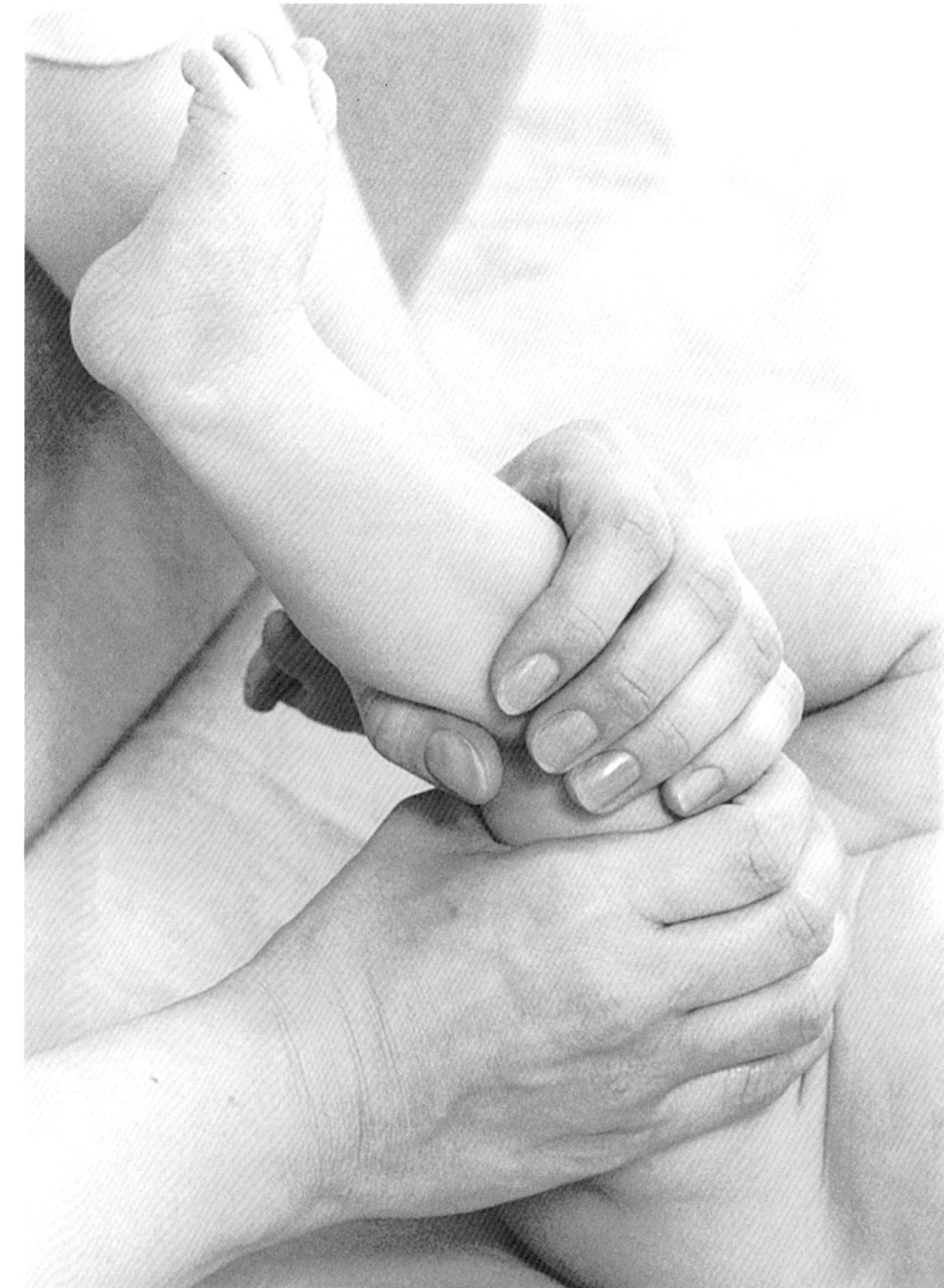

Kapitel 8:
Besonders für Väter

Unser kleiner Paradiesvogel ist ganz schön aufgeweckt, Vater.
Vermutlich weiß sein kluges Köpfchen schon ganz genau,
dass es sich bald an deinen rauen Mantel schmiegen kann,
wenn es nur lange genug quengelt.
Norman Gale

Papa, bring dich von Anfang an mit ein!

Moderne Väter beteiligen sich immer mehr an der Kinderbetreuung. Das Bild vom ungeschickten, ängstlichen Vater, der das Baby lieber seiner Frau überlässt, bis es älter ist und er besser mit ihm spielen kann, ist inzwischen eher die Ausnahme.

Trotz seiner Bemühungen, von Anfang an sein Sorgerecht für das Kind auszuüben, steht ein junger Vater in der Regel vor logistischen Problemen. Seine Freizeit beschränkt sich auf die Abende und Wochenenden. Nach der Arbeit ist er müde. Er muss den zusätzlichen Stress bewältigen, sich mit um den Haushalt zu kümmern und eine größere, finanzielle Belastung zu tragen. Darüber hinaus arbeitet vielleicht auch seine Frau außer Haus, sodass sie ebenfalls unter Stress steht und womöglich Schwierigkeiten mit dem Stillen hat, während sie versucht, ihren beruflichen Anforderungen gerecht zu werden.

In den ersten Wochen nach der Geburt ist die Mutter womöglich abends müde und das Baby quengelig. Weit entfernt von der Vorstellung mancher Leute, das Leben einer Mutter, die den ganzen Tag zu Hause ist und mit ihrem Kind spielt, sei der reine Luxus – wie uns auch manche Seifenopern im Fernsehen vorgaukeln –, muss die junge Mutter im Laufe des Tages eine Aufgabe nach der anderen erfüllen, ohne Pausen und ohne Kontakt mit anderen Erwachsenen. Viele dieser Pflichten wiederholen sich – Putzen, Waschen, Wickeln, Füttern, Trösten, Einkaufen – und dafür bekommt sie weder Gehalt noch die Anerkennung eines Vorgesetzten als Ausgleich. Wenn der Vater also abends von der Arbeit nach Hause kommt, sind die meisten Mütter nicht unbedingt bester Laune. Ein Vater, dessen Frau gestorben war, erzählte, er habe immer gedacht, sich sehr viel um seine Kinder gekümmert zu haben, aber »nicht gewusst, wie wenig dies war, bis er die unzähligen Kleinigkeiten erledigen musste, die notwendig sind, um ein Kind aufzuziehen«.

Warten Sie nicht auf eine Einladung!

Als Vater sollten Sie nicht erst auf eine Einladung warten, um sich an der Betreuung Ihres Babys zu beteiligen. Überlassen Sie in der Klinik, im Geburtshaus oder daheim während der ersten Tage nicht wohlmeinenden Tanten oder Großmüttern das Feld. Fragen Sie eine Krankenschwester, Hebamme oder eine Großmutter, wie man ein Baby wickelt, es ein Bäuerchen machen lässt, bei ihm Fieber misst und es badet. Wenn Sie sich mit Ihrer Frau darauf geeinigt haben, lernen Sie, Ihr Baby zu füttern. (Sogar Stillkinder nehmen gelegentlich Muttermilch aus dem Fläschchen an.) Wenn sich Ihre Frau darüber beschwert, wie Sie es machen, gehen Sie nicht in die Defensive. Bitten Sie sie vielmehr, Ihnen zu zeigen, wie man es macht und bedanken Sie sich dafür. Ein Vater drückte es einmal so aus: »Eines Tages wird sie es leid sein, ständig ›der Boss‹ zu sein, und Ihnen immer mehr Verantwortung übertragen.« Untersuchungen haben gezeigt, dass die einfühlsame Fürsorge eines Vaters eine feste Bindung zum Kind garantiert und dass ein liebevoller, auf gegenseitiger Anerkennung beruhender Umgang mit seiner Frau das Engagement des Vaters für seine Kinder verstärkt.

Beide Eltern finden neben ihrer Aufgabe als gute Mutter und guter Vater vielleicht nur schwer Zeit für sich selbst und ihre Beziehung. Der Vater möchte sich zurückziehen, wenn die Mutter und das Kind genau das Gegenteil wollen und brauchen. Darüber hinaus leiden beide Elternteile zumindest in der ersten Zeit unter Schlafmangel, da sie die oft überwältigende Verantwortung tragen, rund um die Uhr für ihr Baby da zu sein.

Diese Stressfaktoren machen es Vätern schwer, sich die Fähigkeit liebevoller und zärtlicher Fürsorglichkeit anzueignen. Außerdem haben Männer keine »mütterlichen« Verhaltensweisen erlernt wie die meisten Frauen, weshalb Männer am Anfang besondere Unterstützung und Ermutigung brauchen. Aber Väter können mit ihren Kindern herumlaufen, sie in den Armen wiegen, ihnen ein Lied vorsingen, mit ihnen tanzen, ihnen etwas vorlesen und sie massieren, ebenso wie sie ihre Babys füttern, wickeln und baden können. Viele Menschen wissen nicht, dass auch Männer »väterliche Hormone« ausschütten, wenn sie in engem Kontakt mit ihren Säuglingen sind.

Der Psychologe Tom Daly berichtet: »Bei der Massage lernen Väter ihre Kinder in einer ganz besonderen Art und Weise kennen. Sie treten mit einem sehr tiefen Bereich des Kindes und einem sehr tiefen Bereich ihrer selbst in Verbindung – ihrer Fürsorglichkeit. Immer wieder werden Jungen darauf konditioniert, ab dem Alter von ungefähr neun Jahren diese Seite zu unterdrücken. Wenn sie sich später aber mit einem Baby beschäftigen, wird dieser Teil in ihnen wieder lebendig. Väter stellen

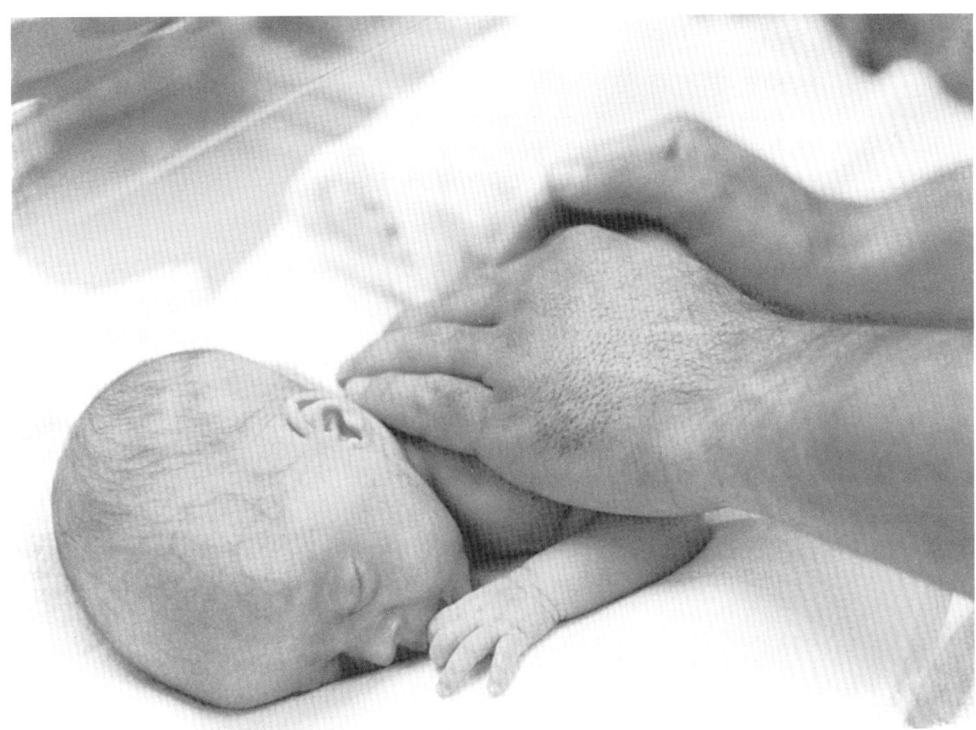

dann fest, dass sie hervorragende ›Ernährer‹ sind, wenn sie erst einmal sicher sind, dass ihre Männlichkeit nicht beschnitten wird.«

Wenn Kinder von ihren Vätern zusätzliche Aufmerksamkeit erhielten, würden sie selbstbewusster und kreativer, sagt Daly. »Männer und Männlichkeit verändern sich. Machen wir damit weiter, Väter stärker in die Kindererziehung zu integrieren. Babymassage ist eine hervorragende Möglichkeit, zu dieser Veränderung beizutragen. Jedes Mal, wenn ein Baby massiert wird, wird die Welt besser – und Väter müssen sich daran beteiligen.«

Fürsorglicher Mann – erfolgreiche Frau: Sie können etwas dazu beitragen

Kinder profitieren enorm von der liebevollen Interaktion mit beiden Elternteilen. »Eine herzliche, liebevolle Vater-Sohn-Beziehung kann gerade die Entwicklung der Männlichkeit eines Jungen unterstützen«, erklärt Dr. Michael Lamb, Autor des Buches *The Role of Father in Child Development*. »Ein fürsorglicher Vater eignet sich als Rollenvorbild viel besser. Sein Verhalten wird eher mit Liebe und Anerkennung verbunden und es besitzt einen größeren

Nachahmungswert für einen Jungen als das eines Vaters, der keine Fürsorglichkeit vorlebt.«

Auch Mädchen brauchen eine gesunde Vater-Bindung. Die »Berkeley«-Langzeitstudie lässt darauf schließen, dass Frauen, die als Erwachsene das gesündeste und am besten angepasste Verhalten zeigen, in einem Elternhaus mit zwei liebevollen, engagierten Elternteilen aufgewachsen sind. Die erfolgreichsten Frauen hatten Väter, die Weiblichkeit wertschätzten und weibliche Fähigkeiten förderten, die einen herzlichen und fürsorglichen Umgang mit ihren Töchtern hatten und gleichzeitig deren Unabhängigkeitsstreben unterstützten.

Massage ist eine wertvolle Erfahrung für Väter und Kinder, aus der beide großen Nutzen ziehen. Das Baby macht die Erfahrung, dass sein Papa es zärtlich und liebevoll berührt und es sich darauf verlassen kann, dass seine körperlichen und emotionalen Bedürfnisse durch ihn befriedigt werden. Ein Vater, der durch die Erfahrungen mit der Massage diese Fähigkeiten in sich selbst entdeckt, wird mit Sicherheit in seiner Rolle als Vater ganz wesentlich gestärkt.

Der größte Vorteil der regelmäßigen Massage besteht darin, dass eine Vater-Kind-Bindung hergestellt wird. So wie das Stillen die beständige Vertiefung der Mutter-Kind-Bindung gewährleistet – durch das Schmusen, den Haut- und den Blickkontakt –, kann Massage genau das Richtige sein, damit ein Vater mit seinem Baby »in Berührung« kommt. Väter, die ihre Kinder regelmäßig massiert haben, erinnern sich später daran, dass die Zeit der Massage mit großer Liebe verbunden war.

»Ich werde niemals vergessen, wie mein Sohn vor Vergnügen gluckste, wenn er hörte, wie ich das Öl in meinen Händen verrieb«, erzählt Ron, Vater des sieben Monate alten Jason. »Später wird es mir einmal großen Spaß machen, ihm davon zu erzählen und ihn daran zu erinnern, wenn er einmal selbst Kinder hat. Vielleicht werde ich ja eines Tages auch noch sein Baby massieren!«

Vielleicht müssen Sie sich als frisch gebackener Vater etwas einfallen lassen, damit Sie zwanzig oder dreißig Minuten Zeit für eine Babymassage haben. Der beste Zeitpunkt ist gewöhnlich morgens an Ihren freien Tagen, wenn Sie nicht unter Zeitdruck stehen und sich entspannen können. Wenn Sie die Grundtechniken der Babymassage von Ihrer Frau, aus diesem Buch oder in einem Kurs erlernt haben, sollten Sie bei der Massage mit Ihrem Baby allein sein. Es ist besser, wenn nicht beide Eltern gleichzeitig das Baby massieren, weil es dadurch unterschiedliche Botschaften bekommt und sich dann unwohl fühlt.

Gehen Sie am Anfang sehr behutsam vor und massieren Sie erst nur die Beine oder den Rücken. Vielleicht haben Sie das Gefühl, zu kräftig oder zu ungeschickt zu massieren, oder Sie glauben, Ihre Hände seien zu groß oder zu rau. Fast jeder ist anfangs etwas unbeholfen und nervös. Beginnen Sie damit, Ihre Hände sanft auf den Rücken des Babys zu legen und spüren Sie dabei, wie sich die Entspannung und Liebe durch Ihre Hände auf das Baby überträgt. Zunächst müssen Sie Ihre Hände nicht einmal bewegen. Spüren Sie nur die Verbindung zwischen Ihnen beiden und konzentrieren Sie sich darauf, Ihren Körper zu entspannen und die Liebe zu Ihrem Kind fließen zu lassen. Wenn Ihnen die Berührung schon etwas vertrauter ist, fangen Sie an, leicht über den Rücken des Babys zu streichen, wobei Sie hin und wieder innehalten und ihm Zeit lassen, sich zu entspannen. Denken Sie daran, all Ihre Bewegungen sehr behutsam und langsam auszuführen, fast wie in Zeitlupe. Sprechen Sie leise mit Ihrem Baby oder singen Sie ihm ein Lied vor, stellen Sie Blickkontakt her, wenn es dazu bereit ist, und folgen Sie ganz allgemein seinen Kommunikationsrhythmen. Wenn Ihr Baby mit der Zeit vertrauter mit Ihren Berührungen geworden ist, können Sie es länger massieren oder zu anderen Körperteilen übergehen, wobei Sie Ihre eigenen Massagetechniken entwickeln. Um weitere Anregungen und hilfreiche Tipps zu erhalten, lesen Sie bitte weiter, denn dieses Buch wurde auch für Sie geschrieben.

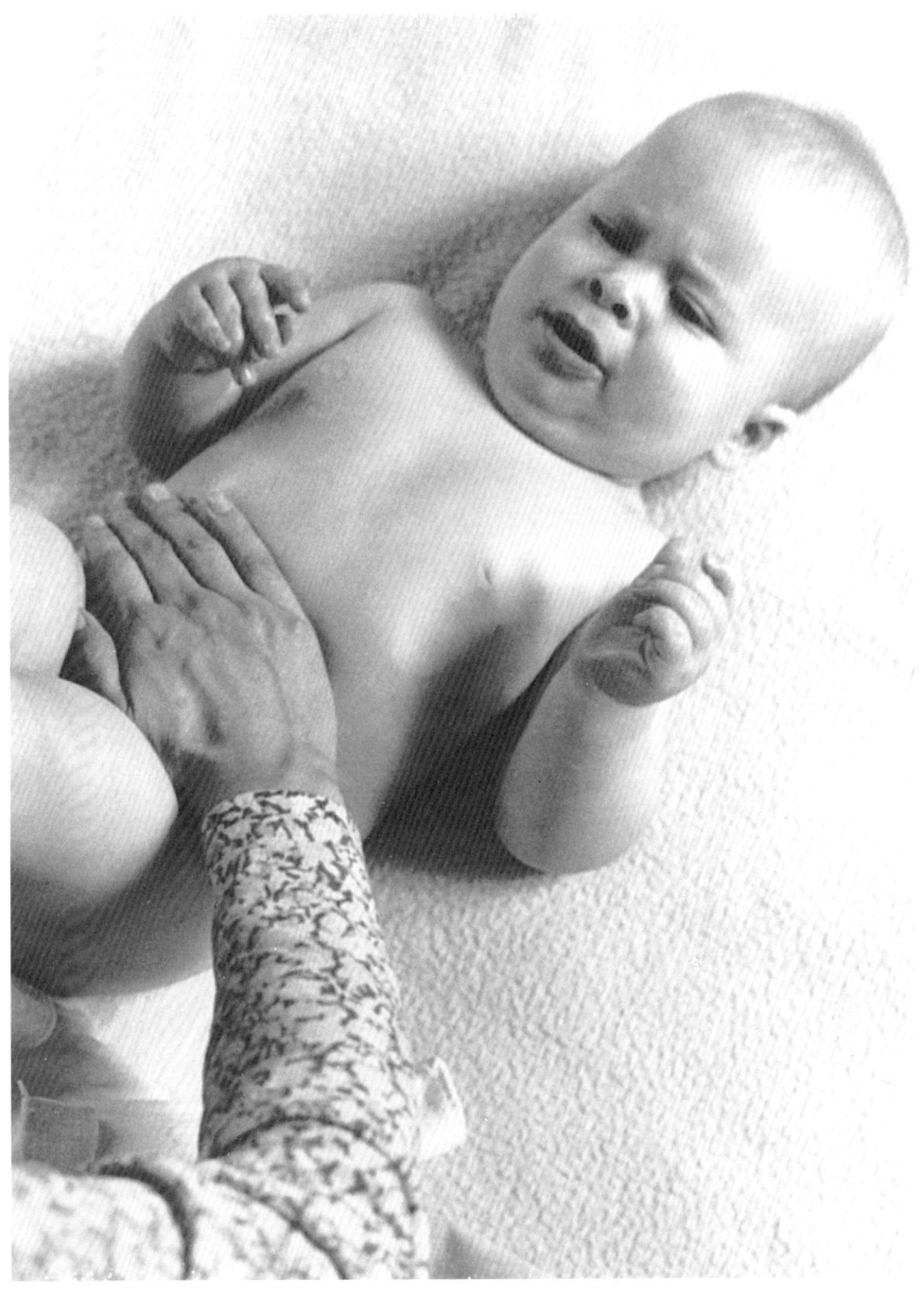

Kapitel 9:
Wie Sie und Ihr Baby lernen, sich zu entspannen

*Da war ein Kind, das ausging jeden Tag,
und das erste Ding, das es ansah,
dieses Ding ward es.*
Walt Whitman

Visualisieren Sie, wie Sie und Ihr Baby sich entspannen

Schließen Sie für einen Augenblick die Augen und stellen Sie sich Ihr Baby vor. Was sehen Sie? Ist es wach oder schläft es? Weint es? Ist es aktiv oder ruhig? Ist es angespannt oder entspannt? Mollig oder schlank? Stimmt Ihre geistige Vorstellung damit überein, wie Ihr Baby im Moment wirklich ist?

Oft machen wir uns unbewusst ein Bild von uns selbst und anderen, auch von unseren Kindern, das auf einer begrenzten Wahrnehmung beruht. Mein zweites Kind war krank und musste gleich nach der Geburt ins Krankenhaus. Obwohl meine Tochter völlig gesund entlassen wurde, hielt ich sie unbewusst noch lange Zeit für anfällig und schwach. Selbst als ich erkannte, dass ich immer noch meine früheren Ängste auf sie projizierte, konnte ich diese Vorstellung nur schwer loslassen. Sie war zu einem gewohnten Denkmuster geworden. Doch solche Muster können andere stark beeinflussen, besonders unsere Kinder, die abhängig davon sind, dass wir ihnen ein klares Bild von sich selbst spiegeln.

Da die Vorstellungen der Eltern in Worte und Handlungen umgesetzt werden, übernimmt sie das Baby als seine eigenen. Positive Visualisierungen und Affirmationen tragen dazu bei, dass wir uns von einschränkenden Denkmustern befreien und unseren Kindern eine Rückmeldung geben, die ihnen zur bestmöglichen Entfaltung ihres Potenzials verhilft. Die tägliche Massage eignet sich bestens dazu, positive Bilder und verbale Botschaften zu übermitteln. Wenn Sie Ihr Baby massieren, stellen Sie sich vor, wie es sich entspannt, öffnet und Spannungen loslässt. Sehen Sie es glücklich und gesund. Versuchen Sie, sich beim Massieren seine inneren Organe vorzustellen. Sehen Sie, wie sein Herz schlägt, seine gesunden Lungen und sein Darm gut funktionieren, wie sein Blut durch die Venen und Arterien strömt und durch die Massage besser in die Arme und Beine fließen kann. Loben Sie Ihr Baby, wenn es sich entspannt, und bewundern Sie sein Lächeln und seine zarte Haut. Nachfolgend finden Sie ein paar Rückmeldungen, die dazu beitragen, dass Ihr Baby ein positives Selbstbild entwickelt:

»Was für einen schönen, weichen Bauch du hast!«

»Ich spüre, wie es in deinem Bauch gurgelt. Mach mal mit, damit wir die Luft aus deinem Bäuchlein drücken können!«

»Toll, wie du deine Beine entspannst!«

»Wie gut dir das tut, wenn du so entspannt und locker bist!«

»Sarah hilft der Mami bei der Massage. Das machst du ganz großartig!«

Sind Sie entspannt?

Die ersten Lebensmonate mit einem Baby sind glücklich und aufregend, aber sie können auch sehr anstrengend sein. Machen Sie jetzt eine Inventur Ihres Körpers. Welche Bereiche sind verspannt? Atmen Sie tief und voll ein und aus? Vielleicht tragen Sie gerade Ihr Baby auf dem Arm, stillen es oder laufen mit ihm herum, während Sie lesen. Ist es quengelig? Wenn es weint, was passiert dabei mit Ihrem Körper? Verspannen Sie sich, halten Sie den Atem an oder atmen Sie nur noch ganz flach? Wenn Ihr Baby schläft, sind Sie ängstlich oder warten Sie darauf, dass es zu weinen anfängt?

Die erstaunlichen Veränderungen, die in Ihnen während der Schwangerschaft und der Entbindung vorgegangen sind, die Anforderungen der Versorgung eines Neugeborenen, der Schlafmangel und die fehlenden Ruhepausen summieren sich und rufen Verspannungen und Ängste hervor, die in den ersten Wochen und Monaten einer Mutter zum Dauerzustand werden können. Bei der täglichen Babymassage können Sie sich selbst entspannen und loslassen. Tatsächlich ist es von wesentlicher Bedeutung, dass Sie entspannt sind.

Irgendwann ist jede Mutter einmal angespannt und nervös, und trotz aller Bemühungen wird das Baby quengelig und fängt zu schreien an. Babys sind höchst empfindsame kleine Wesen, die jede Nuance ihres Verhaltens und der darin enthaltenen Botschaften wahrnehmen. Wenn Sie Ihr Baby bitten, sich zu entspannen, und dabei ein verkniffenes Gesicht machen, empfängt es beide Botschaften, Ihr Gesichtsausdruck aber wirkt wesentlich stärker als Ihre Worte.

Vielleicht hat Ihr Baby tagsüber oder abends eine Phase, in der es besonders quengelig ist. Massieren Sie es ungefähr eine Stunde, bevor diese Quengelphase beginnt, damit es Spannungen abbauen kann. Fünfzehn Minuten Massage erweisen sich als sehr hilfreich, um den Kreislauf »quengeliges Baby – angespannte Mutter« zu durchbrechen.

Als mein Sohn noch sehr klein war, machte ich die Erfahrung, dass eine Massage mit einem anschließenden gemeinsamen Bad uns beiden half, die gereizte Stimmung am späten Nachmittag zu vermeiden. Im Sommer verschafften mir eine Babymassage in der warmen Morgensonne und das Baden im Planschbecken (das ich mit warmem Wasser füllte) Zeit, um in Ruhe zu meditieren – und mein Sohn machte gleichzeitig eine wunderbare, sinnliche Erfahrung.

Kontrollierte Bauchatmung

In den letzten Jahren habe ich aus meiner eigenen Massagepraxis und durch meine Lehrtätigkeit eine Technik entwickelt, die ich »kontrollierte Bauchatmung« nenne und die ich nach dem Aufwachen und nachts vor dem Einschlafen mache. Diese Atemtechnik wirkt sehr entspannend, ob man sich nun auf den Tag vorbereiten oder für einen ruhigen Schlaf sorgen will. Auch wenn Ihr Baby krank ist und Sie um Ihren Schlaf bringt, kann diese Methode sehr hilfreich sein, ebenso, um mit dem Alltagschaos fertigzuwerden, das eine Familie naturgemäß mit sich bringt.

Ich schlage Ihnen vor, die »kontrollierte Bauchatmung« mindestens einen Monat lang auszuprobieren, um herauszufinden, ob sie Ihr Leben verändert. Sie lässt sich problemlos anwenden und in den normalen Tagesablauf integrieren. Sollten Sie einmal Lust zum Meditieren oder zum Beten haben, eignet sie sich hervorragend zur Einstimmung. Sie können diese Atemtechnik praktisch überall anwenden, sei es im Auto, im Bus, beim Kochen oder vor einem Termin. Zur Vorbereitung auf eventuell stressreiche Vorhaben wie einen Zahnarztbesuch oder einen chirurgischen Eingriff ist sie von besonders großem Nutzen, ebenso, wenn Ihnen eine schwierige Konfrontation mit einem Problem oder einem anderen Menschen bevorsteht. (Viele Therapeuten empfehlen ähnliche Methoden bei Angststörungen und Panikattacken.) Sie können diese Bauchatmung anwenden, wenn Ihre Kinder Ihre Nerven auf eine Zerreißprobe stellen und Sie so erschöpft oder erregt sind, dass Sie nicht mehr ein noch aus wissen. Ebenso eignet sie sich vor der täglichen Babymassage, damit Sie ruhig werden und sich auf die Liebe zu Ihrem Baby konzentrieren können. Und so funktioniert die »kontrollierte Bauchatmung«:

1. Setzen Sie sich mit relativ geradem Rücken irgendwo hin. Ihre Augen können offen oder geschlossen sein. Atmen Sie tief aus und lassen Sie die Luft aus Ihrer Lunge strömen.
2. Nun atmen Sie langsam durch die Nase ein und zählen dabei bis vier (1 und 2 und 3 und 4).
3. Im gleichen Rhythmus lassen Sie die Luft wieder aus Ihrer Lunge ausströmen (1 und 2 und 3 und 4).
4. Wiederholen Sie das Ein- und Ausatmen drei Minuten lang.

Am Ende jedes Ein- und Ausatmens werden Sie eine kurze Pause bemerken. Lassen Sie diese zu und erzwingen Sie nichts, sondern stellen Sie sich vor, wie die Luft ganz von selbst in Ihre Lungen strömt und wieder herausfließt. Atmen Sie tief aus dem Bauch heraus, wobei sich der Bauch beim Einatmen dehnen und beim Ausatmen wieder zusammenziehen darf. Währenddessen können Sie zu sich selbst sagen: »Entspanne dich« oder etwas anderes, das Ihnen gerade einfällt und Ihnen hilft, Ihren Körper zu entspannen und sich von Ihren Sorgen und Problemen zu befreien. Achten Sie auf jeden Körperteil, der verspannt ist, und entspannen Sie ihn bewusst. Manche Leute sagen gerne zu sich: »Mach mal langsam«, andere: »Lass alles los«, aber Sie können auch ganz einfach bis vier zählen, so wie ich es zuvor beschrieben habe.

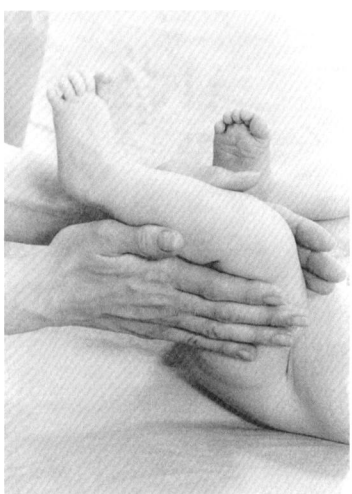

Berührungsentspannung

Mit das Beste, was eine Mutter für ihr Kind tun kann, ist, ihm beizubringen, wie es sich selbst helfen kann. Sich vollkommen entspannen zu können, ist eine Fähigkeit, die uns allen nützt, und je früher Ihr Kind sie erlernt, desto leichter fällt es ihm, sie bei Bedarf einzusetzen. Für meine Kinder ist einer der Vorteile der täglichen Babymassage, von dem sie noch heute profitieren, ihre Gelassenheit im Alltag. In meinen Kursen eignen sie sich bestens als »Vorzeigemodelle«, weil sie schon im Kindergartenalter wussten, wie man sich entspannt. Kinder, denen man beigebracht hat, sich durch Berührung zu entspannen, zehren auch noch im späteren Leben davon – auch als Erwachsene.

Die Bewegungsentspannung zwischen den Streichbewegungen der Massage und nach Beendigung der Massage ist sehr einfach. Sie lassen sich gut mit der Massage kombinieren, können aber auch bei anderen Gelegenheiten angewendet werden. Wenn Sie einen Geburtsvorbereitungskurs besucht haben, erinnern Sie sich vielleicht noch daran, wie Sie bewusst jeden Körperteil entspannen sollten. Bei Ihrem Baby wenden Sie ein ähnliches Prinzip an, indem Sie seine Aufmerksamkeit auf einen bestimmten Bereich lenken und ihm zeigen, wie es diesen entspannt. Wenn es dies gelernt hat, verstärken Sie das mit positivem Feedback.

Ein Beispiel: Sie beginnen damit, das Bein Ihres Babys zu massieren, das sich steif und verspannt anfühlt. Nehmen Sie es sanft zwischen die Hände. Spüren Sie, wie es sich tief in Ihrer Hand entspannt, sobald diese die Haut des Babys berührt. Nun winkeln Sie das Bein behutsam an, klopfen es leicht mit den Handflächen und sprechen wiederholt mit leiser Stimme: »Du bist g-a-a-a-nz entspannt!« (Wobei Sie die Vokale dehnen und betonen, wie in Kapitel 2 beschrieben.) Verwenden Sie immer den gleichen Tonfall. Sobald Sie eine Entspannung der Muskeln wahrnehmen, geben Sie Ihrem Baby eine Rückmeldung wie zum Beispiel: »Wunderbar! Du hast dein Bein entspannt!«, wobei Sie es anlächeln und ihm einen Kuss geben. In gleicher Weise können Sie mit anderen Körperteilen verfahren. Um die Spannung zu lösen, verwenden Sie sanfte Bewegungen, indem Sie die Muskeln kneten, klopfen und streichen. Wenn das Baby sich entspannt, geben Sie ihm ein positives Feedback. Dies trägt nicht nur dazu bei, dass das Baby sich auf seinen eigenen Körper konzentriert, sodass es sich später selbst entspannen kann, sondern auch dazu, dass es die Berührung Ihrer Hände mit der wohltuenden Wirkung der Entspannung verbindet. In Kapitel 13 werden wir näher darauf eingehen, wie man diese Vorteile die gesamte Kindheit hindurch nutzen kann.

Handauflegen

Zu Beginn und immer mal wieder während der Massage, besonders bei zarten Babys, Frühgeborenen und Babys, die unter Koliken leiden, ist es hilfreich, eine einfache Technik anzuwenden. Die von mir bevorzugte wurde von der Trainerin Helena Moses entwickelt und heißt »Handauflegen«. Wärmen Sie Ihre Hände an und legen Sie sie einfach auf Ihr Baby, egal, wo Sie gerade sind. Vielleicht legen Sie sie auf seine Beine, seinen Bauch, seine Brust oder seinen Rücken. Ihre Hände sollten dabei ganz schwer und warm werden. Entspannen Sie nun bewusst Ihren Körper und atmen Sie langsam und tief ein und aus. Stellen Sie sich vor, wie die heilenden und entspannenden Kräfte durch Ihre Hände zu Ihrem Baby fließen. Probieren Sie, ob Sie Ihre Hände durch Ihre Vorstellungskraft erwärmen und Ihren Körper tief entspannen können.

Meiner Meinung nach sollte jede Massage mit dem Handauflegen beginnen, damit sich Mutter und Kind entspannen und auf den liebevollen Austausch bewusster, heilsamer Berührung einstimmen können.

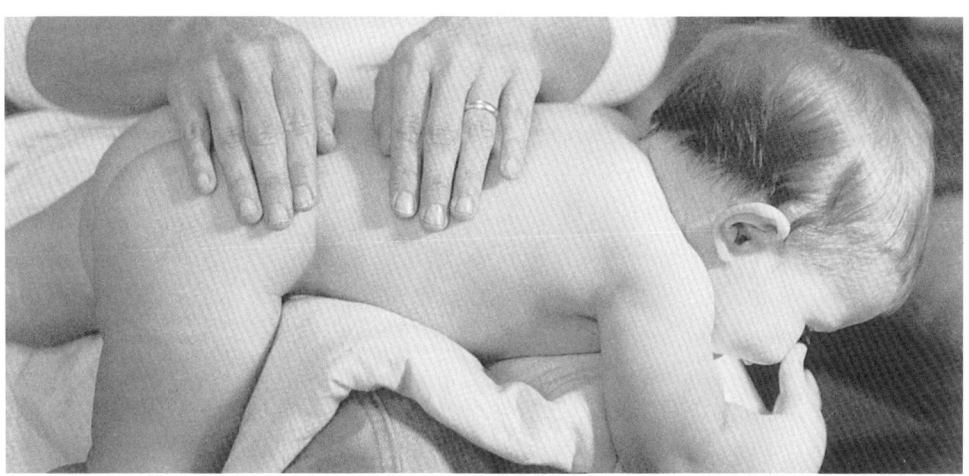

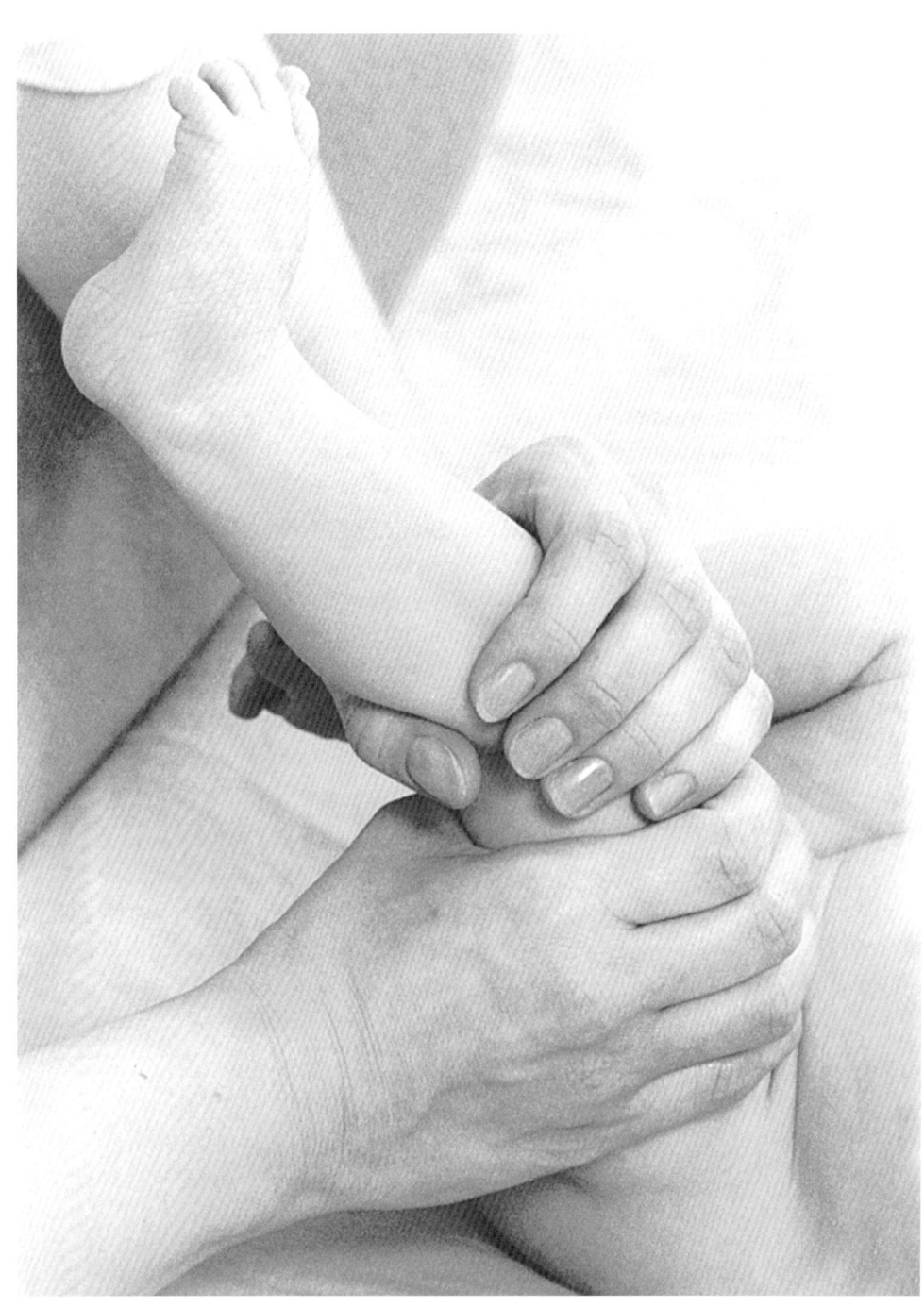

Kapitel 10:
Das Gehirn des Babys

Die Weisen leben im Bewusstsein der Spiritualität des Lebens.

*Jede Mutter spürt die Stille und das Keimen
des ewigen Bewusstseins in ihrem Schoß.
Erinnere dich daran.*

*Bring diesen geheimnisvollen,
stillen Augenblick in die laute Gegenwart.*
Vimala McClure, The Tao of Motherhood

Hirnreife beim Baby

Die meisten Eltern haben die besten Absichten, aber sie wissen vielleicht nicht genau, welchen Weg sie einschlagen sollen, wenn es darum geht, das Bestmögliche für ihre Kinder zu tun. Die Wissenschaft mit ihren Technologien zur Erforschung der Gehirnreife macht es uns ein wenig leichter. Kindererziehung hat sich – wie alles andere auch – weiterentwickelt, aber die modernen Überzeugungen und Methoden könnten die gesunde Entwicklung des Gehirns und der Emotionen bei Kindern beeinträchtigen. Die Interaktionen zwischen Eltern und Kind fördern die neurologische Reifung der Gehirnregionen, indem Oxytocin produziert wird, was wiederum die spätere soziale und emotionale Entwicklung der Kinder begünstigt.

Die Entwicklung des Gehirns eines ungeborenen Babys ist faszinierend und macht uns verständlich, welch erstaunliche Vorteile die Babymassage hat. Wenn Sie wissen, wie das Gehirn des Säuglings alle neuen Eindrücke in seiner Umgebung verarbeitet, fließt dieses Wissen und Ihr Mitgefühl in die Art und Weise ein, wie Sie mit Ihrem Baby umgehen. Die Ärzte Eileen und Tom Paris behaupten, dass es zum Aufbau einer gesunden Beziehung zu unseren Kindern gehört, unsere Gefühle als unsere eigenen zu betrachten und auszudrücken. Sie erklären: »Wenn Sie mit einem unruhigen Neugeborenen liebevoll sprechen und beispielsweise sagen: ›Ich erkenne, dass du dich aufgeregt hast, als Mama und Papa sich im Streit angeschrien haben. Erwachsene werden manchmal wütend, besonders wenn sie müde sind. Es ist alles in Ordnung mit dir. Wir lieben dich.‹, wirkt sich der Streit weniger negativ auf Ihr Baby aus.« Vielleicht fragen Sie sich, ob ein Neugeborenes dies verstehen kann?

Ja! Unsere Kommunikation geschieht größtenteils über den Klang unserer Stimme, unsere Körpersprache und unsere Einstellung, die sich dem Baby sehr deutlich vermitteln. Obwohl es stimmt, dass Streit Kinder aufregt (sogar im Mutterleib), wäre es unrealistisch zu erwarten, wir oder unsere Kinder würden niemals wütend werden. Wir können uns aber darüber bewusst sein, wenn wir ärgerlich sind, den Ärger akzeptieren und versuchen, ihn auszusprechen, während wir dem Kind gleichzeitig versichern, dass alles in Ordnung ist.

»Das komplexeste Instrument zur Informationsverarbeitung, das jemals geschaffen wurde, reift heran«, meint John Medina, Autor des Buches *Brain Rules for Baby*. Er fährt fort: »Während des Anpassungsprozesses beobachtet das Gehirn des Babys die Fürsorge, die es bekommt, sehr genau. Im Wesentlichen stellt es Fragen wie ›Werde ich berührt? Werde ich gefüttert? Bin ich beschützt?‹. Wenn die Bedürfnisse eines Säuglings erfüllt werden, entwickelt sich sein Gehirn auf diesem Weg weiter; falls nicht, nimmt seine Entwicklung einen anderen Verlauf. Diese Erkenntnis kann etwas beunruhigend sein, doch Säuglinge haben das Verhalten ihrer Mütter und Väter im Blick und zwar von dem Augenblick an, wo sie auf die Welt kommen. Dieses Verhalten ist natürlich evolutionär zu ihrem Besten. Oder anders ausgedrückt: Sie können gar nicht anders, denn Babys haben niemand anderes, an den sie sich wenden können.«

In ihrem Buch *Philosophical Baby* schreibt Alison Gopnick: »Bei Erwachsenen geht die Aufmerksamkeit mit lebhaften Bewusstseinseindrücken und der Gehirnplastizität einher (die Fähigkeit des Gehirns, sich mühelos neu zu strukturieren). Aufmerksamkeit versetzt uns buchstäblich in die Lage, unseren Geist und unser Gehirn zu verändern. Wenn die Neuroplastizität mit Aufmerksamkeit verbunden ist, könnte dies im Umkehrschluss zu der Vermutung führen, Babys seien bewusster als Erwachsene. Sie sind ständig hellwach.« Alison Gopnick schließt daraus, das Bewusstsein des Säuglings »bade in einem besonderen Hoch- und Glücksgefühl«.

Einmal sah ich ein Video von einem etwa fünf Monate alten Mädchen, das auf der Couch saß, während sein Vater vor ihm auf dem Boden hockte. Er begann, Papier zu zerreißen. Das Mädchen kicherte und brach dann in so langes Gelächter aus, dass ich es kaum glauben konnte. Es war das beste Beispiel für dieses »Hoch- und Glücksgefühl«.

In ihrem wunderbaren, noch unveröffentlichten Buch *Mothers, Infants and the Evolution of Love*, erklärt die Yogapäpstin Didi Ananda Uttama, wie das Gehirn eines Babys Stress verarbeitet:

»Während sich die Frontallappen des Babys entwickeln und sich die Nervenfasern ausbilden, werden die Verbindungen des Stresssystems viel stärker und dicker als die des Ruhe- und Beziehungssystems. Da-

durch wird es als Kind und als Erwachsener weiterhin zur Programmierung der unteren Gehirnregionen neigen, was bedeutet, dass es neurologisch vorbereitet ist, in seinem Gehirn und Körper leichter eine Stressreaktion auszulösen als eine Ruhe- oder Vernunftsreaktion.
Übermäßige Stressreaktionen führen auch dazu, dass es allgemein weniger Vertrauen hat und weniger daran glaubt, dass das Leben es gut mit ihm meint. Die Verschaltung von Freude und Vertrautheit geschieht nicht nur beim Säugling sondern auch bei der Mutter – ein wichtiger Faktor, der sehr häufig übersehen wird.«

Die Entstehung des Unwiderstehlichkeitsfaktors

Forscher haben Vermutungen darüber angestellt, welchen biologischen Zweck die Freude hat, die ein Säugling bei seiner Mutter weckt. Zu diesem Thema äußert Uttama Folgendes:

»Die Liebe zum Baby ist ein Rätsel. Sie eröffnet dem Leben der Erwachsenen die Dimension des Wunders und macht sie ehrfürchtig. Sie fasziniert Mütter und Väter, inspiriert Dichter und regt Wissenschaftler an, noch aufwendigere und subtilere Forschungsmethoden zu erfinden, um den Geist unserer Kleinsten zu begreifen.
Manchen Theorien zufolge befinden sich Säuglinge vor und nach der Geburt in einem Zustand der Gnade. Die einen betonen die Empfindungen eines neuen Seins, die sich in den atemberaubenden sensorischen und physischen Entwicklungen ab dem Zeitpunkt der Empfängnis manifestieren. Die anderen nennen ihn intuitiv die spirituelle Präsenz eines winzigen Babys. Wieder andere erinnern uns daran, dass sich die gesamte menschliche Evolutionsgeschichte im heranwachsenden Embryo eines jeden neuen Menschenkindes wiederholt. Das Bewusstsein eines Babys wird von einem sehr erdbezogenen, überaus leistungsfähigen Gehirn verarbeitet, während es sich an sein neues Leben anpasst. Das Gehirn eines Neugeborenen enthält ungefähr 200 Milliarden Gehirnzellen, aber nur wenige Synapsenverbindungen. Während seiner ersten Lebensjahre bilden sich dann Millionen von Synapsen, ganz besonders ab dem letzten Trimester der Schwangerschaft bis zum Ende des zweiten Lebensjahrs. In keiner anderen Lebensphase findet eine so enorme Vermehrung der neuronalen Verknüpfungen statt. Das Gehirn eines Neugeborenen ist bei seiner Geburt nur ein Viertel so groß wie das eines Erwachsenen, aber nach seinem ersten Lebensjahr hat es fast 60 Prozent der Erwachsenengröße erreicht. Ein Forscher-Paar verglich dies humorvoll damit, ›als würden wir versuchen, einem 1,50 Meter bis 1,80 Meter großen Kleinkind die Windeln zu wechseln, wenn sein Körper in den ersten Lebensjahren so schnell wachsen würde wie sein Gehirn.‹«

Ein Forscher behauptete, die Mutterliebe zu wecken sei ein Trick des Babys. Indem es »unwiderstehlich wird«, stellt es sicher, dass die Mutter es bei einem Anfall von Verzweiflung nicht verlässt. Obwohl daran etwas Wahres sein könnte, liegt es wohl an dem besonders subtilen Charme von Babys und Kindern, dem wir nicht widerstehen können.

Laut dem Harvard Center on the Developing Child bilden sich im ersten Lebensjahr eines Kindes 700 bis 1.000 neuronale Verknüpfungen pro Sekunde. Im Alter von drei Jahren haben Kinder ungefähr 1.000 Billionen Neuronenverbindungen im Gehirn ausgebildet. Diese Verknüpfungen bereiten sie darauf vor, neue Informationen aufzunehmen. Doch es ist Eile geboten, denn nach den ersten Lebensjahren werden die meisten dieser Verbindungen wieder gelöst.

Nervenbahnen folgen dem Prinzip »Wer rastet, der rostet«. Wenn Sie Ihrem Kind in den ersten drei Lebensjahren vielfältige Speisen, unterschiedliche Sprachen und Erfahrungen anbieten, könnte es zu einem sehr vielseitigen Menschen heranwachsen und früh gute Gewohnheiten entwickeln. Menschen sind so angelegt, dass sie ihr ganzes Leben lang lernen und sich anpassen, aber die Gehirnarchitektur – und die daraus resultierenden Verhaltensweisen – lässt sich mit der Zeit immer schwerer verändern, und das Gehirn reagiert weniger empfindlich auf neue Eindrücke. Dauerstress ist Gift für ein Gehirn, das sich noch in der Reifung befindet.

Die unreifen oberen Gehirnregionen eines Babys (der präfrontale Cortex) überlassen den unteren (dem limbischen System und dem Gehirnstamm) automatisch die Führung. Das bedeutet, die Überlebensinstinkte, die von Angst getrieben sind, und starke Emotionen können den Säugling und das Kleinkind schnell mit Impulsen überwältigen, die sie nicht kontrollieren können. Dann bringen die Ruhe, Gelassenheit und Erdung der Mutter das Baby wieder ins Gleichgewicht.

In ihrem Buch *The Science of Parenting* schreibt Margot Sunderland, »mit beständiger emotionaler Zuwendung entwickeln die Frontallappen wichtige Nervenbahnen, die dem Baby allmählich dabei helfen, die Alarmzustände in den unteren Gehirnregionen zu steuern«. Diese Zuwendung stärkt den Schaltkreis von Ruhe und dem Gefühl, geliebt zu werden, wodurch dieser hoffentlich automatisch die Führung übernehmen wird. Wenn die Nervenfasern, die das emotionale Gehirn mit dem rationalen Gehirn verbinden, hingegen nicht genug entwickelt sind, wird das Kind von Angst, Wut oder Übererregtheit überfordert, weil es nicht weiß, wie es diese Gefühle steuern kann. Ein überreiztes Kind, das mit einem Gegenstand wirft, ohne dass ein Erwachsener fürsorglich darauf reagiert, könnte womöglich zu einem unkontrollierten, aggressiven Menschen heranwachsen.

Das Buch *Brain Rules für Ihr Baby. Wie neurowissenschaftliche Erkenntnisse helfen, dass Ihre Kinder schlau und glücklich werden* von John Medina geht ausführlich auf die Gehirnreife ein. Beim Menschen, im Verlgeich zu anderen Arten, liegt zwischen Geburt eines Babys und dem Beginn seiner Reproduktionsfähigkeit mehr als ein Jahrzehnt. Diese Zeitspanne zeige nach Medina nicht nur, wie unreif das Gehirn ist, sondern auch, weshalb beständige elterliche Fürsorge evolutionsbedingt notwendig sei. Im Laufe der menschlichen Evolution seien daher diejenigen Erwachsenen im Vorteil gewesen, die sich zuverlässig und fürsorglich um ihre Kinder kümmerten. Wie Medina schreibt, glauben manche Evolutionstheoretiker, dass die Spache deshalb so komplex geworden sei, damit Eltern ihr Kind umfassender und erfolgreicher erziehen konnten.

Ebenso spielten die Beziehungen unter den Erwachsenen eine wesentliche Rolle für das Überleben – was immer noch gilt.

John Medina schreibt, »wenn ein Baby in Sicherheit ›bade‹«, also in einem emotional stabilen Zuhause aufwächst, werde sich das Gehirn »wunderbar« entwickeln. Falls nicht, misslingen die Stressbewältigungsprozesse. Dann, so Medina, gerate das Kind in einen Zustand erhöhter Erregung oder es breche völlig zusammen. Wenn ein Kind dauerhaft in einem sozialen Umfeld voller Wut und emotionaler Gewalt aufwachse, überreagieren seine empfindlichen Stressbewältigungsmechanismen. Ein Zustand, der als »Hypercortisolismus« bekannt ist. Wenn das Baby schwere Vernachlässigung erleide, erklärt Medina, käme es in seinem System zu einer Unterreaktion, bekannt als »Hypocortisolismus«.

Die Gehirnreife verändert sich, wenn Eltern sich vor dem Baby streiten

Forscher der Universität Oregon fanden heraus, dass Babys, sogar wenn sie schlafen, auf wütende Stimmen und Streit reagieren. Weil Säuglinge so sensibel sind, wird ihre Gehirnreife durch schweren Stress wie bei Missbrauch und Misshandlung stark beeinträchtigt. Ihr Gehirn besitzt eine hohe Plastizität, die es ihnen ermöglicht, schnell zu lernen, wie sie auf ihre Umgebung und die Menschen in ihrer Nähe reagieren. Einige Forscher haben untersucht, wie sich mittelgradige Stressfaktoren auf die Entwicklung des Gehirns auswirken.

Eine Studie aus dem Jahr 2005 kam zu dem Ergebnis, dass das Gehirn eines Babys mehr auf wütende als auf fröhlich oder neutral klingende Stimmen achtet. Früher gingen die Forscher davon aus, dass elterlicher Streit die Schlafqualität des Säuglings beeinträchtigt und sich negativ auf sein emotionales Wohlbefinden auswirkt. Sie setzten Babys unterschiedlichen männlichen Stimmen aus – die entweder sehr wütend, etwas aufgebracht oder neutral oder fröhlich klangen. Wie sich herausstellte, »zeigten Säuglinge sogar während des Schlafs deutliche Anzeichen für Gehirnaktivität, je nachdem, welche Emotion durch die Stimme zum Ausdruck gebracht wurde«.

Eltern beantworteten in Fragebögen, welches Ausmaß Konflikte in ihrer Familie haben. Die Hirn-Bildgebung zeigte eine stärkere Reaktion auf den wütenden Tonfall in den Gehirnregionen, die mit Stress und der Steuerung von Gefühlen zu tun haben, darunter der Hypothalamus, der cinguläre Cortex, der Nucleus Caudatus und der Thalamus. Die Forschung kommt zu dem Schluss, dass frühe Lebenserfahrungen die Reaktionen eines Menschen auf bestimmte Ereignisse in seinem späteren Leben stark beeinflussen. Die Untersuchungsergebnisse beweisen, dass Babys sensibel auf den Tonfall ihrer Mutter oder ihres Vaters während eines Streits reagieren, obwohl noch weitere Untersuchungen nötig sind, um die langfristigen Folgen eines hochkonflikthaften familiären Umfelds auf die Gehirnreifung beim Baby einschätzen zu können. Ihr Kind mag zwar nicht verstehen, was Sie sagen, aber der Klang Ihrer Stimme beim Streiten ist eindeutig.

Derartiger Stress schlägt sich im Verhalten nieder. Säuglinge, die in instabilen Familienverhältnissen aufwachsen, können weniger positiv auf neue Reize reagieren, beruhigen sich schwerer und bewältigen Stress schlechter. Bisweilen treten auch Wachstumsstörungen bei den Extremitäten auf, weil die Stresshormone die Knochen-Mineralisierung beeinträchtigen können. Neugeborene können spüren, dass etwas nicht stimmt. Sie bemerken physiologische Veränderungen genau wie Erwachsene – durch einen erhöhten Blutdruck, eine erhöhte Herzfrequenz und einen Anstieg der Stresshormone. Manche Forscher behaupten, sie könnten das Ausmaß der Konflikte in einer Ehe ermessen, indem sie eine 24-Stunden-Urinprobe des Babys untersuchen.

Laut Medina kann die Wirkung dieser Form von Stress bei Babys folgendermaßen gelindert werden: bei Kindern, die jünger als acht Monate seien und die aus einem schwer traumatisierenden Zuhause in Obhut genommen würden und in ein mitfühlendes, nährendes Umfeld kämen, verbessere sich in nur zehn Wochen die Regulierung der Stresshormone. Dafür sei es schon ausreichend, die Fehdehandschuhe auszuziehen. Wenn die Gewalt zwischen den Eltern andauere, so Medina, zeigen die Kinder negative Folgen des Dauerstresses: ein erhöhtes Risiko, an einer Angststörung und einer Depression zu erkranken, sie leiden öfter an Erkältungen, weil Stress das Immunsystem schwächt, sie verhalten sich feindseliger gegenüber Gleichaltrigen oder sie können sich schlechter konzentrieren oder ihre Emotionen kontrollieren.

Ein Baby reagiert sogar im Mutterleib sensibel auf Einflüsse von außen. Hat ein Säugling sein angenehmes Nest im Fruchtwasser erst einmal verlassen, wird sein Gehirn sogar noch empfindlicher. Medina zufolge kann der dauerhafte Einfluss einer feindseligen Umgebung den IQ des Babys und seine Fähigkeit, Stress zu bewältigen, manchmal auf dramatische Weise schädigen. Ein Säugling brauche die Stabilität seiner Bezugsperson so notwendig, dass sich sein Nervensystem neu verschalte, je nachdem, welche Turbulenzen er wahrnehme. Wenn Sie möchten, dass Ihr Kind mit dem bestmöglichen Gehirn heranwächst, sollten Sie dies berücksichtigen, bevor Sie Ihren Wonneproppen nach Hause bringen.

Ein gewisses Maß an Stress ist für ein Gehirn normal und sogar gesund. Wenn ein Baby bei fürsorglichen Erwachsenen aufwächst, sind die körperlichen Auswirkungen von Stress gewöhnlich kurzfristig, und das Kind erlernt dadurch die gesunde Stressbewältigung, die es braucht, um in einer unvorhersehbaren Welt zurechtzukommen. Doch wenn fürsorgliche Eltern fehlen, können die neuronalen Verbindungen bei hohem Dauerstress dauerhaft geschädigt werden. Dieser sogenannte »toxische Stress« kann die Gesundheit, die soziale Kompetenz und die Lernfähigkeit eines Kindes beeinträchtigen.

Für eine ruhige, vorhersehbare Umgebung ohne extreme Stressfaktoren wie Missbrauch oder psychische Erkrankungen zu sorgen, spielt eine entscheidende Rolle. Sie müssen Ihr Kind nicht vor jedem kleinen Problem schützen – es geht vielmehr darum, Kindern beizubringen, wie sie angemessen reagieren, wenn der Weg des Lebens einmal steinig wird und sie Enttäuschungen erleben. Auch wenn Sie die Welt, in der Sie leben, nicht kontrollieren können, bieten Sie einfach Ihre unerschütterliche Hilfe an – das kann in unvermeidlichen Hochstress-Situationen lebensrettend sein.

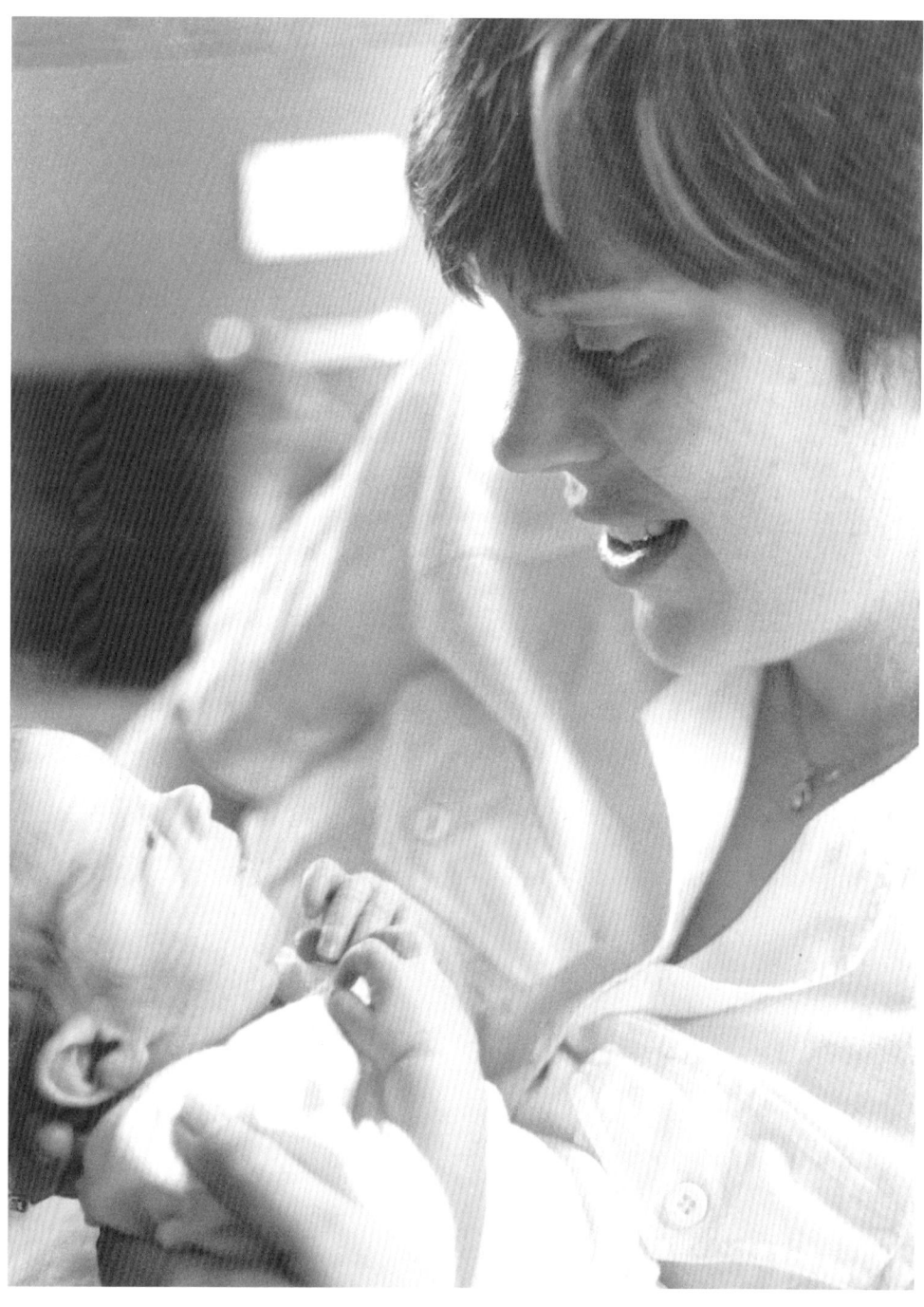

Kapitel 11:
Musik und Massage

Auf welches Instrument sind wir gespannt?
Und welcher Geiger hat uns in der Hand?
O süßes Lied.
Rainer Maria Rilke

Musik ist für Babys wichtig

Ihre Stimme spielt bei der Babymassage eine wichtige Rolle. Wenn Sie mit sanfter Stimme sprechen, summen oder singen, schaffen Sie eine ruhige Atmosphäre. Diese verbale Kommunikation trägt auch dazu bei, Ihre Gedanken auf die Gegenwart und Ihre Aufmerksamkeit auf Ihr Baby zu richten.

Singen ist eine wunderbare Form der Entspannung. Wann immer es Ihnen möglich ist, singen Sie Ihrem Baby etwas vor – beim Wickeln, Füttern, wenn Sie es in den Armen wiegen oder spazieren gehen. Sie werden feststellen, dass Ihr Baby manche Lieder immer wieder hören will. Sein musikalisches Unterscheidungsvermögen ist ganz erstaunlich!

Vertraute Wiegenlieder aus Ihrer eigenen Kindheit eignen sich hierzu am besten. Denken Sie an den Plattenspieler Ihrer Großmutter, der Brahms' Wiegenlied spielte, oder an andere Wiegenlieder, die Sie als Kind gelernt haben. Erinnern Sie sich daran, wie Ihre Mutter Ihren jüngeren Geschwistern »Schlaf, Kindlein, schlaf« vorgesungen hat, und machen Sie es bei Ihrem Baby genauso.

Bei einer Untersuchung sollten Eltern ein Kinderlied ihrer Wahl auf zwei verschiedene Weisen singen. Zuerst mussten sie das Lied so singen, wie sie es ihrem Baby vorsingen würden, obwohl das Baby nicht da war. Dann sangen sie es dem Kind selbst vor. Andere Eltern hörten sich beide Versionen an und konnten fast immer herausfinden, welche dem Kind selbst vorgesungen worden war. Dabei sangen die Mütter mit einer höheren Stimme, mit viel mehr Gefühl, langsamer und mit gedehnten Vokalen. Interessanterweise sangen die Väter langsamer als die Mütter.

Diese Studie bestätigt, was ich an früherer Stelle über die Reaktion der Babys auf die Stimme und das Sprachmuster ihrer Mütter gesagt habe und darüber, wie Sie Ihrem Baby das Verständnis der Sprache erleichtern, indem Sie die Vokale dehnen. Tatsächlich haben Babys einen Einfluss darauf, wie ihre Mütter sprechen. Ihre Interaktion läuft synchron. Dies gehört zum »Tanz« der Mutter-Kind-Bindung. Singen ist eine wunderbare Möglichkeit, um Ihr Baby zu beruhigen und seine Aufmerksamkeit zu fesseln.

Nachfolgend finden Sie einige volkstümliche Wiegenlieder aus aller Welt. (Achten Sie einmal darauf, dass die meisten viele lange Vokale enthalten.) Zweifellos gibt es in vielen Familien Lieblingslieder, die man dieser Sammlung noch hinzufügen könnte. In den Literaturempfehlungen im Anhang finden Sie eine Aufstellung von Büchern und CDs, die Ihnen ermöglichen sollen, dieses wunderbare Hilfsmittel bei der Babymassage zu nutzen.

Wiegenlieder aus aller Welt

Hushabye

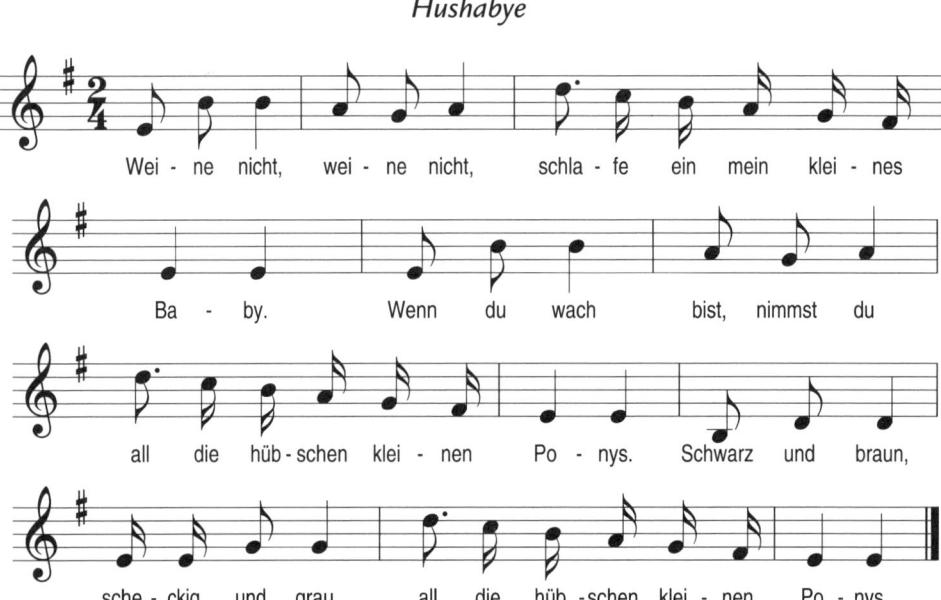

Wiegenlied

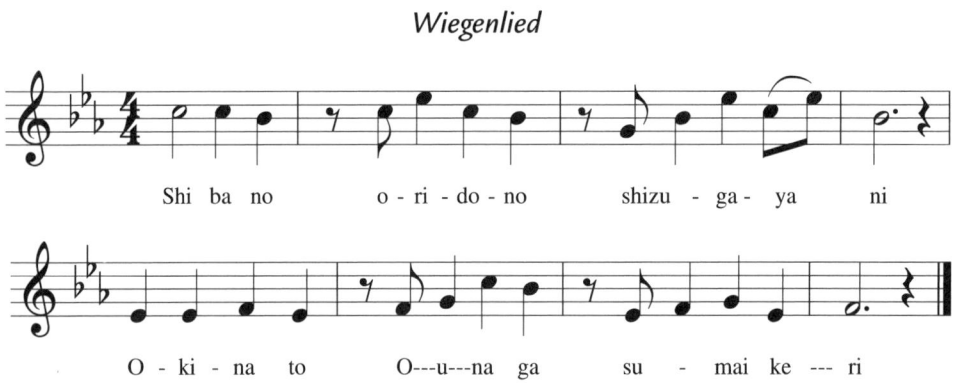

Bajuschka Baju

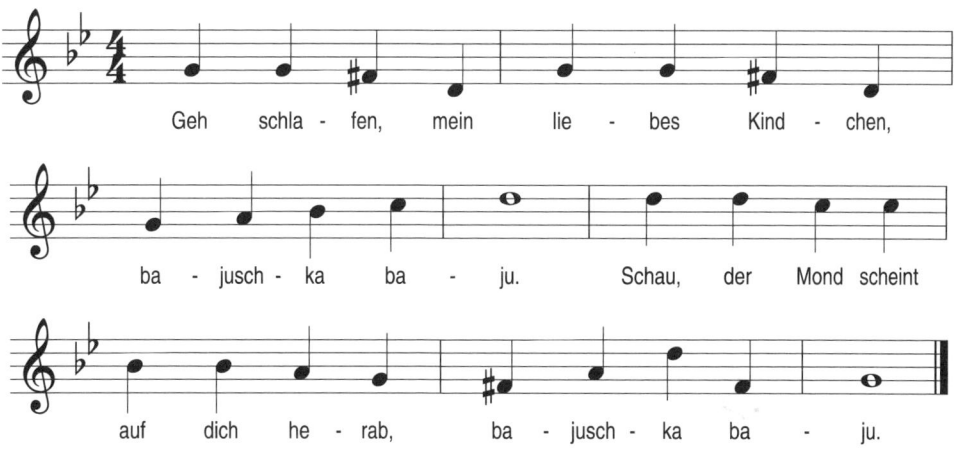

Schlaf, Kindlein schlaf

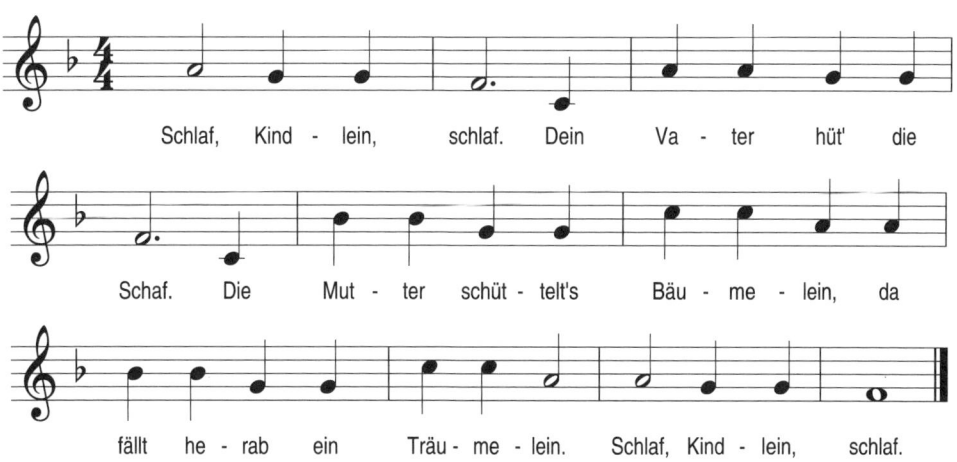

Ich wiege dich in den Schlaf, mein Kleines

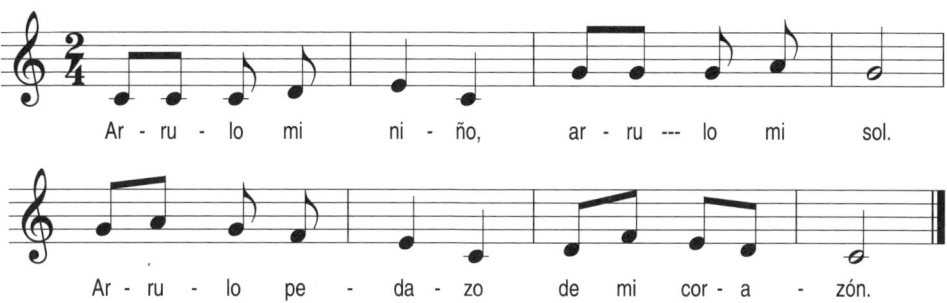

Dors, Mon Petit Enfant

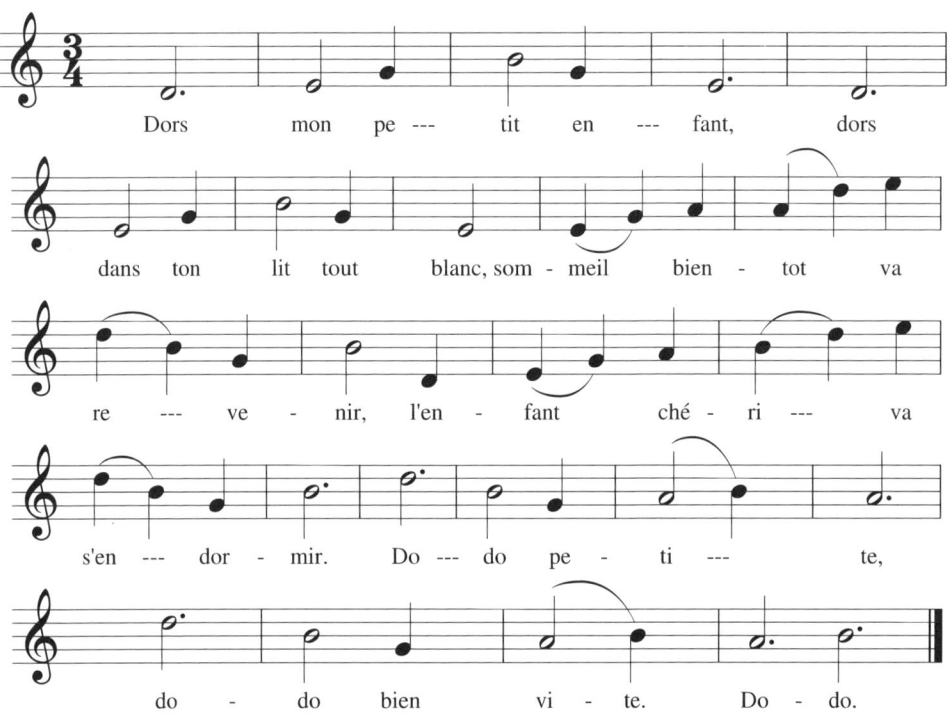

Dors mon petit enfant, dors dans ton lit tout blanc, sommeil bientôt va revenir, l'enfant chéri va s'endormir. Dodo petite, dodo bien vite. Dodo.

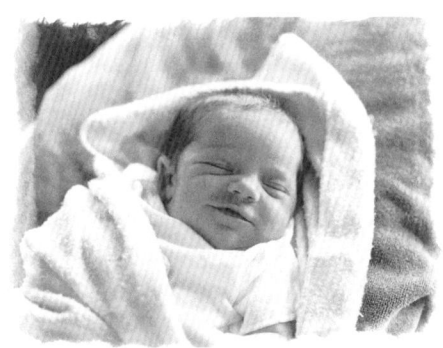

Unser Bengalisches Wiegenlied

Das folgende bengalische Lied stammt aus Indien und bedeutet: »Ich liebe dich, mein liebes Baby«. Es wirkt auf Babys wunderbar beruhigend und ist das Lieblingslied in unseren Babymassagekursen. Die Internationale Gesellschaft für Babymassage hat es schon beinahe zu ihrer »Hymne« gemacht. Man spricht die Worte folgendermaßen aus: Aaah-mi to-mah-key, bah-lo-shi beybiii.

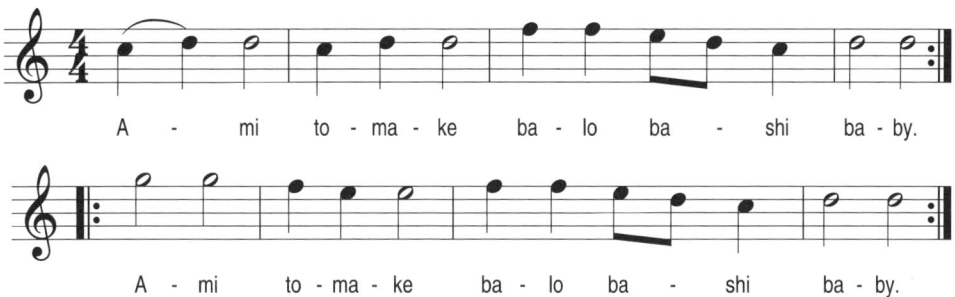

A - mi to - ma - ke ba - lo ba - shi ba - by.

A - mi to - ma - ke ba - lo ba - shi ba - by.

Spielen Sie Musik und erzählen Sie Geschichten

Wenn Sie nicht gerne singen, erzählen Sie Ihrem Baby beim Massieren eine Geschichte oder sprechen Sie einfach mit ihm. Der Klang Ihrer Stimme ist dabei am wichtigsten, weniger der Inhalt oder die Musik.

Väter nehmen die Massage oft gerne als Gelegenheit, im Hintergrund die von ihnen bevorzugte Musik aufzulegen. Am besten eignet sich hierbei Gitarrenmusik und leise, rhythmische Melodien, die mit den sanften, langsamen Massagebewegungen harmonieren. Vielleicht finden Sie ja eine CD, die Ihre Babymassage untermalen kann. Eine leise Symphonie, eine langsame Reggae-Melodie, eine Raga auf einer indischen Sitar, ein Choral oder Meeresrauschen runden Ihre zärtliche Massage ab.

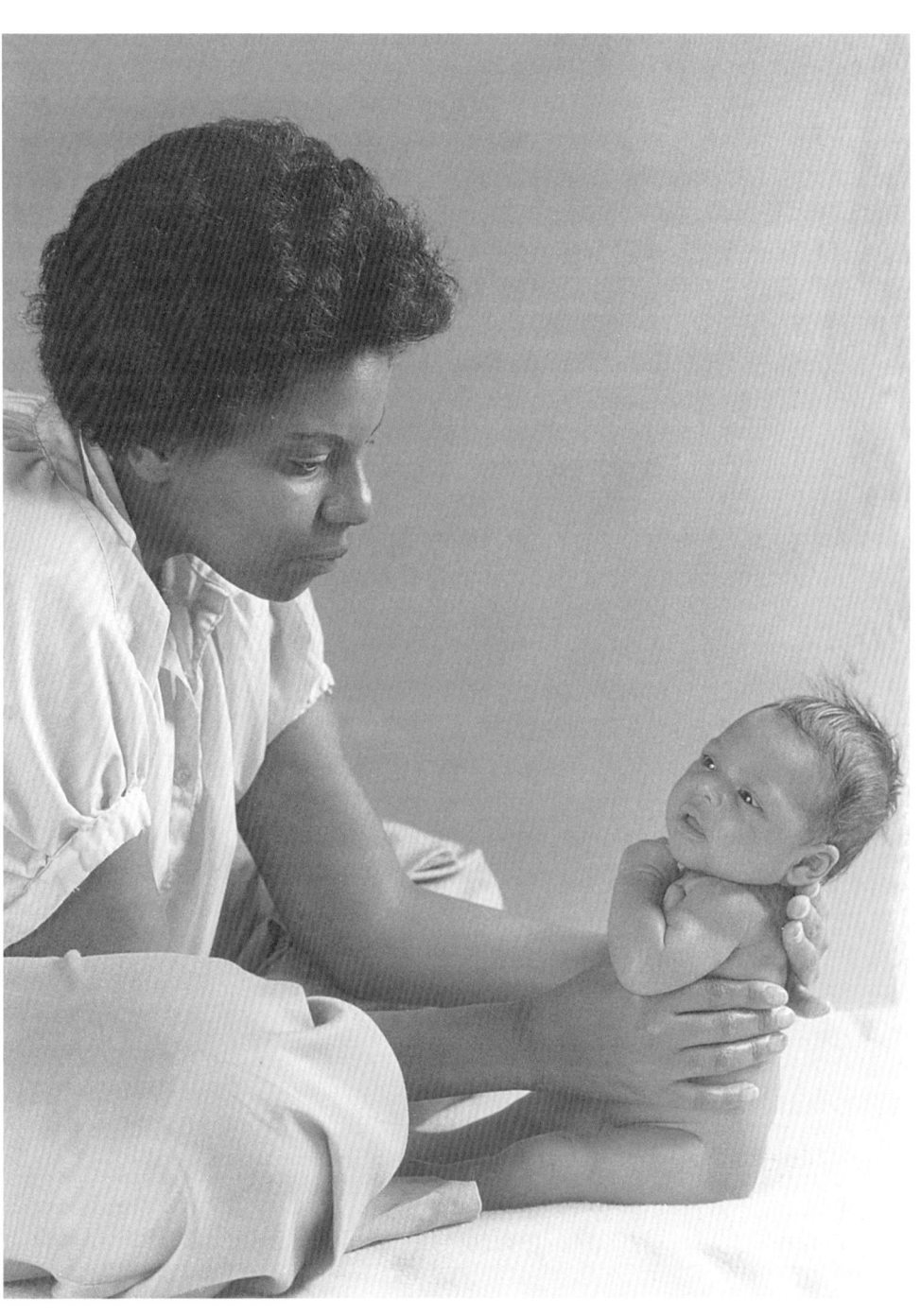

Kapitel 12:
Vorbereitung

O du süßer, winzig kleiner Kerl auf Mutters Arm,
wie gut duftet dein Körper!
Euripides

Wann sollen Sie beginnen?

Unmittelbar nach der Geburt beginnt eine Mutter gewöhnlich, ihr Baby ganz sanft zu massieren, ohne dass es ihr bewusst ist. Dies gehört zur Entstehung der Bindung zu ihrem Kind – instinktiv möchte sie es mit all ihren Sinnen kennenlernen.

Sobald Sie wollen, können Sie mit den hier beschriebenen Massagetechniken beginnen. In den ersten sechs oder sieben Lebensmonaten profitiert Ihr Baby am meisten von der täglichen Massage. Wenn es aktiver wird und zu krabbeln oder zu laufen anfängt, massieren Sie es vielleicht nur noch ein- bis zweimal in der Woche, je nach Bedarf. Ein Kleinkind möchte vielleicht vor dem Schlafengehen oder nach dem Baden kurz massiert werden. In diesem Fall sollten Sie es natürlich auch weiterhin massieren. In Kapitel 13 werden wir noch näher auf die speziellen Bedürfnisse des älteren Kindes und die zu ihm passenden Massagetechniken eingehen.

Wahl des Massageöls

Wenn Sie über die empfindliche Haut Ihres Babys streichen, sollen Sie auf keinen Fall zu fest reiben. Dazu dient das Massageöl. Meistens werden Sie ein leichtes, naturbelassenes Öl verwenden, mit Ausnahme bei besonders trockenen Hautstellen, wo vielleicht eine Lotion auf Ölbasis besser einzieht und die Haut schneller wieder geschmeidig macht. Bei jeder anderen Massage eignet sich jedoch Öl besser als eine Lotion, weil es nicht so schnell in die Haut eindringt und nicht ständig neu aufgetragen werden muss.

Der Hauptvorteil des Öls besteht darin, dass Sie mit Ihren Händen leichter über die Babyhaut gleiten können. In meinen Kursen empfehle ich den Müttern, vor der Massage etwas weniger als einen Teelöffel voll Öl auf die Handfläche zu geben und dann die Hände aneinander zu reiben, um sie anzuwärmen. Das Öl sollte nicht direkt auf die Babyhaut aufgetragen werden. Ihre Hände sollten ölig, aber nicht glitschig sein, sodass Sie leicht über die Haut streichen können.

Aus vielen Gründen ziehe ich kalt gepresstes Pflanzenöl den synthetischen Ölen vor, die als »Babyöle« vertrieben werden. Was wir auf unsere Haut auftragen, wird von ihr aufgenommen und gelangt so in die Lymphflüssigkeit, die den Körper von Giftstoffen und Schlacken reinigt. Natürlich wollen wir nichts auf die Haut unserer Kinder auftragen, was ihnen lebenswichtige Nährstoffe entzieht, sondern ihnen lieber gesunde Substanzen zuführen. Die meisten Babyöle werden aus anorganischem Erdöl gewonnen. Dazu wird dem Rohöl Benzin und Kerosin entzogen, indem man es erhitzt, eine Methode, die »funktionelle Destillation« heißt. Durch den Zusatz von Schwefelsäure, Absorptions- und Lösungsmitteln sowie Alkali werden Kohlenwasserstoff und andere Chemikalien entzogen.

Dieses Öl besitzt daher nicht nur keinerlei Nährwert, sondern Ernährungsspezialisten nehmen sogar an, dass durch die Zufuhr von synthetischem Öl verschiedene Vitamine zerstört werden, und sie raten von seiner Anwendung bei der Massage ab. Wenn die Hände Ihres Babys mit dem Öl in Berührung kommen und es danach die Finger in den Mund steckt, wollen Sie sicher sein, dass keine ungenießbaren Stoffe in sein empfindliches Verdauungssystem gelangen. Allein deshalb lehnen die meisten modernen Kinderärzte diese Öle ab. Sie wurden nicht für die Massage hergestellt, die ja die Aufnahme jeglicher Substanzen fördert. Meiner Ansicht nach sollte das verwendete Öl ein Nahrungsmittel sein, das der Haut Nährstoffe zuführt.

Indische Mütter nehmen je nach Jahreszeit unterschiedliche Öle – im Winter anregendes Senföl, das die Wärme speichert, im Sommer kühlendes Kokosöl. Zu meinen Lieblingsölen zählen Aprikosenkern- und Mandelöl, weil sie besonders leicht sind und gut von der Haut aufgenommen werden. Diese Öle sind nicht nur reich an Vitaminen und Mineralstoffen, sondern auch an Fettsäuren, die für eine gesunde Haut sorgen. Da sie die Haut nicht austrocknen, führen sie ihr Nährstoffe und Feuchtigkeit zu, anstatt sie zu schädigen. Machen Sie bei Ihrem Baby einen »Pflastertest« mit einem Öl Ihrer Wahl. Wenn es einen Ausschlag davon bekommt, ist es allergisch auf das Öl, und Sie sollten ein anderes ausprobieren, wie zum Beispiel Jojoba-, Distel- oder Avocadoöl. (Auch Calendulaöl wird für Babys besonders empfohlen; Anm. d. Übers.) Regelmäßiges Baden verhindert, dass sich die Poren der Babyhaut verstopfen und sich ein Ausschlag bildet.

Besonders vorteilhaft ist es, wenn das Öl Ihrer Wahl mit Vitamin E angereichert ist, da Vitamin E nachweislich die Haut gesund erhält und zusätzlich das Öl konserviert. Wenn Sie ein reines Pflanzenöl verwenden, können Sie ein oder zwei Tropfen Vitamin E-Öl als natürliches Konservierungsmittel hineingeben. So verhindert es als natürliches Antioxidans, dass das Öl ranzig wird. In kaltgepresstem Öl bleibt Vitamin E er-

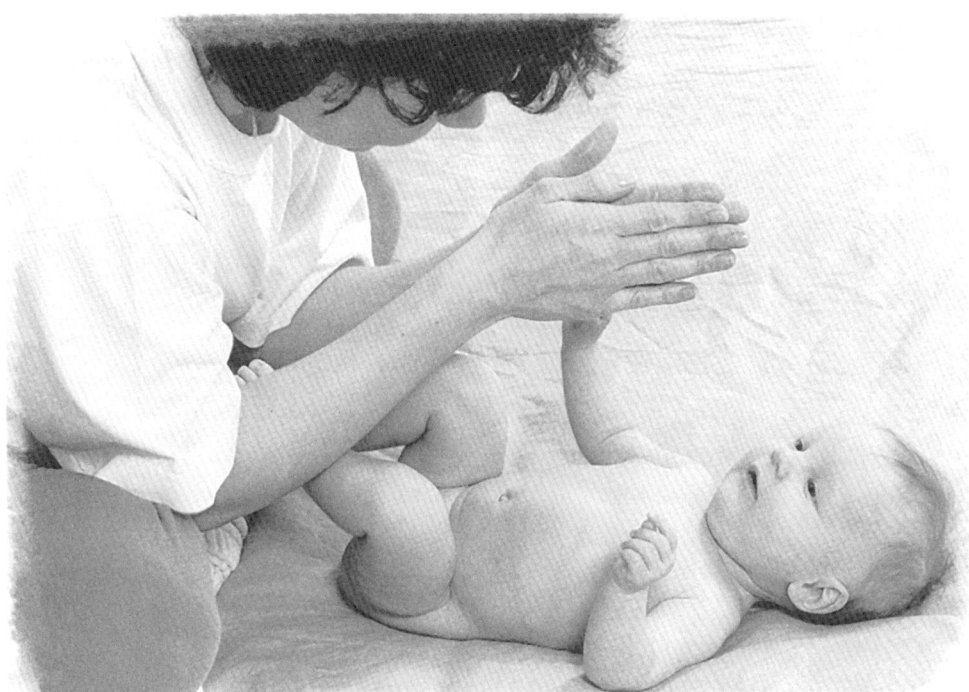

halten, wohingegen es durch Erhitzen oder andere Raffinationsmethoden zerstört wird.

Bei der Entstehung der Mutter-Kind-Bindung wird oftmals übersehen, welch große Rolle der Geruch spielt. Der Geruchssinn eines Säuglings ist bereits in der siebzehnten Schwangerschaftswoche funktionsfähig, weshalb er für ein Neugeborenes von enormer Wichtigkeit sein muss. Der hochempfindliche Geruchssinn hilft einem Baby unmittelbar nach der Geburt, die »Chemie« seiner Mutter zu unterscheiden. Leider schädigen wir den Geruchssinn unserer Babys oft durch Schadstoffe und beeinträchtigen damit den Bindungsprozess. Aus diesem Grund empfehle ich, zur Massage eines Neugeborenen nur ein unparfümiertes Öl zu verwenden. (Im Anhang finden Sie hierzu einige Bezugsquellen.)

Zu welcher Zeit und wo?

Zunächst müssen Sie den für Sie und Ihr Baby geeigneten Zeitpunkt und Ort für die Massage finden. Im Allgemeinen eignet sich der Morgen, wenn Sie beide ausgeschlafen und satt sind. Aber auch der Nachmittag oder Abend kann Vorteile haben. Einigen Babys tut eine Massage vor dem Mittagsschlaf gut, damit sie noch die letzten Energien freisetzen und danach tiefer schlafen können. Andere vertragen vor dem Schlafen keinerlei Stimulation mehr und brauchen nur noch Ruhe. In diesem Fall massieren Sie Ihr Baby besser nach dem Schlafen.

Für manche Babys ist auch der Abend geeignet. Wenn das Baby müde, aber noch nicht zu quengelig ist, hilft ihm die Massage vielleicht beim Einschlafen. Auch Ihren normalen Tagesablauf sollten Sie bei der Wahl des besten Zeitpunkts berücksichtigen. Vielleicht arbeiten Sie außer Haus oder müssen sich auch noch um Ihre anderen Kleinkinder kümmern. Dann massieren Sie Ihr Baby am besten abends, wenn Sie mit Ihrer Arbeit fertig sind und sich Ihr Mann mit den anderen Kindern beschäftigen kann. Beim Massieren können Sie sich dann ganz Ihrem neugeborenen Baby widmen.

In den ersten Monaten ist es sehr angenehm, das Baby erst zu massieren und danach gemeinsam mit ihm ein warmes Bad zu nehmen. Das wirkt wunderbar entspannend, und Ihr Baby schläft vielleicht sogar in Ihren Armen ein. Für das Baby ist dies fast so wie im Mutterleib, nur »mit Ausblick«. Es treibt im warmen Wasser wie im Mutterleib, kann Sie aber gleichzeitig sehen und fühlt sich bei Ihnen sicher und geborgen. Wenn Sie es aus dem Wasser nehmen, weint es womöglich (vielleicht erinnert es dies an den Schock, aus dem warmen Mutterleib in die kalte Außenwelt zu kommen), aber gewöhnlich beruhigt es sich schnell wieder, wenn Sie es zärtlich in den Armen halten und vielleicht stillen.

Wahrscheinlich fragen Sie sich, wie Sie mit dem Baby auf dem Arm sicher aus der Wanne steigen können und sich dabei nicht erkälten. Zunächst sollte das Bad angenehm warm sein. Legen Sie Handtücher in eine Babywippe neben die Badewanne. Nach dem Bad legen Sie das Baby hinein und hüllen es in die Handtücher. Dann können Sie aus der Wanne steigen und sich selbst abtrocknen. Vielleicht legen Sie sich gemeinsam mit dem Baby ins Bett und machen noch ein Nickerchen oder Sie widmen sich Ihren Alltagspflichten.

Vom sechsten Monat an, wenn Babys beim Baden immer mehr spielen wollen, massieren Sie das Baby besser nach dem Bad, wenn es müder ist und bald schlafen möchte. Die Massage löst noch die letzten Spannungen, sodass es danach tief und fest schlafen kann.

Massieren Sie Ihr Baby immer an einem warmen, ruhigen Ort. Im Sommer können Sie es an der frischen Luft massieren und dabei die warme Morgensonne, das Vogelgezwitscher und den Sommerduft genießen. Gehen Sie mit Ihrem Baby an den Strand und massieren Sie es beim Meeresrauschen. Nehmen Sie sich auf jeden Fall Zeit dafür, denn das Babyalter ist schnell vorbei.

Wärme

Peter Wolff, ein bekannter Kinderarzt und Wissenschaftler, der viele Untersuchungen über Neugeborene und ihr Verhalten durchgeführt hat, fand heraus, dass die Zimmertemperatur großen Einfluss darauf hat, wie lange ein Baby schläft, wie aktiv es ist und wie häufig es schreit.

Er stellte fest, dass Babys in wärmeren Räumen weniger schrien und länger schliefen als Babys in kühleren Räumen.

Auch der Philosoph, Wissenschaftler, Pädagoge und Begründer der Waldorf-Pädagogik, Rudolf Steiner, betonte, wie wichtig es ist, Babys warm zu halten. Seiner Ansicht nach benötigen die körperlichen und spirituellen Energien, die eine gesunde Entwicklung des Körpers und der Seele eines Babys gewährleisten, Wärme, um wirksam werden zu können.

Bei unseren Babymassagekursen habe ich die Beobachtung gemacht, dass besonders die Babys, die jünger als drei Monate sind, sich viel wohler fühlen, ruhiger sind und sich besser entspannen, wenn sie warm gehalten werden. Wenn Ihr Zimmer kühl ist, können Sie einen tragbaren Heizstrahler aufstellen. Oder Sie wickeln eine Wärmflasche in ein Handtuch und legen es während der Massage an den Füßen des Babys unter die Decke. Der Raum sollte so warm sein, dass Sie auch in leichter Kleidung nicht frieren. Denken Sie daran, dass Ihr Baby noch viel weniger wärmende Fettschichten hat und sich leicht erkältet, wenn es unbekleidet ist. Dann quengelt es auch mehr.

Idealerweise ist Ihr Baby während der Massage unbekleidet, so können die Massagebewegungen reibungslos und sanft ausgeführt werden. Um Unfälle zu vermeiden, können Sie ein Tuch oder einen Waschlappen über den Genitalbereich Ihres Babys legen. Schalten Sie alle Mobiltelefone, Fernseher

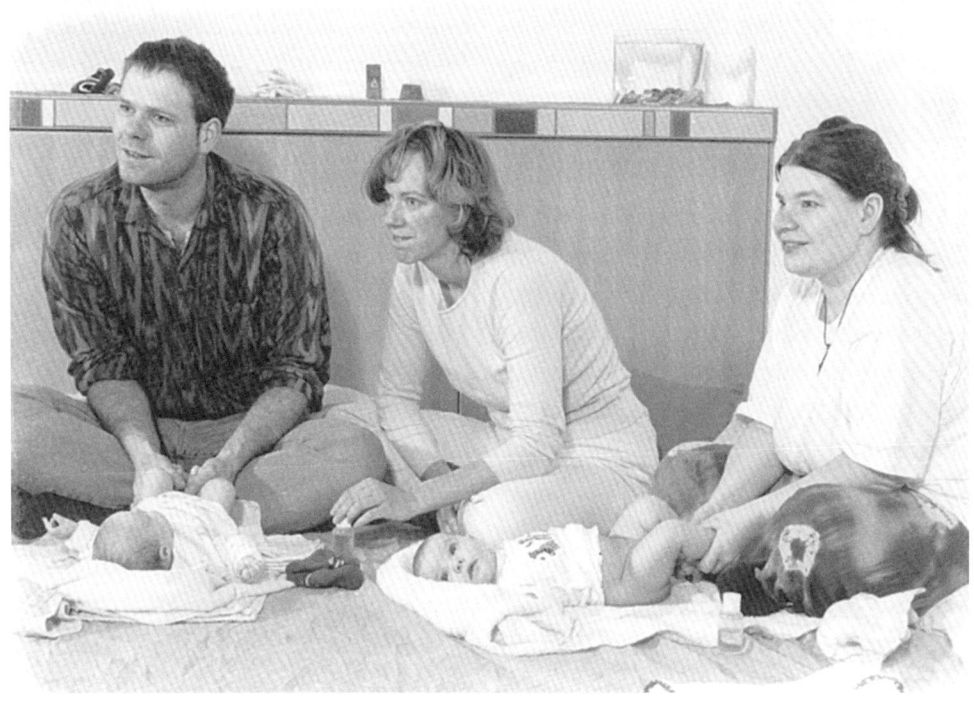

und Computer in Ihrer Nähe aus, um Ablenkungen und Störungen zu vermeiden. Konzentrieren Sie sich ganz auf Ihr Baby.

Haltung

Suchen Sie sich nun eine bequeme Sitzhaltung für die Massage. Ihr Rücken sollte relativ gerade sein, wobei der Großteil Ihrer Bewegungen aus dem Kreuz kommen sollten. Sie können sich im Schneidersitz auf den Boden setzen und Ihr Baby auf ein Kissen oder eine Decke vor sich legen. Für diesen Zweck gibt es eigens dafür gefertigte Kissen zu kaufen. Denken Sie daran, das Baby so nah wie möglich zu sich zu legen, sodass seine Füße Ihre verschränkten Beine berühren.

Auch in anderen Körperhaltungen können Sie massieren. Beispielsweise können Sie einen höhenverstellbaren Tisch benutzen, den Sie am besten niedriger stellen, damit Sie entspannt auf einem Stuhl sitzen können. Sie können verschiedene Körperpartien zu unterschiedlichen Zeiten massieren. Nach dem Wickeln massieren Sie beispielsweise die Beine, die Arme oder den Rücken Ihres Babys. Und wenden Sie die Entspannungstechnik und das Handauflegen an, um Ihre normale Massage zu unterstützen.

Wiegeposition

Die von indischen Müttern bei Neugeborenen bevorzugte Sitzhaltung, die ich »Wiegeposition« nenne, eignet sich hervorragend, sofern sie Ihnen angenehm ist. Hierzu setzen Sie sich mit ausgestreckten Beinen auf den Boden, wobei Sie sich mit dem Rücken an die Wand oder ein Möbelstück anlehnen sollten. Winkeln Sie Ihre Knie nun ein wenig nach außen und bringen Sie die Fußsohlen aneinander. Legen Sie eine Decke in die Mulde, die zwischen Ihren Beinen entstanden ist. Legen Sie Ihr Baby nun in diese »Wiege«, mit dem Gesicht Ihnen zugewandt. In dieser Mulde fühlt sich das Baby geborgen und es wird warm gehalten. Aufgrund der tonischen Hals-Reflexe in den ersten vier bis sechs Lebensmonaten ist es ganz normal, dass das Baby seinen Kopf dreht, wenn es flach auf dem Rücken liegt. Der Beinwinkel in der Wiegeposition trägt dazu bei, dass Ihr Baby leicht zu Ihnen kippt. Wenn Sie seinen Kopf in den Bogen legen, den Ihre Fußsohlen formen, wird er so gehalten, dass Sie in Blickkontakt mit dem Baby bleiben.

Die Massagetechnik: Wie viel Druck ist nötig?

Babymassage ist keine manipulative Methode wie bei Erwachsenen, die von einem professionellen Masseur kräftig durchgeknetet werden, sondern eine sanfte und liebevolle Kommunikationsform. Die Muskeln des Babys, die nur ein Viertel seines Gewichts ausmachen, sind noch nicht so aufgebaut, dass sich Verspannungsknoten darin bilden können. Sein Körper ist so zart, dass eine leichte, aber feste Streichmassage (Effleurage) ausreicht, um seinen Kreislauf und die Funktion der inneren Organe anzuregen.

Wenn Ihr Baby noch sehr winzig ist, sollten Sie sanft und behutsam vorgehen. Sobald es kräftiger wird, können Sie auch fester massieren. Sie werden feststellen, dass Ihr Baby gerne so angefasst und massiert wird, dass es Ihre Kraft, Ihre Liebe und Ihr Vertrauen spüren kann. All Ihre Streichbewegungen sollten lang gezogen, langsam und rhythmisch sein, genauso kräftig, dass sie angenehm, aber auch anregend sind. Vermeiden Sie hektische Bewegungen und knuffen oder kitzeln Sie Ihr Baby nicht. Sie sollten die ganze Handfläche auflegen und die Hand sollte sich sanft, aber mit festem Druck an den Körper des Babys anschmiegen, gerade so fest, dass die Blutzirkulation angeregt wird und Ihr Kind spürt, dass es in den Händen einer starken, kompetenten Mutter ist.

Dazu sagt Dr. Tiffany Field vom *Touch Research Institut*: »Obwohl Säuglinge und besonders Frühgeborene zerbrechlich wirken, ist ein gewisser Druck nötig, damit die Massage wirksam ist. Aus der Literatur wissen wir, dass Massagen mit leichtem Druck nicht zu Gewichtszunahme führen, solche mit festem Druck hingegen schon.« Bei meiner Arbeit mit Eltern und Babys habe ich festgestellt, dass ich die Eltern meist dazu ermutigen muss, ihr Baby fest, aber gleichzeitig sanft und rhythmisch zu massieren. Babys wollen sich in den starken, warmen, liebevollen Händen ihrer Eltern geborgen fühlen.

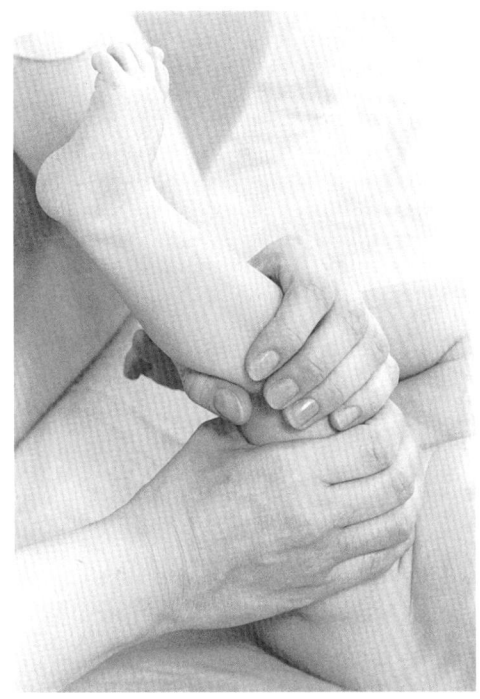

Babys reagieren sensibel auf die wohltuende Berührung

Kognitionsneurologen wie Merle T. Fairhurst und ihre Kollegen vom Max-Planck-Institut für Kognitions- und Neurowissenschaften in Leipzig wussten aus früheren Studien mit Erwachsenen, dass ein spezieller Berührungsrezeptor durch eine besondere Geschwindigkeit der Streichbewegungen aktiviert wird, was ein Gefühl »wohltuender Berührung« auslöst. Sie stellten die Hypothese auf, dass die Reaktion bereits im Säuglingsalter auftaucht.

Babys zeigen einzigartige körperliche und Verhaltensreaktionen auf wohltuende Berührung, welche die Bindung zwischen Eltern und Kind festigen. Bei der Untersuchung von Fairhurst und ihren Kollegen hielten Mütter ihre Säuglinge auf dem Schoß, während der Versuchsleiter mit einem Pinsel über die Rückseite des Arms des Babys strich. Die Ergebnisse zeigten, dass sich die Herzfrequenz der Babys infolge der Berührung mit dem Pinsel verlangsamte, wenn die Streichbewegungen mit mittlerer Geschwindigkeit ausgeführt wurden. Mit anderen Worten, die Form von Berührung führte dazu, dass ihre physiologische Erregung nachließ.

Die niedrigere Herzfrequenz des Babys während der mittelschnellen Pinselmassage war in einzigartiger Weise mit der von der Mutter geäußerten Empfindlichkeit gegenüber Berührung verbunden. Je sensibler eine Mutter auf Berührung reagierte, desto mehr verlangsamte sich die Herzfrequenz des Babys bei mittelschneller Massage.

Die Untersuchung weist darauf hin, dass ein Baby, das regelmäßig massiert wird und wohltuende Berührung empfängt, eine Bindung eingeht und deshalb als Erwachsener als natürliche Folge davon die Bindung zu den eigenen Kindern herstellen wird. Sie erinnert uns auch daran, die Streichbewegungen »mittelschnell« auszuführen, also nicht zu leicht und nicht zu kräftig. Meiner Erfahrung nach neigen die meisten Mütter fälschlicherweise zu sanften Bewegungen und müssen oftmals ermutigt werden, etwas kräftiger zu massieren. Ihr Zutrauen wächst, wenn sie merken, dass ihr Baby die kräftigere Massage lieber mag. Oft erinnere ich sie an eine Katzenmutter, die ihre Jungen leckt. Sie macht das mit genauso viel Kraft, dass die Kätzchen sich auf ihre Stärke verlassen und sich bei ihr sicher und umsorgt fühlen.

Was Sie brauchen

Sie benötigen ein Massageöl (siehe hierzu S. 111), Handtücher, ein paar Windeln und frische Kleidung für Ihr Baby. Sie selbst sollten bequeme Kleidung tragen, die ruhig ein wenig Öl abbekommen kann. Bevor Sie mit der Massage beginnen, vergessen Sie nicht, das Zimmer gut zu heizen, Ihre Hände zu waschen, Ihren Schmuck abzulegen und Ihren Körper zu entspannen. Setzen Sie sich einen Augenblick mit geschlossenen Augen ruhig hin. Lassen Sie Ihren Kopf nun behutsam nach vorne fallen, sodass Ihr Kinn die Brust berührt. Kreisen Sie mit Ihrem Kopf langsam erst im, dann gegen den Uhrzeigersinn. Strecken Sie dabei Ihren Nacken, damit Ihr Kopf langsame, weit ausholende Kreisbewegungen machen kann. Spüren Sie, wie sich all Ihre Muskeln im Nacken und den Schultern dehnen und entspannen.

Nehmen Sie drei weitere Atemzüge. Beim ersten Ausatmen sprechen Sie folgende Affirmation: »Ich lasse jetzt die Spannung los. Mein Körper ist entspannt.« Spüren Sie, wie Sie auch noch die letzten Verspannungen und Ängste loslassen. Sie ruhen zuversichtlich in Ihrer Mitte.

Beim nächsten Atemzug sprechen Sie beim Ausatmen ebenfalls eine Affir-

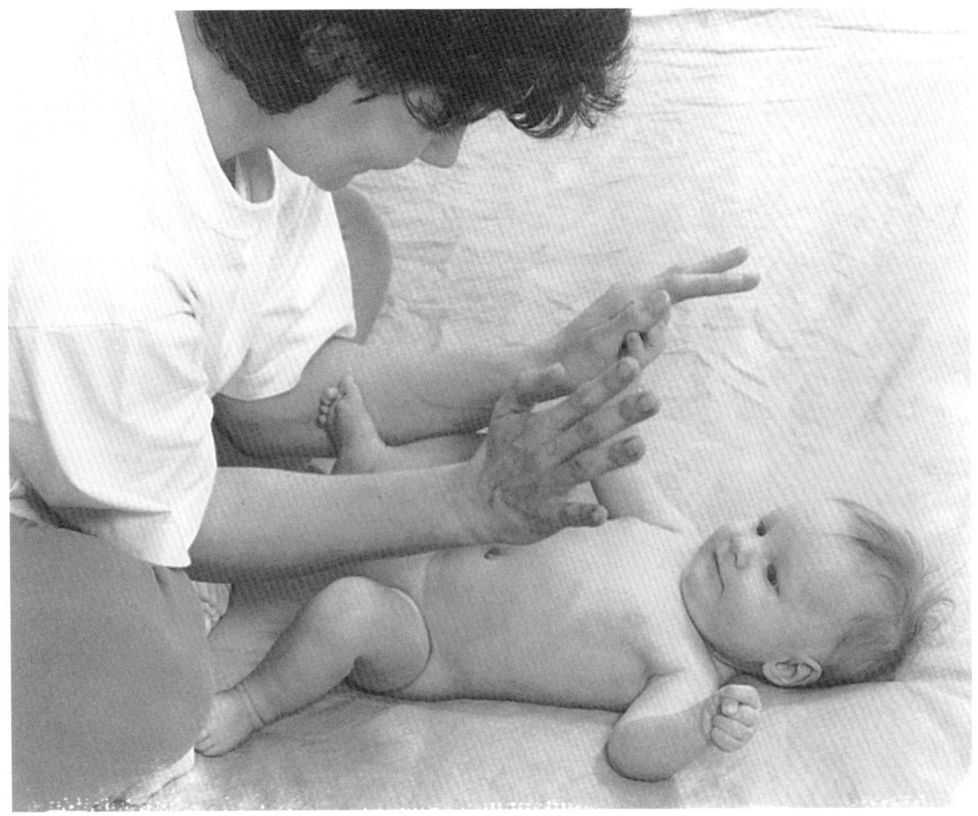

mation: »Ich lasse jetzt alle störenden Gedanken los und konzentriere mich ganz auf mein Baby.« Machen Sie sich frei von allen Sorgen und Zukunftsplänen – sie ziehen davon wie Vögel über den strahlend blauen Himmel. In diesem Augenblick gibt es nur Sie und Ihr Baby – und Sie beide dürfen sich diese gemeinsame Zeit gönnen.

Atmen Sie wieder tief ein. Beim Ausatmen sprechen Sie nun erneut eine Affirmation: »Durch meine Hände fließt meine zärtliche Liebe zu meinem Baby.« Visualisieren Sie die ganze Liebe, die Sie für Ihr Kind empfinden, als strahlende Sonne mitten in Ihrem Herzen. Mit jedem Herzschlag sendet sie ihre warmen Strahlen durch Ihre Arme in Ihre Hände und über diese zu Ihrem Baby, während Sie mit der Massage beginnen.

Ein harmonischer geistiger Zustand ist mit einer langsamen und regelmäßigen Tiefenatmung verbunden. Wenn Sie Ihr Baby massieren, sollten Sie tief und langsam einatmen, sodass sich Ihre Lungen bis in den Bauch hinunter mit Luft füllen, und dann wieder tief ausatmen. Seufzen Sie ab und zu laut, atmen Sie durch die Nase ein und durch den Mund wieder aus, während Sie gleichzeitig Ihren Körper bewusst entspannen. Ihr Baby wird Ihre zunehmende Entspannung ebenfalls spüren und macht Ihre Seufzer schließlich vielleicht sogar nach. Nun sind Sie bereit, mit der Massage zu beginnen.

Bitten Sie um Erlaubnis, bevor Sie anfangen

Beim ersten Mal brauchen Sie nur die untere Körperhälfte des Babys zu entkleiden, denn ich empfehle, diesmal nur die Beine zu massieren. Entfernen Sie die Windel und legen Sie ein Tuch oder eine Windel vor das Baby, die Sie im Notfall schnell unterlegen können.

Später können Sie länger und mehr Körperteile massieren. Es dauert vielleicht eine Weile, bis Ihr Baby eine Ganzkörpermassage genießen kann. Wenn Sie schon etwas geübter sind und Ihr Baby sich an die Massage gewöhnt hat, werden Sie während der Massage selbst herausfinden, was Ihr Baby gerne hat und braucht.

Beim Ausziehen können Sie Ihrem Baby erzählen, dass es jetzt gleich massiert wird. Geben Sie ihm ein spezielles Zeichen, wenn es losgeht. Vielleicht so: Verreiben Sie ein wenig Massageöl in Ihren Handflächen. Reiben Sie sie aneinander, damit sie warm werden. Dabei sagen Sie: »Es ist Zeit für eine Massage.« Ihr Baby hört, wie Sie das Öl verreiben und lauscht aufmerksam dem Klang des Wortes »Massage«. Zeigen Sie Ihrem Baby Ihre Handflächen und fragen Sie es dabei: »Darf ich dich jetzt massieren?« Beim ersten Mal weiß Ihr Baby natürlich noch nicht, was passieren wird. Aber später wird es diesen Ablauf wieder erkennen und darauf reagieren.

Woran können Sie erkennen, wenn Ihr Baby nicht massiert werden will? Gewöhnlich wird es die Arme in einer Schutzbewegung nach oben werfen, seinen Kopf abwenden, treten und zu quengeln anfangen. Vielleicht bekommt es einen Schluckauf, schlägt mit den Ärmchen um sich und verdreht die Augen.

In diesem Fall können Sie versuchen, es wärmer zu machen, das Baby zuzudecken, es dichter an Ihren Körper zu legen und Ihre warmen Hände auf seine Beine zu legen, wobei Sie die Tiefenentspannungsmethode anwenden – das »Handauflegen« aus Kapitel 9. Dann fragen Sie es noch einmal. Oft genügt eine kleine Veränderung, damit es sich wohl genug fühlt, um sich massieren zu lassen. Vielleicht müssen Sie sich aber auch noch tiefer entspannen. Überlegen Sie, wie Sie die Atmosphäre so verändern können, dass es Ihr Baby wärmer und behaglicher hat.

Wenn es immer noch ablehnend reagiert, verschieben Sie die Massage auf einen anderen Zeitpunkt. Wirkt es lediglich unentschlossen und quengelt nur ein wenig herum, fahren Sie fort. Oft beruhigt sich ein quengeliges Baby und fängt an, die Massage zu genießen, nachdem Sie das erste oder zweite Bein massiert haben. Beim nächsten Mal ist ihm die Massage vielleicht schon vertrauter.

Diese Vorbereitung auf die Massage erfüllt mehrere wichtige Aufgaben. Sie teilen Ihrem Baby mit, dass es gleich eine neue Erfahrung machen wird. Es kann

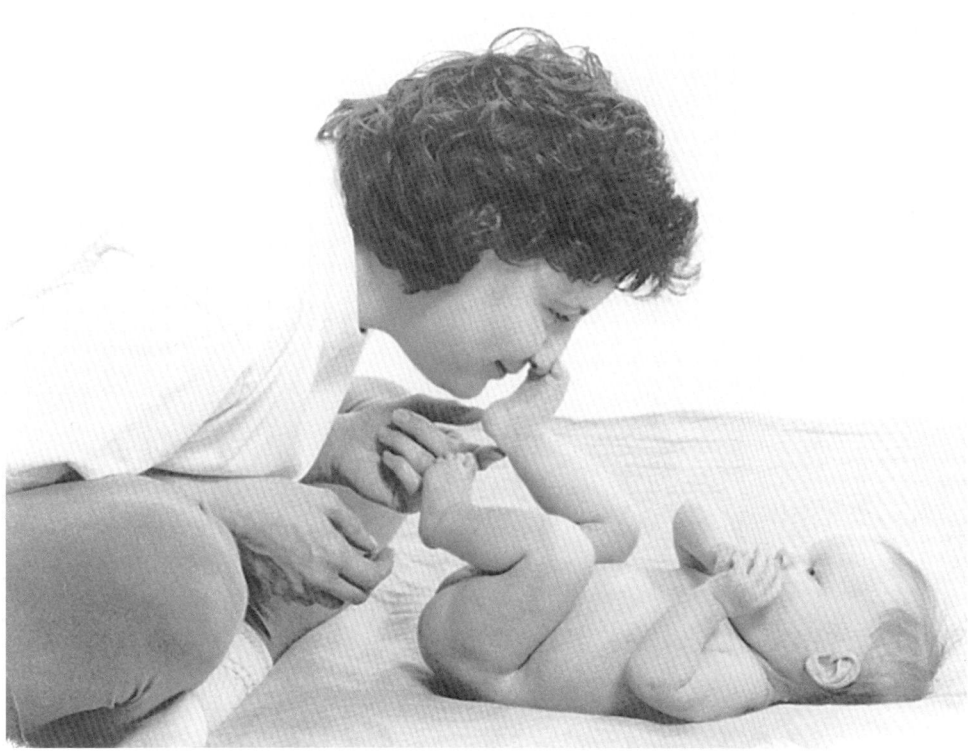

sich besser darauf einstellen. Durch Ihre Stimme und Ihre Körpersprache vermitteln Sie ihm auch Ihren Respekt: »Du hast Respekt verdient. Dein Körper gehört dir. Andere Leute müssen dich um Erlaubnis fragen, wenn sie dich berühren wollen.« In Kapitel 14 werden wir darauf eingehen, wie diese frühen Erfahrungen dazu beitragen werden, dass das Kind später einmal zwischen guten und schädlichen Berührungen unterscheiden kann. Diese Einstimmung vor der Massage gewährleistet das Vertrauen, den Respekt und die Wertschätzung, die erforderlich sind, um ein gesundes Leben führen zu können.

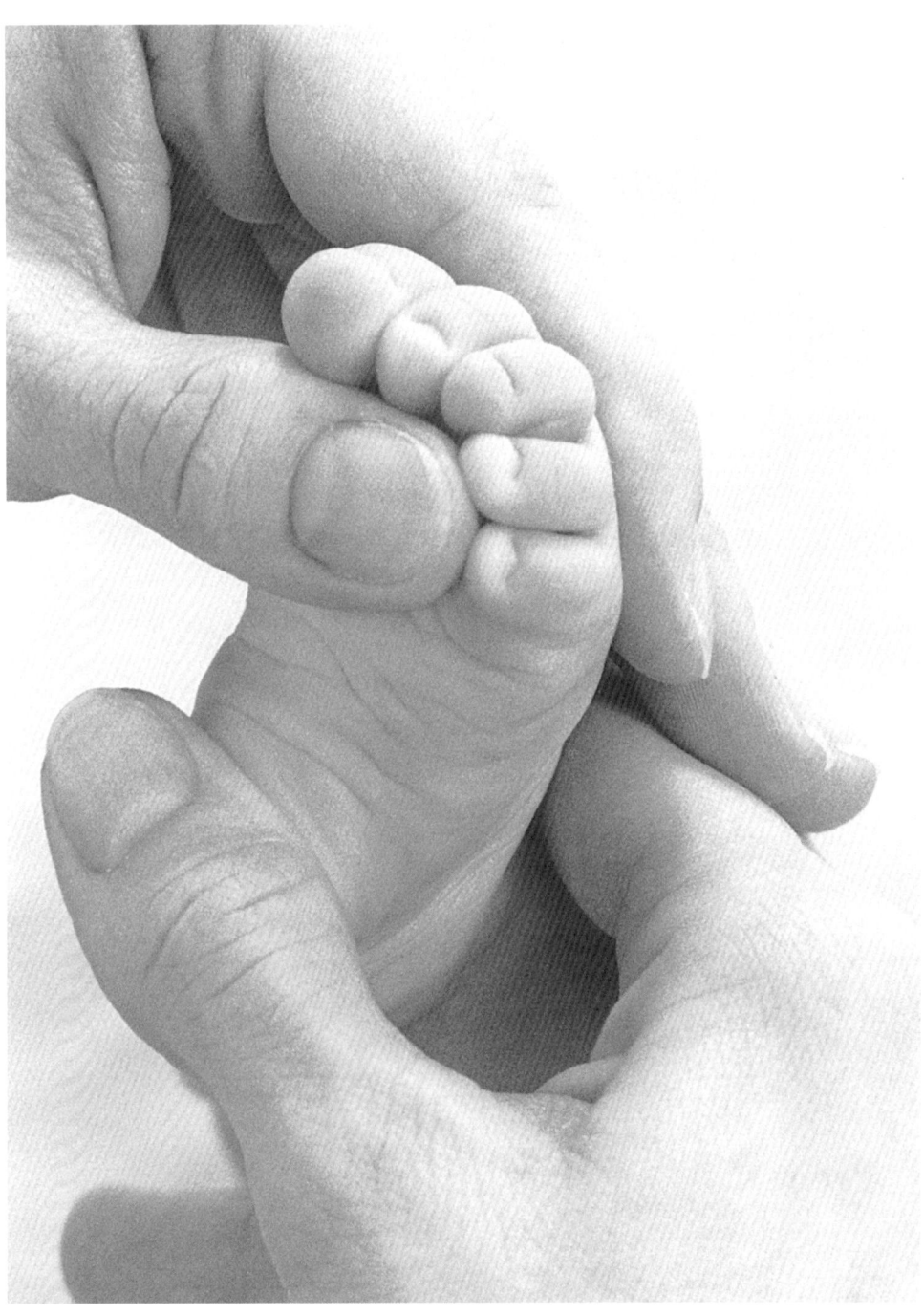

Kapitel 13:
Wie Sie Ihr Baby massieren

*Wenn ich vom erschöpfenden Lebenskampf
Entspannung suche,
betrachte ich das Gesicht meines Babys
und finde dort Frieden.*

Martha F. Crow

Nur Sie beide

Wenn Sie Ihr Baby massieren, drückt jede Bewegung Ihres Körpers Ihre Liebe aus. Ihre kräftige, zärtliche Berührung, der Massagerhythmus, in dem sich Ihr Körper bei jeder Streichbewegung vor- und zurückbeugt, Ihre Augen, Ihr Lächeln und Ihre Stimme sind ebenso wichtig für die Sinneserfahrung wie die Massage selbst. Schauen Sie Ihrem Baby in die Augen und öffnen Sie sich für die Liebe, die Sie beide füreinander empfinden. Entspannen Sie sich und beginnen Sie die Massage mit einer ersten zarten Berührung der Babyhaut. Spüren Sie, wie warm und entspannt Ihre Hände sind und wie sie Ihrem Baby Geborgenheit vermitteln. Wenn nichts dagegen spricht, wiederholen Sie jede Streichbewegung drei- bis viermal.

Die Reihenfolge der Streichbewegungen ist wichtig

Ursprünglich begann die Indische Massage bei der Brust. Ich fand heraus, dass es besser ist, mit den Beinen und Füßen zu beginnen. Bevor Babys den Blickkontakt aufnehmen, strampeln die meisten von ihnen mit den Beinchen. Vielleicht können Sie sogar eine Art »Zeichensprache der Beine« entdecken, die Ihr Baby verwendet, um einen vertrauensvollen Kontakt zu einem anderen Menschen herzustellen. Sogar wenn man zwei Babys nebeneinander legt, strampeln sie mit den Beinen, so als ob sie über ihre Füße miteinander kommunizieren wollten!

Füße und Beine sind die am wenigsten verletzbaren Körperteile Ihres Babys. Wenn Sie mit dem Oberkörper beginnen, verspannt es sich womöglich und bekommt Angst. Instinktiv hebt es schützend die Ärmchen vor die Brust und zieht seine Beine an, um seine lebenswichtigen Organe zu schützen. Wenn die Massage bei den Beinen und Füßen beginnt, kann es Vertrauen gewinnen und sich allmählich daran gewöhnen. Viele Babys mögen es am liebsten, wenn man ihre Beine und Füße massiert. Wenn Sie also bei diesen Körperteilen anfangen, kann sich Ihr Baby völlig entspannen.

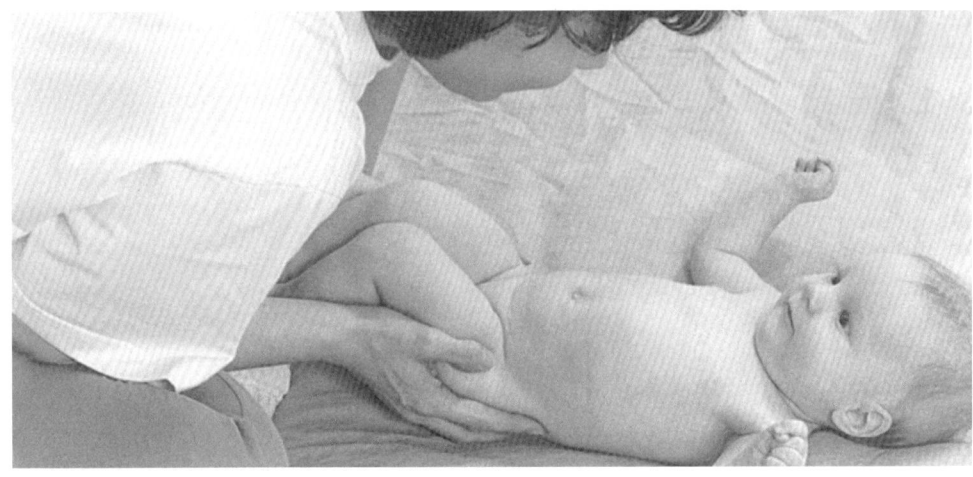

Empfindliche Stellen

Sollte Ihr Baby einen Krankenhausaufenthalt hinter sich haben, wurde ihm dort sicherlich einige Male aus der Ferse Blut abgenommen. Diese Stellen bleiben noch lange nachdem die Einstiche verheilt sind, hochempfindlich. Wenn Ihr Baby ängstlich oder mit Unbehagen reagiert, wenn Sie seine Füße massieren, hören Sie mit den Streichbewegungen auf und halten Sie seine Füße einfach sanft in Ihren Händen und umfassen sie. Verwenden Sie diese Festhaltetechnik ein paar Tage lang, bis Ihr Baby die Berührung toleriert, und versuchen Sie es dann erneut.

Die Empfindlichkeit kann auch bei anderen Körperteilen auftreten: Ein Baby mit Magen-Darm-Beschwerden wird auf die Bauchmassage, ein Baby mit Herz-Monitor-Pads auf der Brust auf die Brustmassage reagieren. Die meisten Neugeborenen halten ihre Arme wie im Mutterleib instinktiv in einer Schutzhaltung. Stimmen Sie Ihr Baby mit dem Handauflegen ein, schütteln oder klopfen Sie es sanft und sagen »Entspann dich«. Wenn es loslässt, verstärken Sie es mit positivem Feedback.

Darf ich deine Beine und Füße massieren?

Aus verschiedenen Gründen beginnen wir mit der Massage bei den Beinen und Füßen. Babys kommen mit ihnen in Kontakt mit der Außenwelt. Beobachten Sie Ihr Baby einmal genau, wenn es jemanden kennenlernt. Bevor es Blickkontakt aufnimmt, strampelt es.

Die Streichbewegungen des »indischen und schwedischen Streichens« (»Melkens«) regen die Blutzirkulation in den Füßen und den Rückfluss des Blutes zum Herzen an. Die Druck-, Dreh- und Rolltechniken entspannen die Beine und verbessern den Muskeltonus. Massieren Sie erst das eine, dann das andere Bein. Stimmen Sie Ihr Baby mit dem »Handauflegen« ein, indem Sie Ihre Hände auf seine Beine legen.

1. Indisches Streichen (»Melken«)

Streichen Sie das Bein von der Hüfte bis zum Knöchel, wobei Sie das Bein am Knöchel unterstützen. Erst massieren Sie mit der einen Hand die Außenseite des Beins, dann mit der anderen die Innenseite. Achten Sie darauf, dass der Körper des Babys auf der Unterlage liegen bleibt.

2. Umschließen und Gleiten

Umfassen Sie das Bein gut mit beiden Händen, legen Sie Ihre Hände dabei nah zusammen, ohne das Knie zu verdrehen. Massieren Sie vom Schenkel hinunter bis zum Knöchel, wobei Sie die Hände gegeneinander drehen – mit sehr sanftem Druck. Diese Bewegung massiert die Muskulatur und entspannt sie.

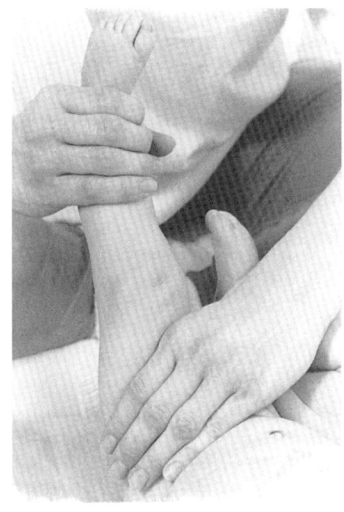

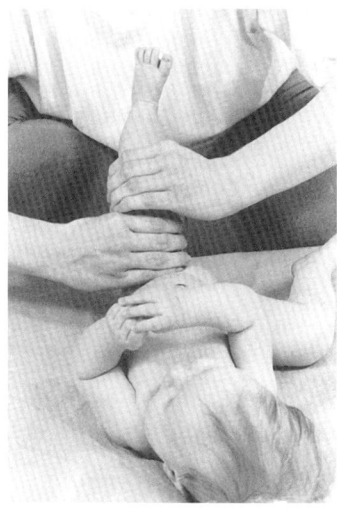

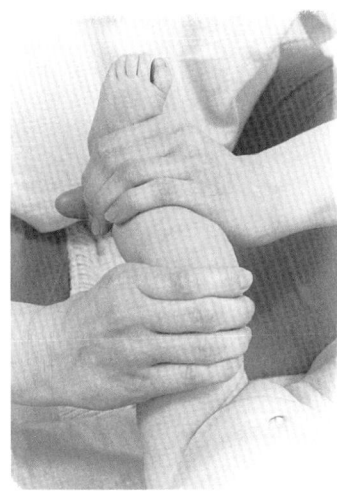

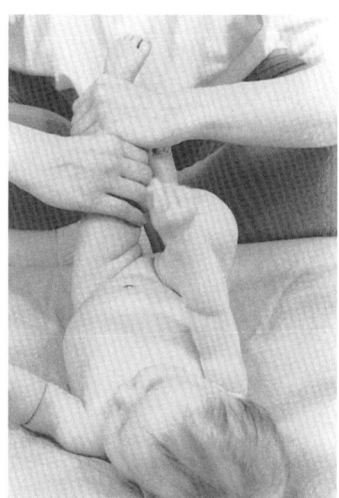

3. Daumen über Daumen

Streichen Sie abwechselnd mit den Daumen von der Ferse zu den Zehen über die Fußsohlen.

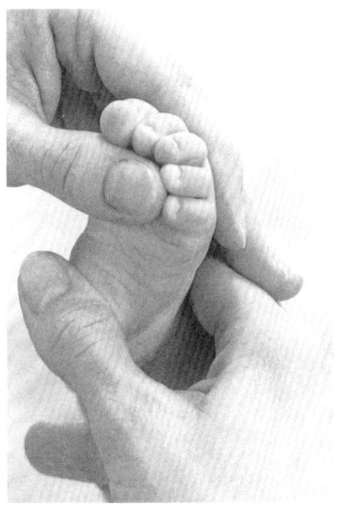

4. Zehendrücken

Drücken Sie jede einzelne Zehe und lassen Sie sie kreisen.

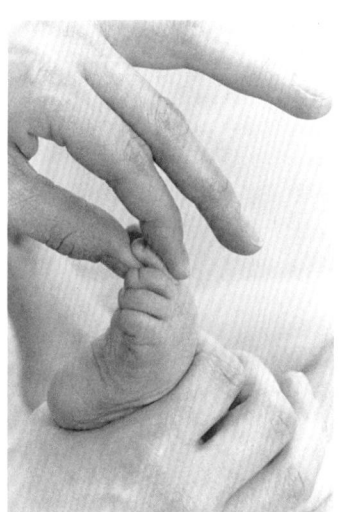

Der Fuß

Im Fuß befinden sich 72.000 Nervenenden. Die zahlreichen Theorien über die Wirkung der Fußmassage stimmen alle darin überein, dass bestimmte Zonen (»Reflexzonen«; Anm. d. Übers.) an den Füßen mit entsprechenden Körperbereichen verbunden sind. Umweltbelastungen können dazu führen, dass unser Immunsystem aus dem Gleichgewicht gerät, was sich als Erkältung, Grippe, Ohrenentzündung usw. niederschlagen kann. Masseure, die sich eingehend mit den Fußreflexzonen beschäftigt haben und die Reflexzonenmassage anwenden, behaupten, dass sich bei solchen Infekten überschüssige Harnsäure und Kalzium an den Nervenenden der Füße ablagern. Diese Ablagerungen blockieren den Energiefluss im Körper. Durch die Fußmassage werden diese Ablagerungen gelöst, vom Blut und der Lymphe abtransportiert und schließlich aus dem Körper ausgeschieden.

5. Unter den Zehen

Legen Sie den Zeigefinger direkt in die Mulde unter die Zehen und drücken Sie sanft auf diesen Bereich.

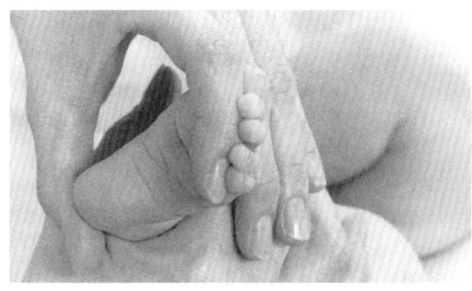

6. Fußballen

Pressen Sie Ihren Zeigefinger leicht auf den Fußballen, dort wo die Ferse anfängt, und massieren Sie diesen Bereich sanft.

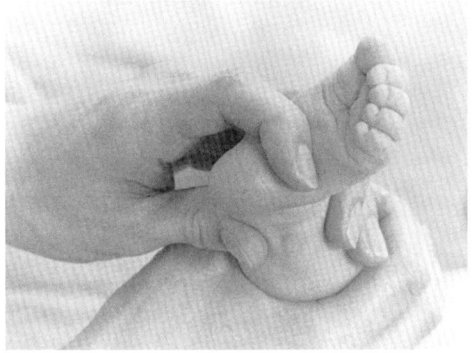

7. Daumendrücken

Drücken Sie mit beiden Daumen die gesamte Fußsohle.

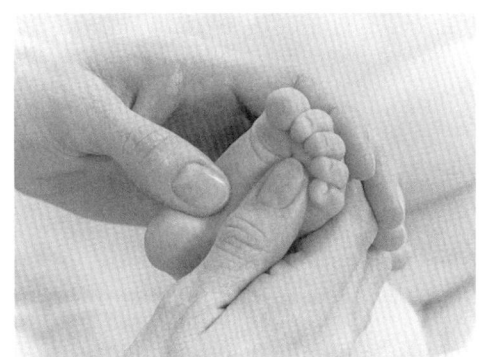

8. Fußrücken

Streichen Sie mit Ihren Daumen abwechselnd über den Fußrücken in Richtung Knöchel.

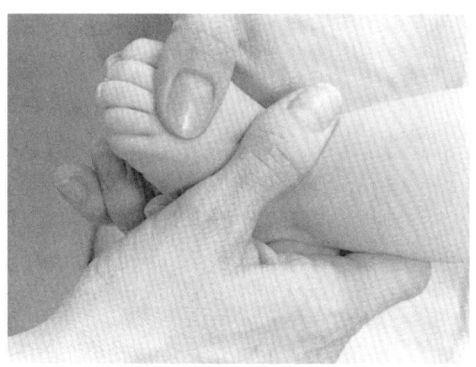

9. Knöchelkreisen

Kreisen Sie mit kleinen Daumenbewegungen rund um das Knöchelgelenk.

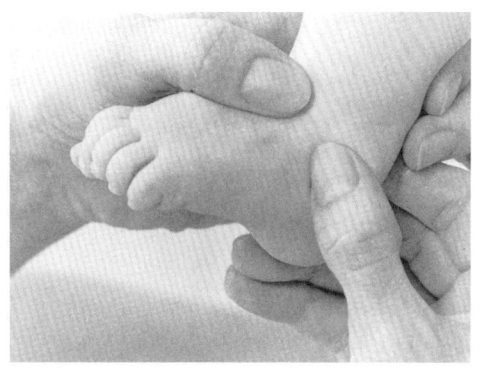

10. Schwedisches Streichen (»Melken«)

Streichen Sie das Bein vom Knöchel bis zur Hüfte, wobei Sie das Bein am Knöchel unterstützen. Erst massieren Sie mit der einen Hand die Außenseite des Beins, dann mit der anderen die Innenseite. Achten Sie darauf, dass der Körper des Babys auf der Unterlage liegen bleibt.

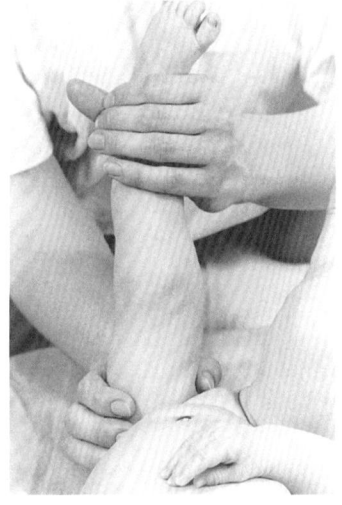

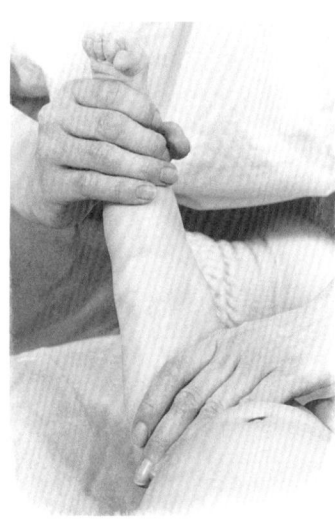

11. Rollen

Rollen Sie das Bein vom Oberschenkel bis zum Knöchel zwischen Ihren Händen. Die meisten Babys lieben diese Bewegung!

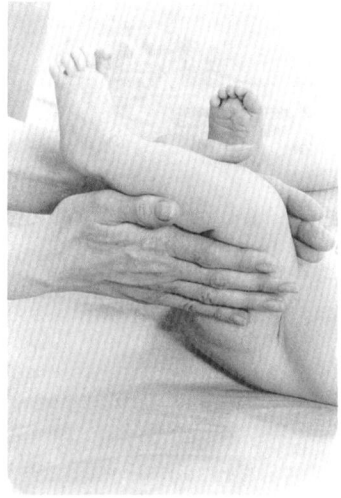

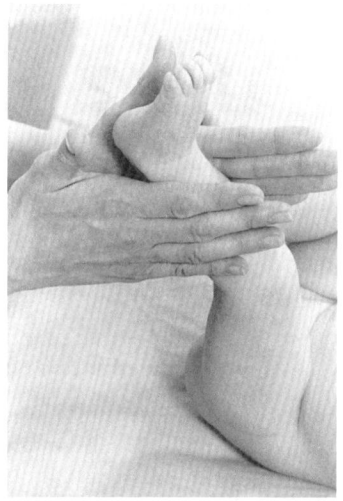

12. Entspannung für den Po

Nachdem Sie beide Beine und Füße massiert haben, streichen Sie nun mit beiden Händen in kleinen Kreisbewegungen über die Pobacken. Streichen Sie dann die Beine bis zu den Füßen aus, wobei Sie diese leicht hin und her wiegen.

13. Integration

Streichen Sie mit beiden Händen mit einer Wischbewegung vom Po zu den Füßen. Dies integriert die Beine mit dem Rumpf und gibt Ihrem Baby zu verstehen, dass Sie nun zu einem anderen Körperteil übergehen.

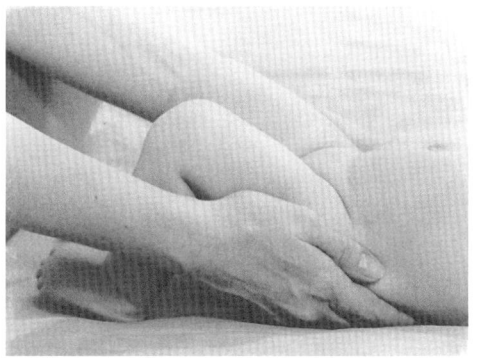

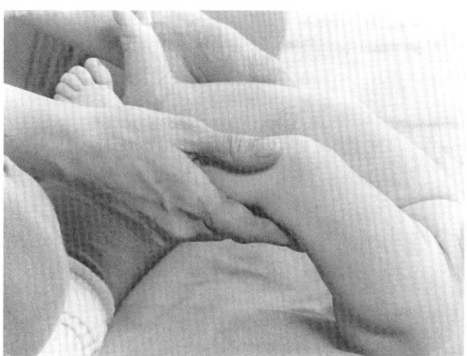

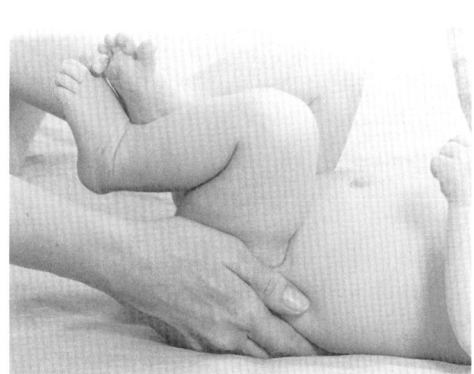

Darf ich dein Bäuchlein massieren?

Die Bauchmassage wirkt anregend auf die inneren Organe des Babys und hilft bei Blähungen und Verstopfung. Die meisten Streichbewegungen enden am linken Unterbauch des Babys (Ihrer rechten Seite). Hier befindet sich der Ausscheidungsbereich des Darms. Der Zweck der Massage besteht darin, Gase und Abfallprodukte zum Enddarm zu befördern. Massieren Sie stets vom Brustkasten abwärts, bei Kreisbewegungen im Uhrzeigersinn. Wenn Ihr Baby unter Koliken leidet, finden Sie dafür eine spezielle Massage in Kapitel 15.

1. Handauflegen

Nehmen Sie Kontakt mit dem Bauch Ihres Babys auf, indem Sie Ihre Hand auf seinen Bauch legen. Stellen Sie sich vor, wie schwer, warm und entspannt Ihre Hand dabei ist. Teilen Sie Ihrem Baby mit, dass nun sein Bäuchlein dran ist.

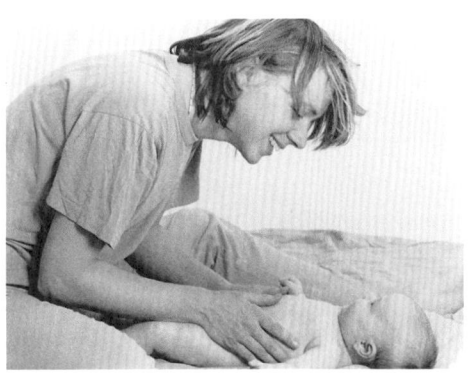

2. Wasserrad Teil A

Streichen Sie mit den Handflächen abwechselnd über den Bauch des Babys, als ob Sie ein Sandloch schaufeln wollten. Legen Sie dabei Ihre Handflächen gut auf den Bauch des Babys auf und massieren Sie nicht mit den Handkanten. Wiederholen Sie dies sechsmal.

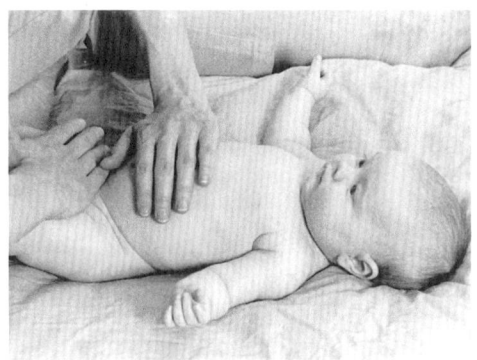

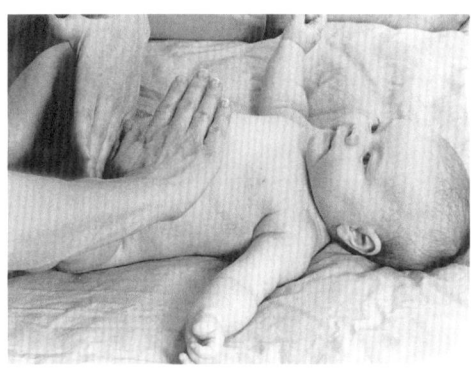

3. Wasserrad Teil B

Heben Sie mit einer Hand die Beine des Babys und halten Sie sie leicht an den Knöcheln umfasst. Sein Körper sollte ganz nah bei Ihnen und seine Hüften fest auf der Unterlage liegen. Heben Sie seinen Körper nicht an.

Mit der anderen Hand führen Sie die in Teil A beschriebene Streichbewegung aus. Dies trägt zur Entspannung des Bauches bei und die Massage kann tiefer einwirken.

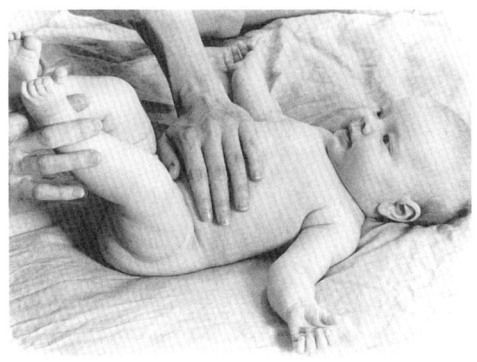

Eine andere Möglichkeit, die Beine bei dieser Massage anzuwinkeln, besteht darin, das linke Bein des Babys auf Ihre rechte Hand zu legen und mit dieser den rechten Oberschenkel zu umfassen – oder umgekehrt. Mit der freien Hand können Sie dann massieren.

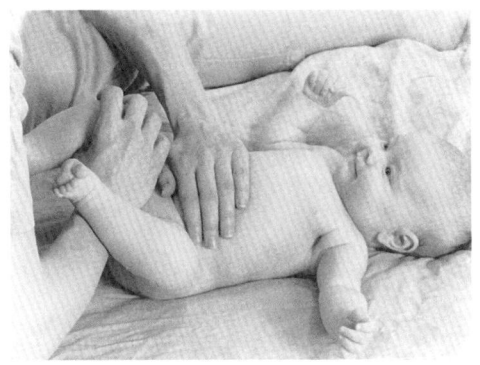

4. Daumen zu beiden Seiten

Legen Sie die Daumen flach auf den Nabel des Babys und streichen Sie damit zu beiden Seiten. Achten Sie darauf, dass die Daumen flach aufliegen, damit sie nicht in den Bauch drücken.

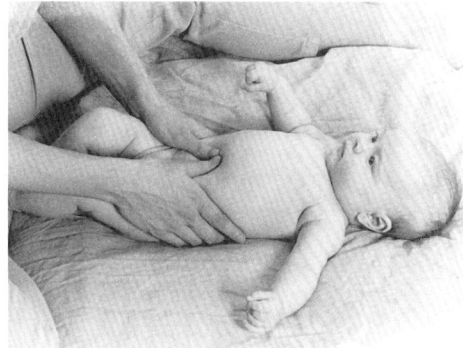

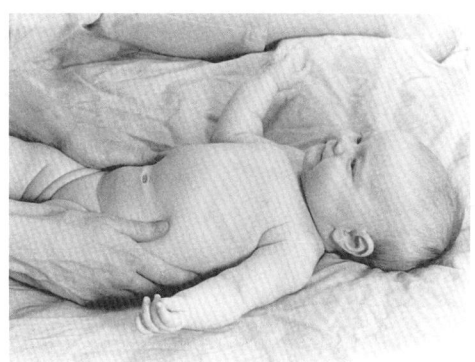

5. Sonnenmond

Mit Ihrer linken Hand beginnen Sie auf Ihrer linken Seite (bei 7 Uhr) im Uhrzeigersinn den Bauch in einem vollen Kreis zu massieren. Während die linke Hand den unteren Teil des Kreises beschreibt, massieren Sie mit der rechten in einem Halbmond unterhalb des Rippenbogens, wobei sich Ihre Hand von rechts nach links bewegt (von Ihrer linken Seite nach rechts) wie ein umgekehrtes U.

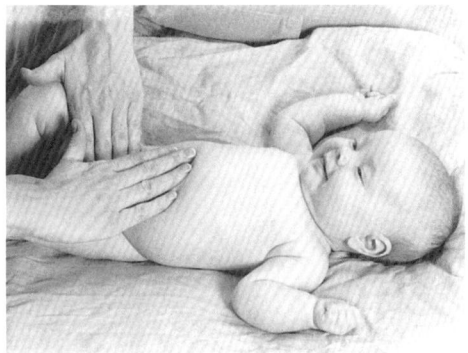

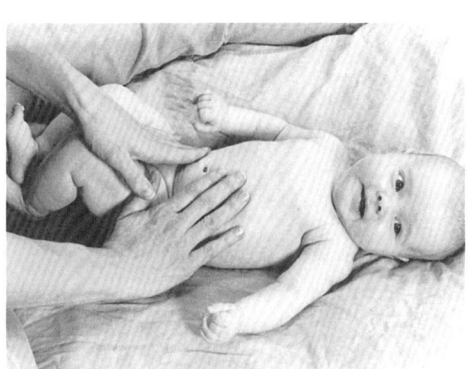

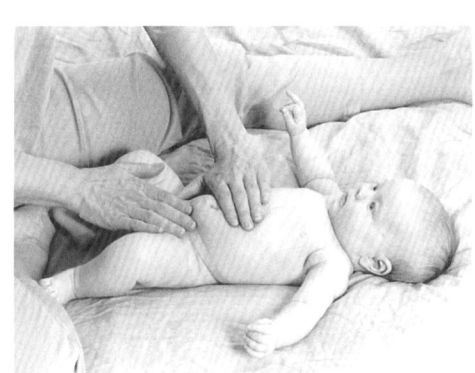

6. Ich liebe dich

Bei dieser Massage sagen Sie zu Ihrem Baby mit hoher Stimme: »Ich liebe dich.« Das wird Ihrem Baby sehr gefallen.

Als Erstes streichen Sie in Form eines »I« mit Ihrer Rechten ein paar Mal über die linke Bauchseite Ihres Babys, wobei Sie mit Ihren Fingern vom Rippenbogen aus in einer geraden Linie nach unten streichen. Dabei sagen Sie: »I-i-i-i-i-ch«.

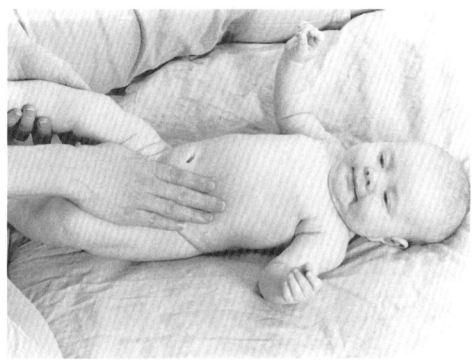

Nun malen Sie ein umgekehrtes »L« auf den Bauch des Babys, indem Sie von Ihrer linken Seite zur rechten und dann nach unten streichen. Dabei sagen Sie: »l-i-i-i-i-be«.

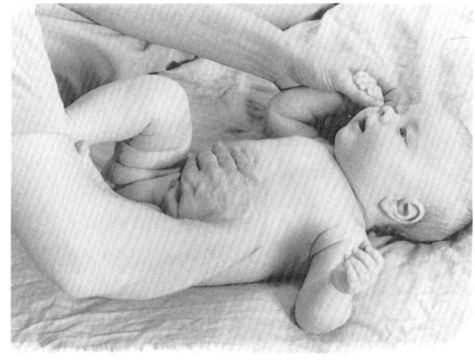

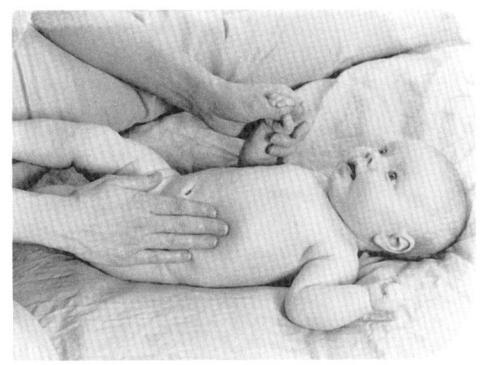

Zuletzt massieren Sie in Form eines Hufeisens ein »D«, das Sie von links nach rechts oben auf den Bauch des Babys malen (vom Baby aus gesehen von seiner rechten zur linken Seite). Bleiben Sie mit Ihren Händen dabei unter dem Rippenbogen. Dabei sagen Sie: »d-i-i-i-i-ch«.

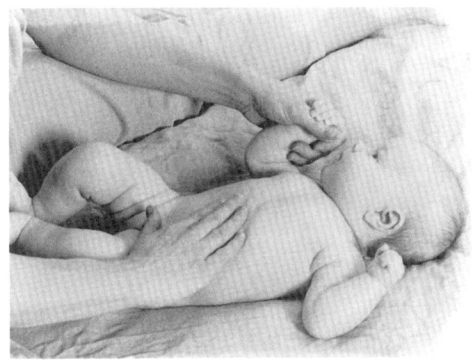

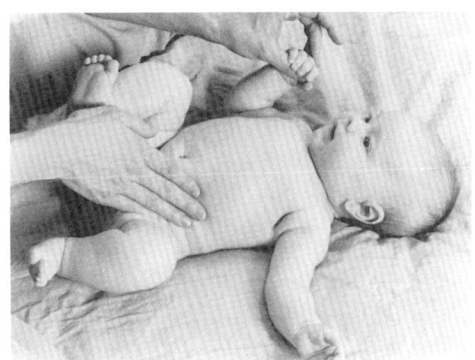

7. Spazieren gehen

»Spazieren« Sie mit den flachen Fingerkuppen in Höhe des Nabels von Ihrer linken Seite aus nach rechts über den Bauch des Babys. Vielleicht spüren Sie, wie die Luft in seinem Bauch unter Ihren Fingern in Bewegung kommt.

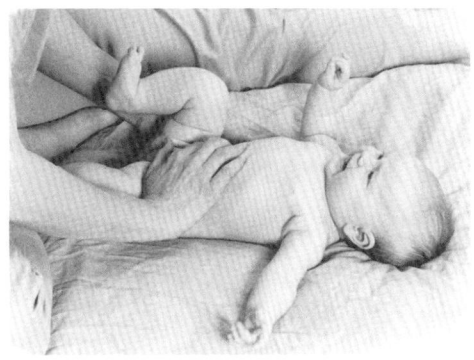

Nach der Bauchmassage gehen wir zur Brust über.

Darf ich deine Brust massieren?

Die Massage des Brustkorbs regt die Lungen- und Herzfunktion an. Stellen Sie sich dabei vor, wie der Atem des Babys durch die Massage frei fließen kann und Ihre Liebe in sein Herz strömt. Zur Kontaktaufnahme beginnen Sie wiederum mit dem Handauflegen (S. 95).

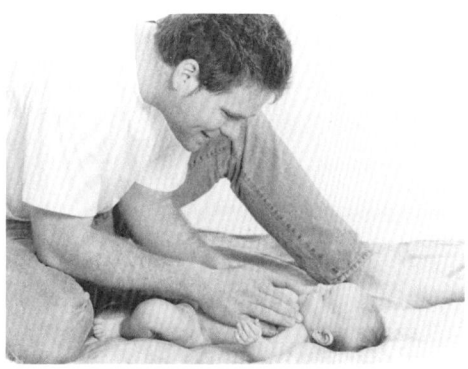

1. Offenes Buch

Legen Sie beide Hände nebeneinander auf die Brustmitte und streichen Sie dem Rippenbogen folgend nach beiden Seiten hin, so als wollten Sie die Seiten eines Buches glatt streichen.

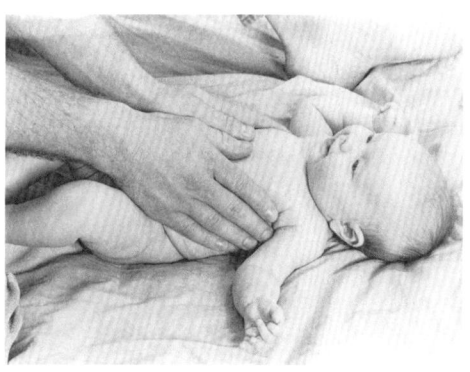

Während Sie in einer Art Herzform nach unten und dann wieder in der Mitte nach oben zurück zum Ausgangspunkt streichen, sollten Ihre Hände immer in Körperkontakt bleiben.

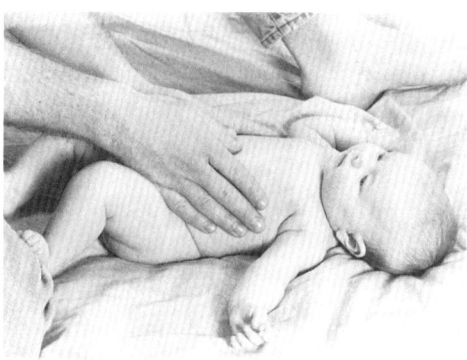

Druck üben Sie nur von der Mitte der Brust nach außen hin aus, ansonsten geht es nur darum, dass Ihre Hände in Kontakt mit dem Körper bleiben.

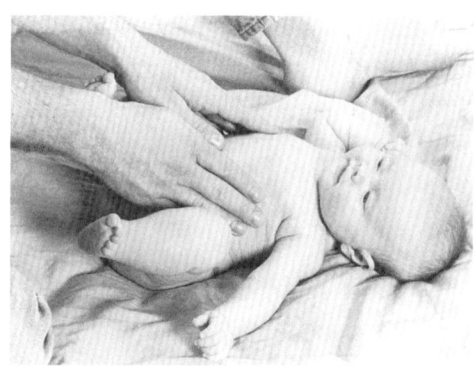

2. Schmetterling

Zu Beginn dieser Massagebewegung liegen Ihre Hände seitlich auf dem Brustkorb des Babys auf.

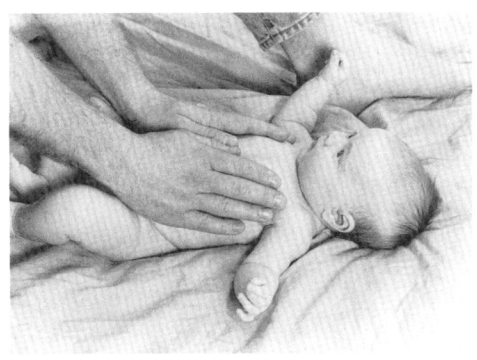

Nun massieren Sie mit der rechten Hand diagonal zur rechten Schulter des Babys. Drücken Sie die Schulter ganz leicht und führen Sie die Hand dann zum Ausgangspunkt zurück. Achten Sie darauf, das Kinn des Babys nicht mit Ihren Fingernägeln zu kratzen.

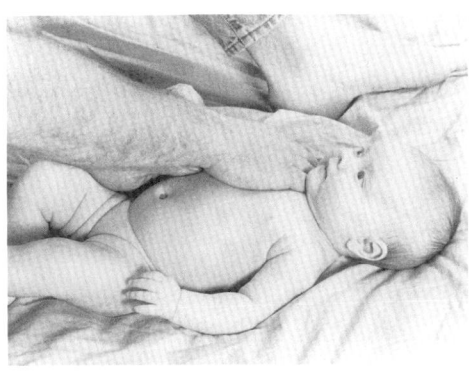

Nun massieren Sie mit der linken Hand diagonal über den Brustkorb zur linken Schulter des Babys und führen die gleiche Bewegung aus. Abwechselnd folgt eine Hand der anderen in einem rhythmischen Kreuzen über der Brust. Bei der Bewegung zur Schulter hin üben Sie mehr Druck aus als bei der Bewegung zurück. Achten Sie darauf, dass Ihre Bewegungen aus Ihrer eigenen Mitte, aus dem Kreuz kommen und

Ihre Arme und Hände warm und entspannt sind.

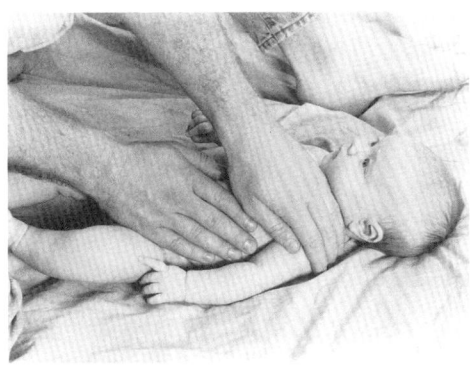

3. Integration

Streichen Sie mit beiden Händen von der Brust über den Bauch bis zu den Füßen hin aus, um alle Körperbereiche, die Sie bisher massiert haben, zu integrieren.

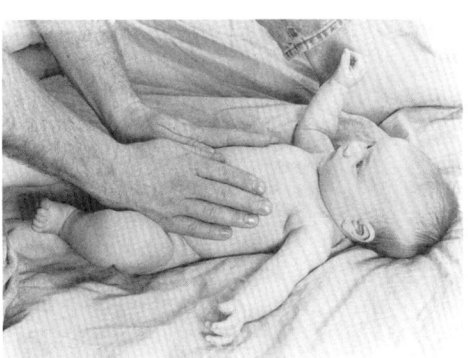

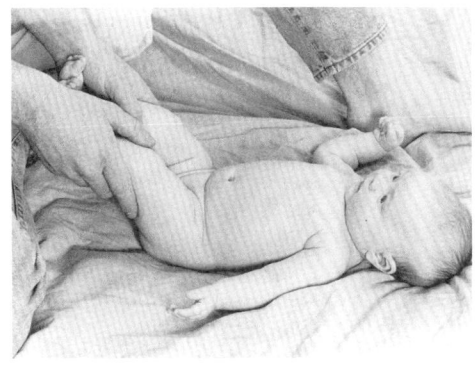

Darf ich deine Arme und Hände massieren?

Bei den Streichbewegungen an den Armen zeigt sich besonders deutlich, wie gut sich die schwedische und die indische Massage ergänzen.

Bei der traditionellen indischen Methode wird der Arm von der Schulter bis zum Handgelenk geknetet, wobei man sich vorstellt, dass Stress und Spannung durch die Fingerspitzen abfließen. Bei der schwedischen Massage geht man genau umgekehrt vor und knetet vom Handgelenk zur Schulter, in Richtung des Herzens. Wir verbinden beide Methoden – die indische Massage, um gestaute Energien zu lösen und den Körper ins Gleichgewicht zu bringen, und die schwedische Massage, um die Durchblutung anzuregen.

1. Handauflegen

Berühren Sie die Arme Ihres Babys sanft mit warmen Händen und bitten Sie um Erlaubnis, sie massieren zu dürfen.

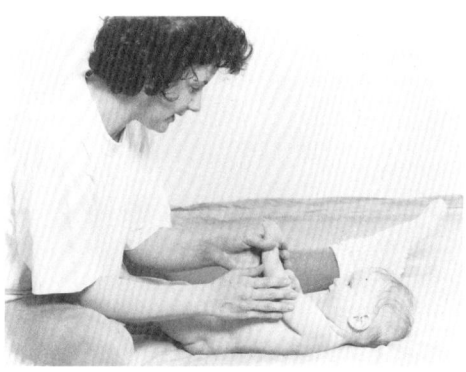

2. Achselhöhlenmassage

Streichen Sie ein paar Mal die Achselhöhlen aus, um die wichtigen Lymphknoten in diesem Bereich anzuregen.

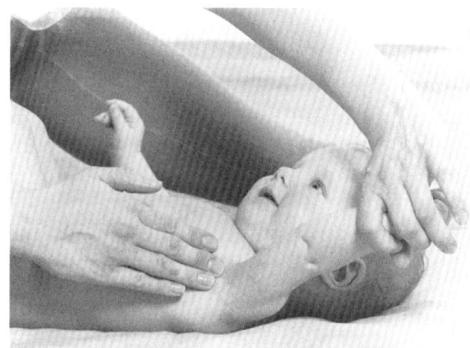

Manche Babys mögen es nicht, wenn ihre Arme massiert werden und halten sie schützend vor die Brust. Massieren Sie ihn in dieser Haltung, um Ihr Baby in seinem Selbstschutz zu unterstützen. Wenn es sich allmählich entspannter und geborgener fühlt, wird es auch seinen Arm entspannen und ihn Ihnen zur Massage geben.

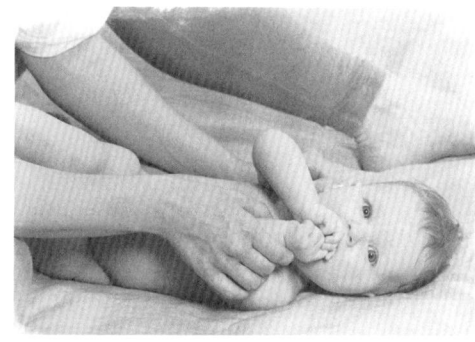

Dieses Foto zeigt die indische Massage bei einem Baby, das seine Arme festhält. Die Mutter unterstützt es dabei, indem sie es in dieser Position massiert. Gewöhnlich öffnen sich Babys dann bald.

3. Indisches Streichen (»Melken«)

Unterstützen Sie den Arm des Babys mit der einen Hand am Handgelenk. Mit der anderen Hand streichen Sie den Arm nun von der Schulter zum Handgelenk. Danach nehmen Sie Ihre andere Hand und streichen abwechselnd mit der Handinnenfläche, wobei die massierende Hand den Arm des Babys ganz umschließt. Auch hier zeigt die Innenkante der Hand zwischen Daumen und Zeigefinger zu Ihnen. Bei sehr kleinen Babys massiert man nur mit drei oder vier Fingern, später erst mit der ganzen warmen, umschließenden Hand. Lassen Sie die Schulter des Babys dabei auf der Unterlage liegen, damit sein Körper nicht hochgezogen wird.

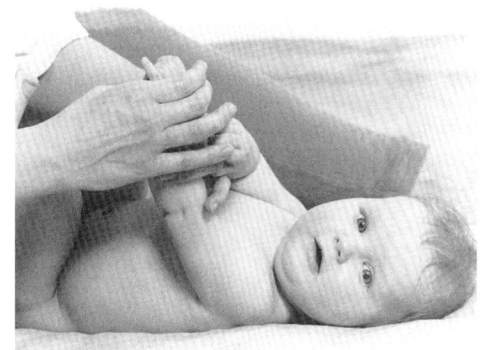

4. Umschließen und Gleiten

Umfassen Sie den Arm Ihres Babys mit beiden Händen und massieren Sie ihn sanft, indem sich Ihre Hände entgegengesetzt bewegen. Ihre Hände sollten dabei dicht übereinander gleiten, damit Sie nicht den Ellenbogen verdrehen.

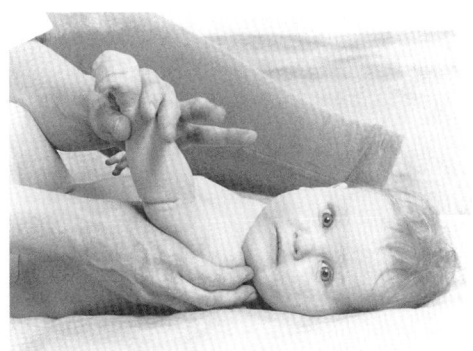

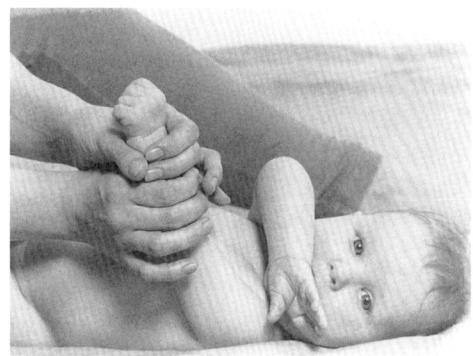

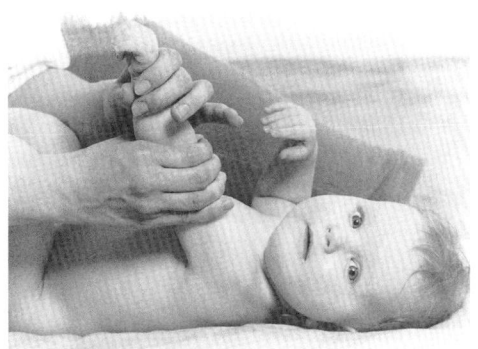

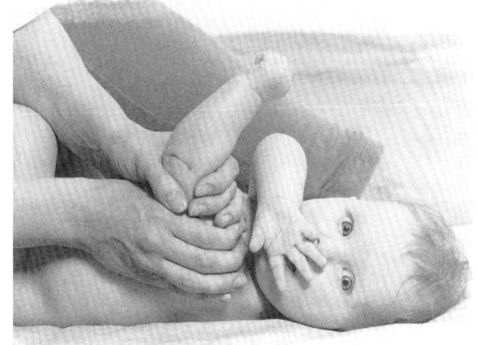

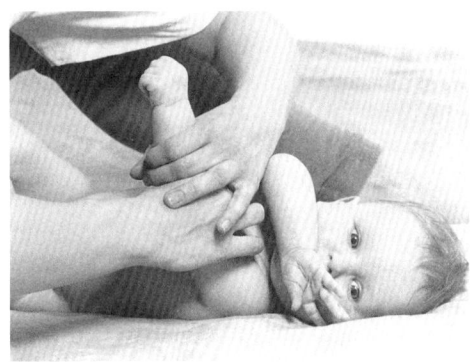

6. Handrücken

Streichen Sie über den Handrücken.

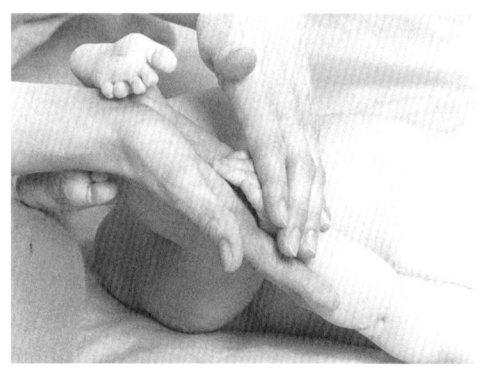

5. Fingerkreisen

Öffnen Sie die Hand des Babys mit Ihrem Daumen. Nehmen Sie jeden seiner winzigen Finger zwischen Ihren Daumen und Zeigefinger und lassen ihn kreisen.

7. Kreise ums Handgelenk

Massieren Sie in kleinen Kreisbewegungen rund um das Handgelenk.

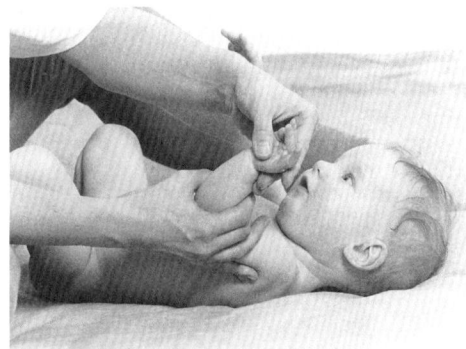

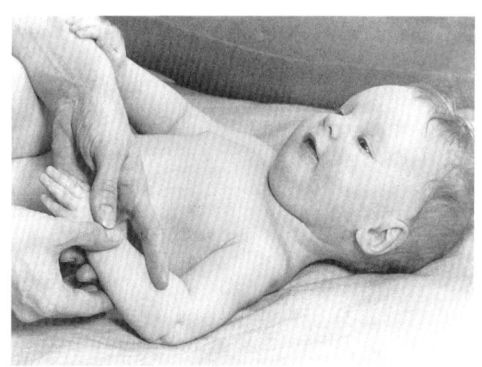

8. Schwedisches Streichen (»Melken«)

Streichen Sie den Arm des Babys abwechselnd mit der einen, dann mit der anderen Hand vom Handgelenk bis zur Schulter. Umschließen Sie dabei seinen Arm mit den Händen wie beim indischen »Melken« (wobei die Hände die gleiche Position haben sollten). Unterstützen Sie die Schulter, damit der Kör-

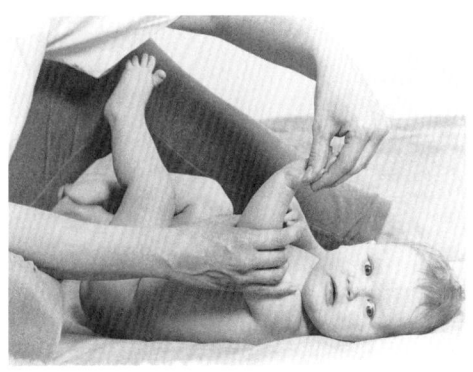

per nicht hochgezogen wird. Auch bei diesem Griff verwendet man mit sehr kleinen Babys anfangs nur drei oder vier Finger.

9. Rollen

Rollen Sie den Arm Ihres Babys einige Male von der Schulter bis zum Handgelenk zwischen Ihren Händen. Diese Massage gefällt Babys jeden Alters.

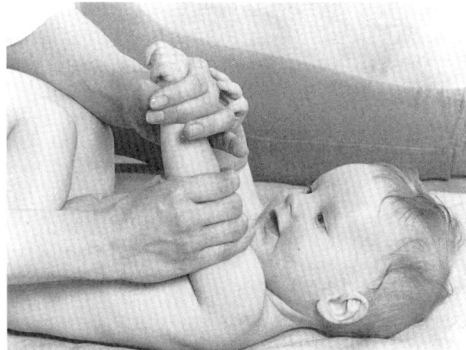

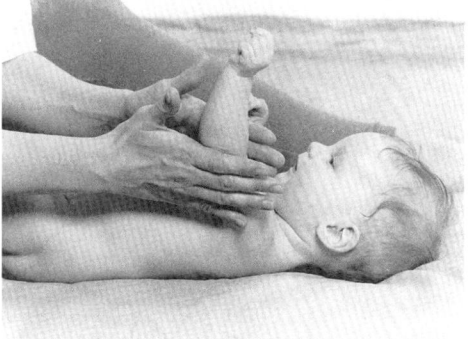

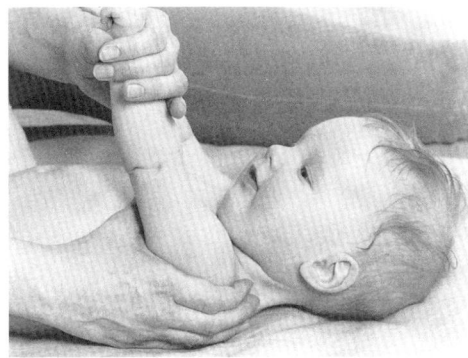

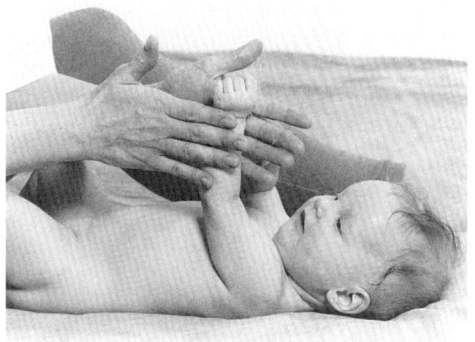

10. Berührungsentspannung

Verwenden Sie die Berührungsentspannung, um Ihrem Baby dabei zu helfen, seinen Arm zu entspannen und loszulassen. Umfassen Sie seinen Arm leicht. Lassen Sie Ihre Hände dabei schwer werden und sich entspannen. Unterstützen Sie dies mit Ihrer Stimme und sagen Sie: »Entspann dich« oder »Lass los«, während Sie gleichzeitig den Arm sanft klopfen, rollen und wiegen, um die Muskelentspannung zu fördern. Wenn Sie spüren, dass der Muskel entspannt ist, geben Sie Ihrem Baby eine positive Rückmeldung: »Sehr gut! Du hast deinen Arm entspannt!«

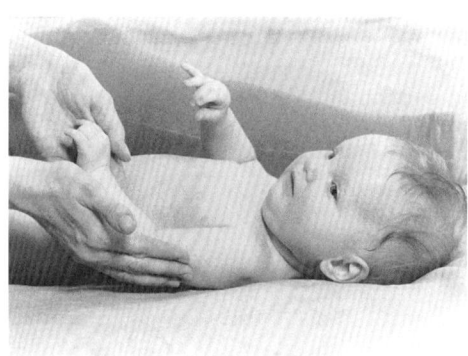

11. Integration

Streichen Sie in einer einzigen Bewegung mit Ihren Händen von der Schulter über die Brust, den Bauch, die Beine bis über die Füße des Babys aus, um den ganzen Körper zu integrieren.

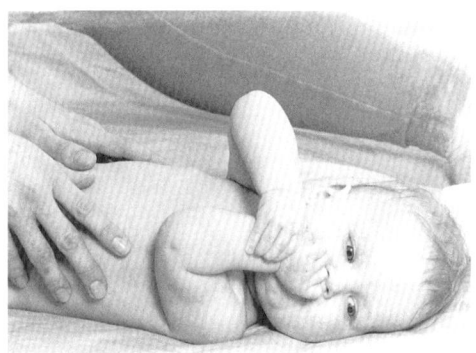

Darf ich dein Gesicht massieren?

Durch Saugen, Zahnen, Schreien und ganz allgemein die Interaktion mit seiner Umwelt staut sich im Gesicht eines Babys eine Menge Spannung an. Oft werde ich gefragt, warum ich an dieser Stelle keine Anleitung zur Kopfmassage gebe, sondern mich stattdessen auf das Gesicht konzentriere. Dafür gibt es einige Gründe. Erstens ist der Kopf eines Babys noch sehr empfindlich, die Knochen sind beweglich und wachsen noch, während sich die Knochenplatten verschieben und die Öffnung am Scheitel sich schließt. Zweitens kann eine Kopfmassage Erinnerungen an das Herausgepresstwerden aus dem Geburtskanal wachrufen und ein typisches Geburtstrauma-Weinen kann beginnen. Außerdem gibt es im Kopf keine Muskulatur, die man lockern müsste. Wenn Ihr Baby vier oder fünf Monate alt ist und Sie schon gut in der Babymassage geübt sind, können Sie den Kopf des Babys mit kleinen, kreisenden Bewegungen massieren, um herauszufinden, ob es dem Baby gefällt oder nicht. Wenn es die Kopfmassage mag, können Sie sie ab jetzt in die Ganzkörpermassage integrieren.

1. Offenes Buch

Beginnen Sie mit den flachen Fingerkuppen in der Mitte der Stirn zu massieren. Streichen Sie nach beiden Seiten hin und dann nach unten, so als ob Sie die Seiten eines Buches glätten würden. Achten Sie darauf, Augen und Nase Ihres Babys nicht mit Ihren Händen zu bedecken.

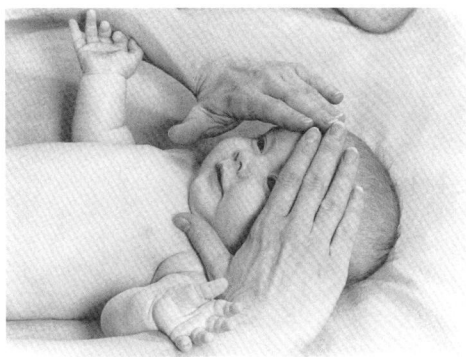

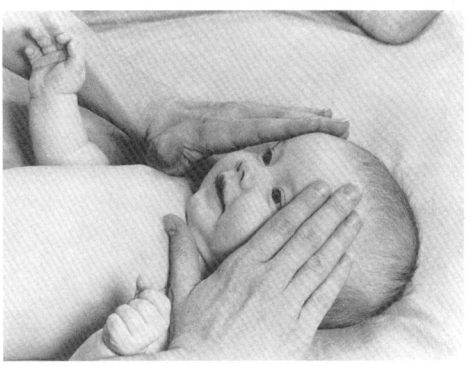

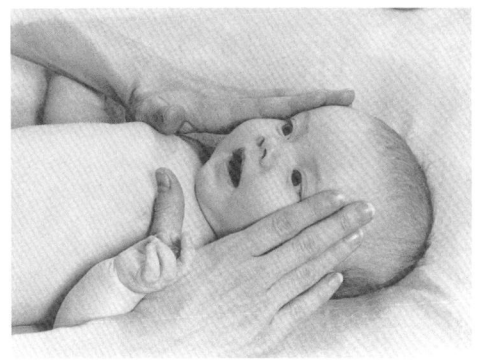

2. Augenentspannung

Streichen Sie leicht mit den Daumen von der Stirnmitte aus über die Augenbrauen nach außen.

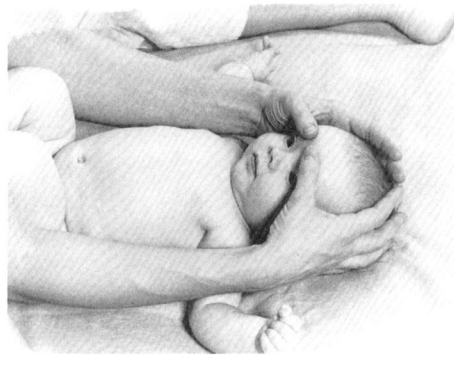

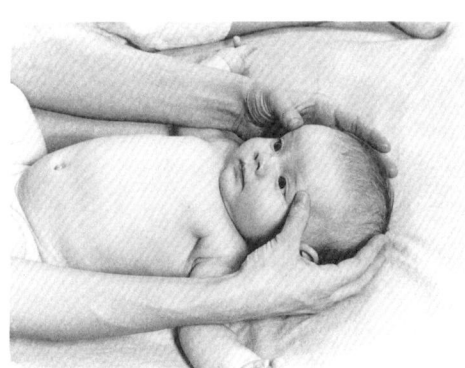

3. Entspannung der Nebenhöhlen und Wangenmuskulatur

Streichen Sie mit Ihren Daumen sanft hoch zum Nasenbein und dann diagonal über die Wangen herunter. Dies macht die Nebenhöhlen frei und entspannt die Wangenmuskulatur.

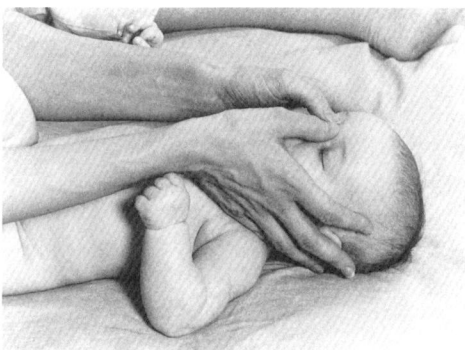

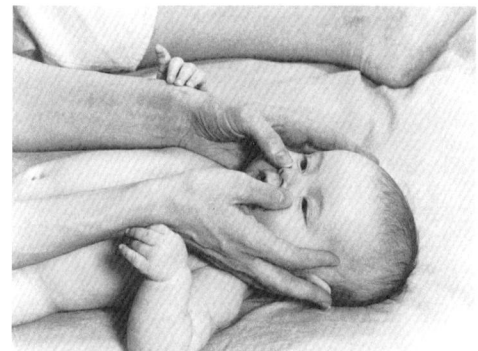

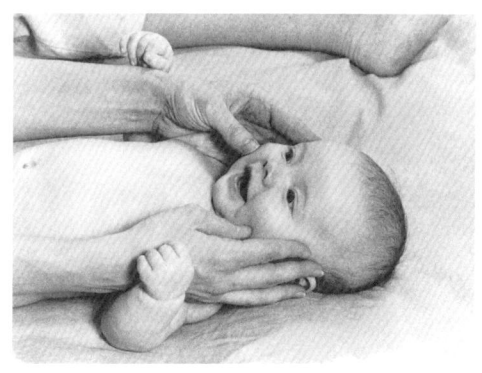

4. Lächeln

Zeichnen Sie mit Ihren Daumen ein Lächeln erst auf die Ober-, dann auf die Unterlippe.

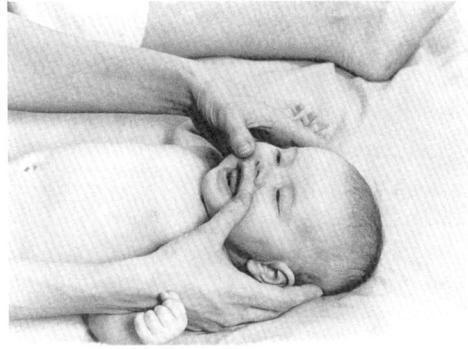

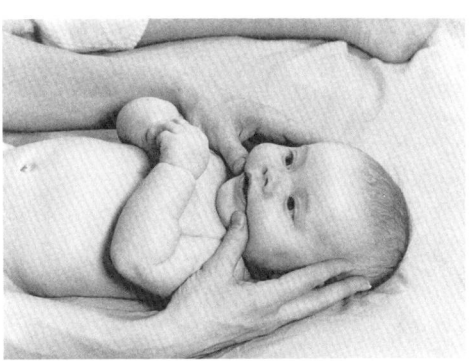

5. Kieferentspannung

Massieren Sie mit Ihren Fingerspitzen kleine Kreise rund um die Kiefergelenke.

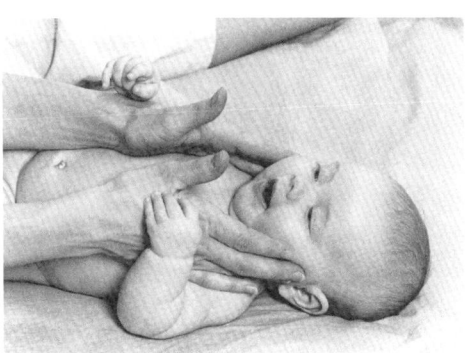

6. Entspannung der Ohren, des Nackens und des Kinns

Streichen Sie mit den Fingerspitzen beider Hände über die Ohren, um die Ohrmuscheln herum und nach unten über das Kinn. Dies entspannt die Kiefergelenke und massiert gleichzeitig die Lymphknoten in diesem Bereich. Nach dieser Gesichtsmassage legen Sie Ihr Baby für die Rückenmassage auf den Bauch.

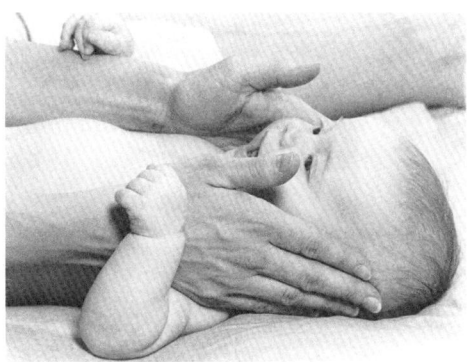

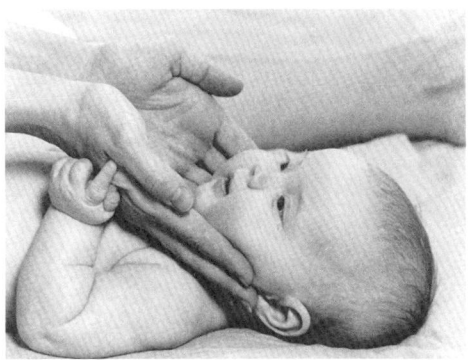

Darf ich deinen Rücken massieren?

Bei Babys und Kleinkindern ist die Rückenmassage gleichermaßen beliebt. Womöglich ist sie sogar der entspannendste Teil der Ganzkörpermassage. Darüber hinaus dient sie als Einstimmung auf die sanften Dehn- und Streckübungen, die im Anschluss folgen.

Zur Rückenmassage legen Sie Ihr Baby entweder auf eine Unterlage oder quer über Ihre gestreckten Oberschenkel auf seinen Bauch. Ältere Babys möchten vielleicht ein Spielzeug, mit dem sie sich während der Rückenmassage beschäftigen können, oder sie betrachten sich dabei in einem kindersicheren Spiegel.

1. Handauflegen

Legen Sie Ihr Baby in die richtige Position und beginnen Sie damit, sich selbst zu entspannen und Ihrem Baby mitzuteilen, dass es jetzt gleich massiert wird.

2. Vor und zurück

Legen Sie beide Hände in einem rechten Winkel zur Wirbelsäule oben auf den Rücken. Streichen Sie abwechselnd mit den Händen quer über das Rückgrat vor und zurück, wobei Ihre Hände ganzflächig Körperkontakt halten. Massieren Sie bis zum Gesäß, dann wieder bis zu den Schultern und noch einmal zurück.

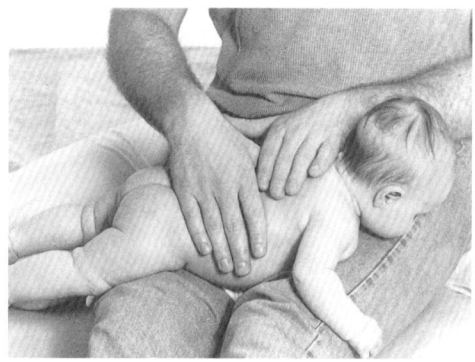

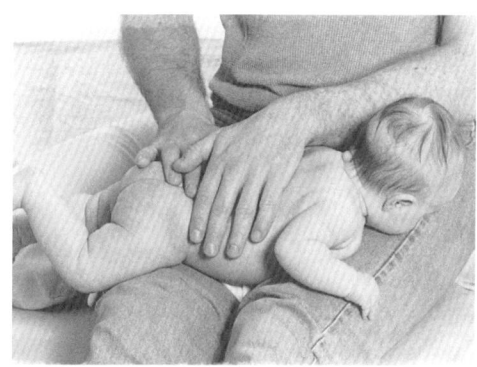

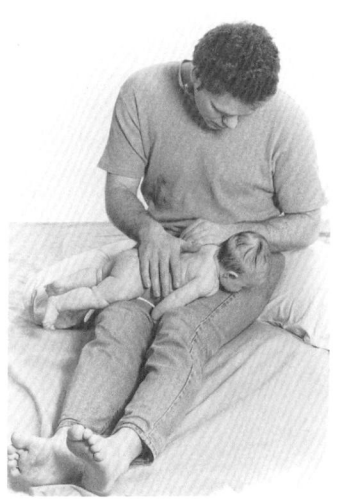

3. Ausstreichen Teil A

Lassen Sie eine Hand auf dem Po des Babys ruhen. Mit der anderen Hand streichen Sie in einem Zug von den Schultern bis zur Hand auf dem Po hinunter. Beide Hände sollten dabei ganzflächig auf der Haut aufliegen. Wiederholen Sie das Ausstreichen mehrmals.

4. Ausstreichen Teil B

Legen Sie die eine Hand an die Füße des Babys (die Sie unterstützen müssen, damit das Baby still hält). Dann streichen Sie mit der anderen Hand in einem Zug den ganzen Rücken und die Beine hinunter bis zu den Knöcheln. Wiederholen Sie das Ausstreichen ein paar Mal.

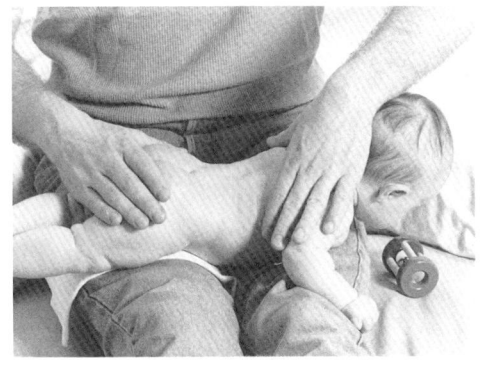
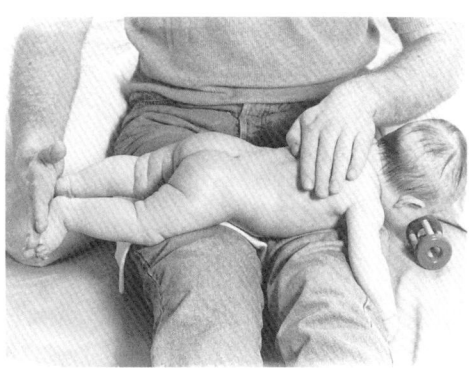
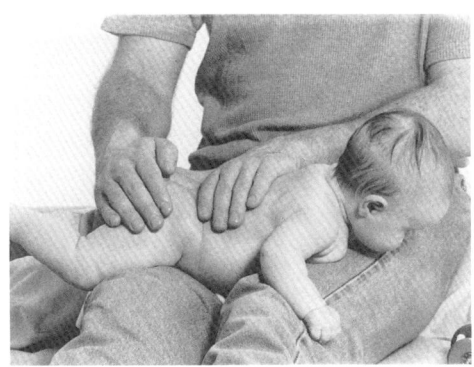
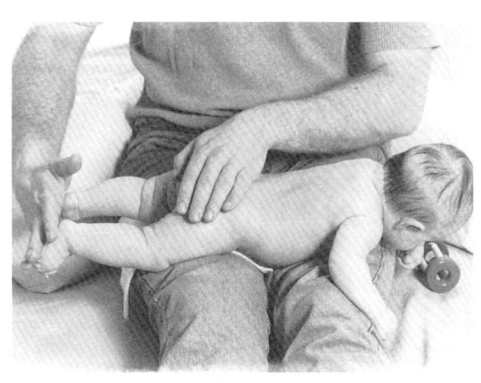
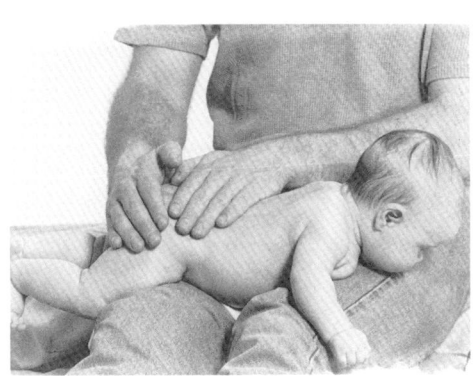
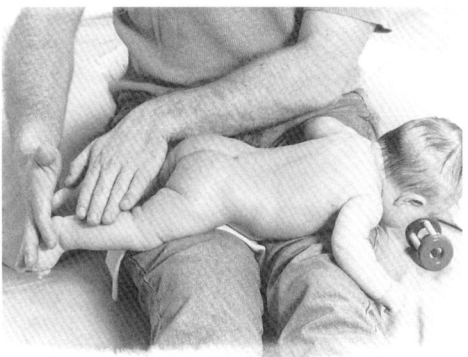

5. Kreise auf dem Rücken

Massieren Sie mit den Fingerspitzen den ganzen Rücken Ihres Babys in kleinen kreisförmigen Bewegungen. Wenn Ihr Baby größer wird, können Sie fühlen, wie die Muskeln unter Ihren Fingern heranwachsen.

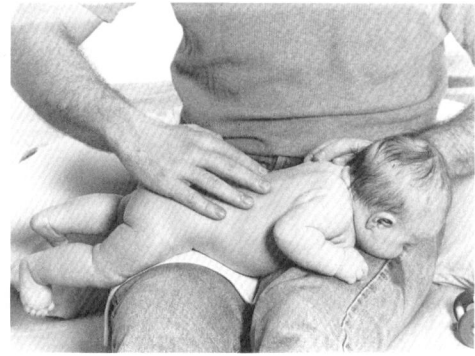

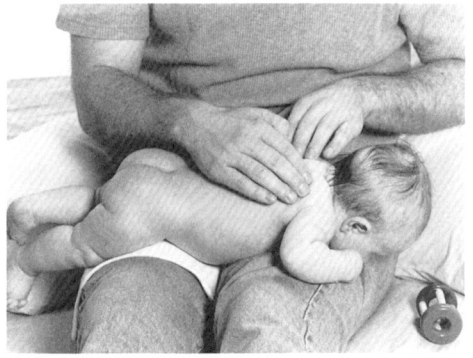

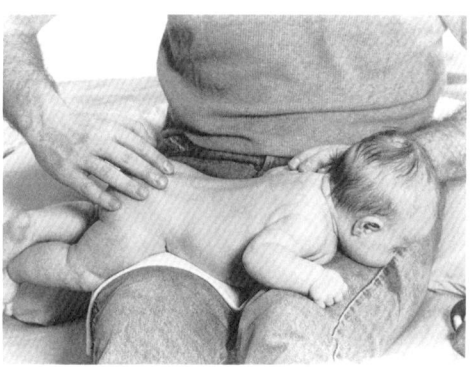

6. Kämmen

Zum Schluss der Rückenmassage streichen Sie mit gespreizten Fingern von den Schultern zum Po, wobei Sie immer weniger Druck ausüben, bis sich Ihre Berührung am Ende so sanft wie die einer Feder anfühlt. Auf diese Weise versteht Ihr Baby, dass die Rückenmassage nun abgeschlossen ist.

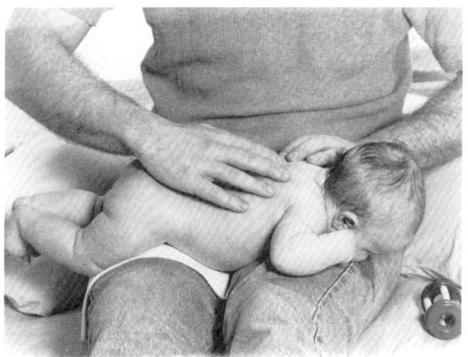

Sanfte Übungen

Diese Bewegungen sind einfache Übungen, bei denen die Arme und Beine des Babys sanft gestreckt werden, sein Bauch und Becken massiert werden und die Wirbelsäule ausgerichtet wird. Man kann sie mit Yogaübungen für Babys vergleichen. Gehen Sie sehr behutsam vor und verbinden Sie sie mit etwas Lustigem wie Kinderreimen oder Spielen (siehe hierzu in Kapitel 13). Sobald Ihr Baby zu laufen beginnt, erübrigen sich diese Übungen, da es sich im normalen Tagesablauf nun selbst genug bewegt und streckt.

1. Arme kreuzen

Kreuzen Sie die Arme Ihres Babys dreimal vor der Brust, wobei abwechselnd erst der eine und dann der andere Arm oben liegt. Dann strecken Sie die Arme sanft zu beiden Seiten. Dabei folgen Sie dem Rhythmus: Kreuzen – kreuzen – kreuzen – öffnen. Wiederholen Sie diese Übung.

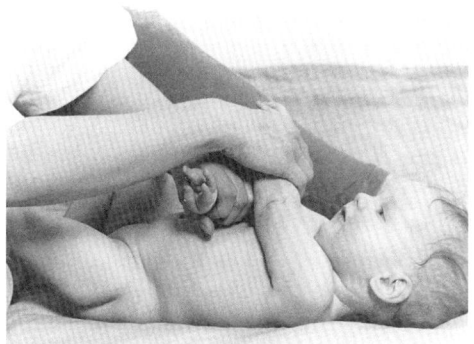
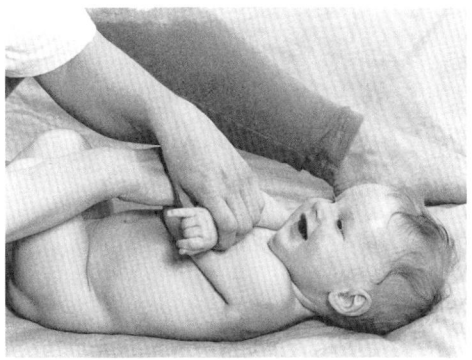
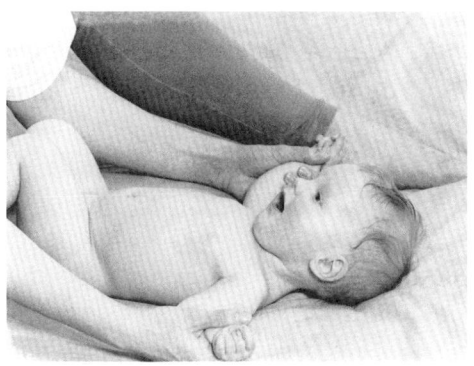
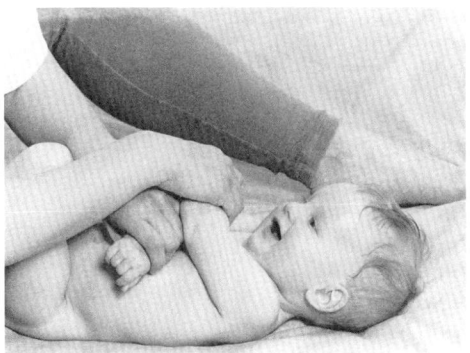

2. Arm und Bein kreuzen

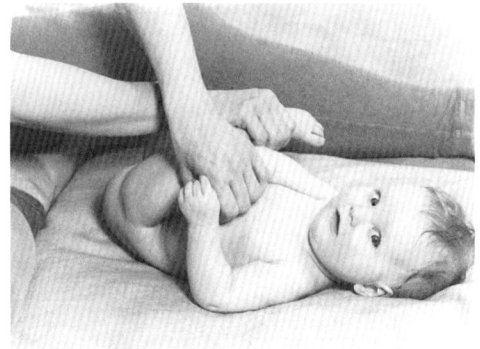

Halten Sie einen Arm am Handgelenk und das gegenüberliegende Bein am Knöchel. Nun führen Sie den Arm sanft nach unten über die Brust und den Fuß hinauf zur Schulter (wobei sich das Knie beugen sollte). Dann kreuzen Sie Arm und Bein so, dass der Arm zur Außenseite des Beins zeigt. Nun kreuzen Sie Arm und Bein wieder. Diesmal liegt der Arm unter dem Bein. Danach kreuzen Sie den Arm noch einmal über das Bein. Nun strecken Sie Arm und Bein in entgegengesetzter Richtung aus. Folgen Sie bei dieser Übung dem Rhythmus: Kreuzen – kreuzen – kreuzen – öffnen. Wiederholen Sie die Übung nun mit dem anderen Arm und Bein. Achten Sie darauf, bei einem älteren Baby das Knie statt den Fuß mit dem Arm zu kreuzen.

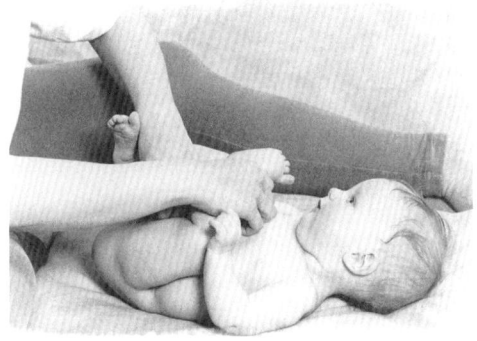

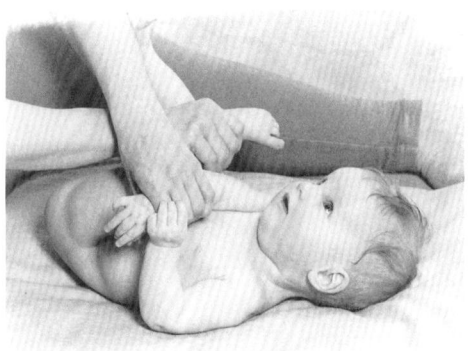

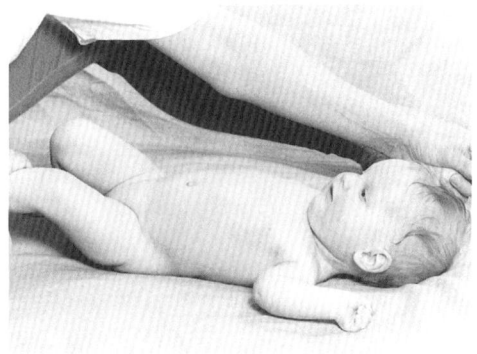

3. Beine kreuzen

Kreuzen Sie die Beine dreimal vor dem Bauch, wobei abwechselnd zuerst das eine, dann das andere Bein oben liegt. Dann strecken Sie beide Beine behutsam in Ihre Richtung. Folgen Sie dem Rhythmus: Kreuzen – kreuzen – kreuzen – strecken.

Wiederholen Sie die Übung.

Diese Übung eignet sich besonders zur Anregung der Verdauung.

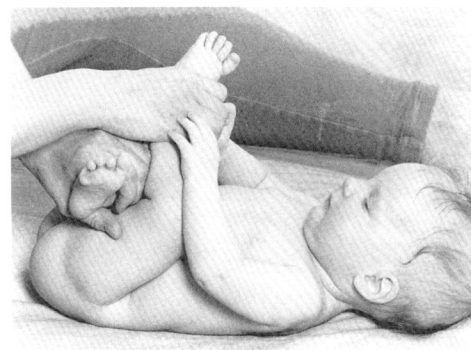

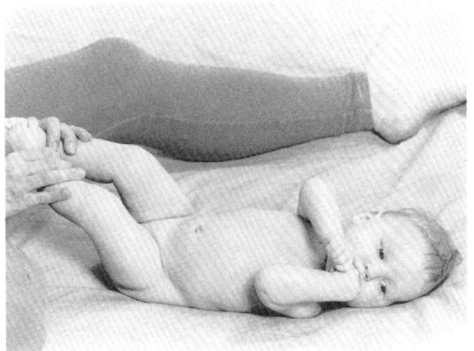

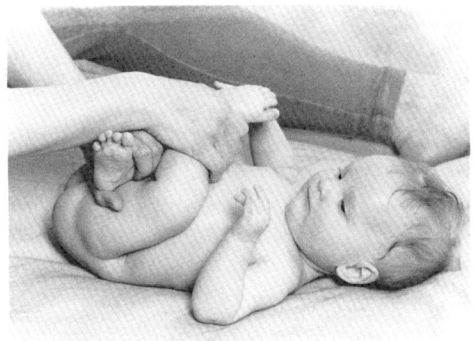

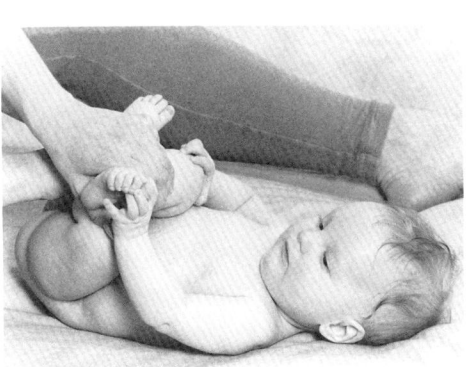

4. Auf und ab

Drücken Sie beide Knie gleichzeitig leicht zum Bauch, dann strecken Sie die Beine wieder aus. Wenn sich das Baby gegen das Strecken der Beine wehrt, wiegen Sie sie leicht und ermuntern Sie es, sich zu entspannen. Wiederholen Sie diese Übung mehrmals.

5. Rad fahren

Beugen Sie abwechselnd das eine, dann das andere Bein leicht zum Bauch, dann strecken Sie es zur Entspannung wieder. Folgen Sie dem Rhythmus: Rechts beugen – links beugen – rechts beugen – strecken. Beginnen Sie einmal mit dem rechten, dann mit dem linken Bein.

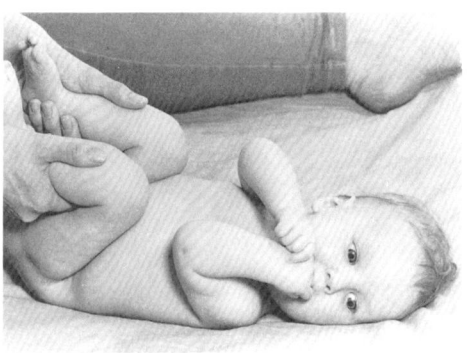
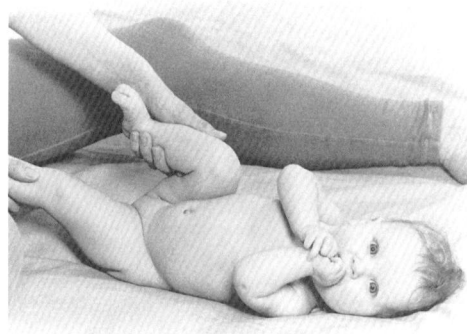
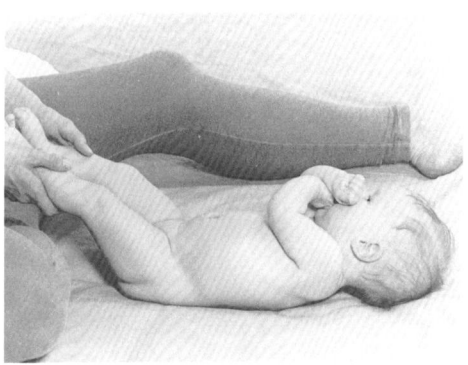
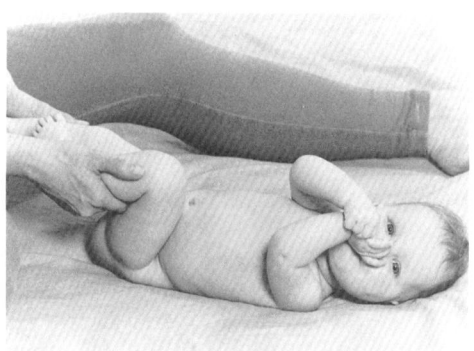
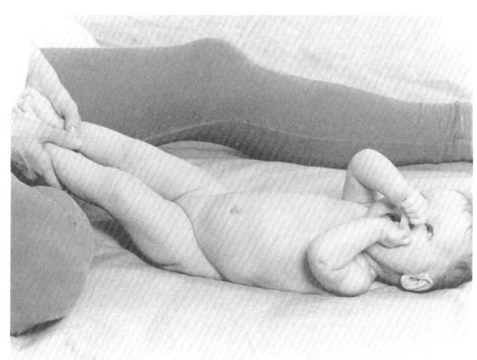

Kurzmassage

Manchmal wollen Sie Ihr Baby vielleicht beim Wickeln oder vor dem Schlafen nur kurz massieren. Nachfolgend finden Sie eine Kurzmassage, die nur ein paar Minuten dauert, aber Ihrem Baby dennoch die nötige Zuwendung und Entspannung schenkt. Bei dieser Massage bleibt es Ihnen überlassen, ob Sie ein Massageöl, eine Lotion oder gar nichts verwenden.

- Nehmen Sie den Kopf in beide Hände. Wenn das Baby es mag, streichen Sie in Kreisbewegungen um den Kopf.
- Offenes Buch auf der Stirn S. 141
- Kieferentspannung S. 143
- Offenes Buch auf der Brust S. 134
- Rollen der Arme, Öffnen der Hände S. 139, S. 137
- Sonnenmond oder Ich liebe dich S. 131, S. 132
- Rollen der Beine S. 128
- Daumendrücken auf den Fußsohlen S. 127
- Vor und zurück auf dem Rücken S. 144.
- Kämmen auf dem Rücken S. 146

Überblick über die Massagebewegungen

1. Während Sie Ihren Schmuck ablegen und Ihr Baby ausziehen, entspannen Sie sich und atmen Sie tief ein und aus. Legen Sie eine Windel oder ein Tuch unter seinen Po.
2. Ölen Sie Ihre Hände ein und verreiben Sie das Öl zwischen den Handflächen, damit Ihre Hände warm werden.
3. Zeigen Sie Ihrem Baby Ihre Handflächen und bitten Sie

es um Erlaubnis, mit der Massage beginnen zu dürfen.

Beine und Füße
Handauflegen S. 95
Indisches Streichen (»Melken«) S. 125
Umschließen und Gleiten S. 125
Daumen über Daumen S. 126
Zehendrücken S. 126
Unter den Zehen S. 126
Fußballen S. 127
Daumendrücken S. 127
Fußrücken S. 127
Knöchelkreisen S. 127
Schwedisches Streichen (»Melken«) S. 128
Rollen S. 128
Entspannung für den Po S. 129
Integration S. 129

Bauch
Handauflegen S. 95, 130
Wasserrad Teil A und B S. 130
Daumen zu beiden Seiten S. 131
Sonnenmond S. 131
Ich liebe dich S. 132
Spazieren gehen S. 133

Brust
Handauflegen S. 95
Offenes Buch S. 134
Schmetterling S. 134
Integration S. 135

Arme und Hände
Handauflegen S. 95, 136
Achselhöhlenmassage S. 136
Indisches Streichen (»Melken«) S. 137
Umschließen und Gleiten S. 137
Fingerkreisen S. 138
Handrücken S. 138
Kreise ums Handgelenk S. 138
Schwedisches Streichen (»Melken«) S. 138
Rollen S. 139
Berührungsentspannung S. 140
Integration S. 140

Gesicht
Offenes Buch S. 141
Augenentspannung S. 142
Entspannung der Nebenhöhlen und der Wangenmuskulatur S. 142
Lächeln S. 143
Kieferentspannung S. 143
Entspannung der Ohren, des Nackens und des Kinns S. 143

Rücken
Handauflegen S. 95, 144
Vor und zurück S. 144
Ausstreichen Teil A und B S. 145
Kreise auf dem Rücken S. 146
Kämmen S. 146

Sanfte Übungen
Arme kreuzen S. 147
Arm und Bein kreuzen S. 148
Beine kreuzen S. 149
Auf und ab S. 150
Rad fahren S. 150

Und als »Tüpfelchen auf dem i«:
Ein dicker Kuss!

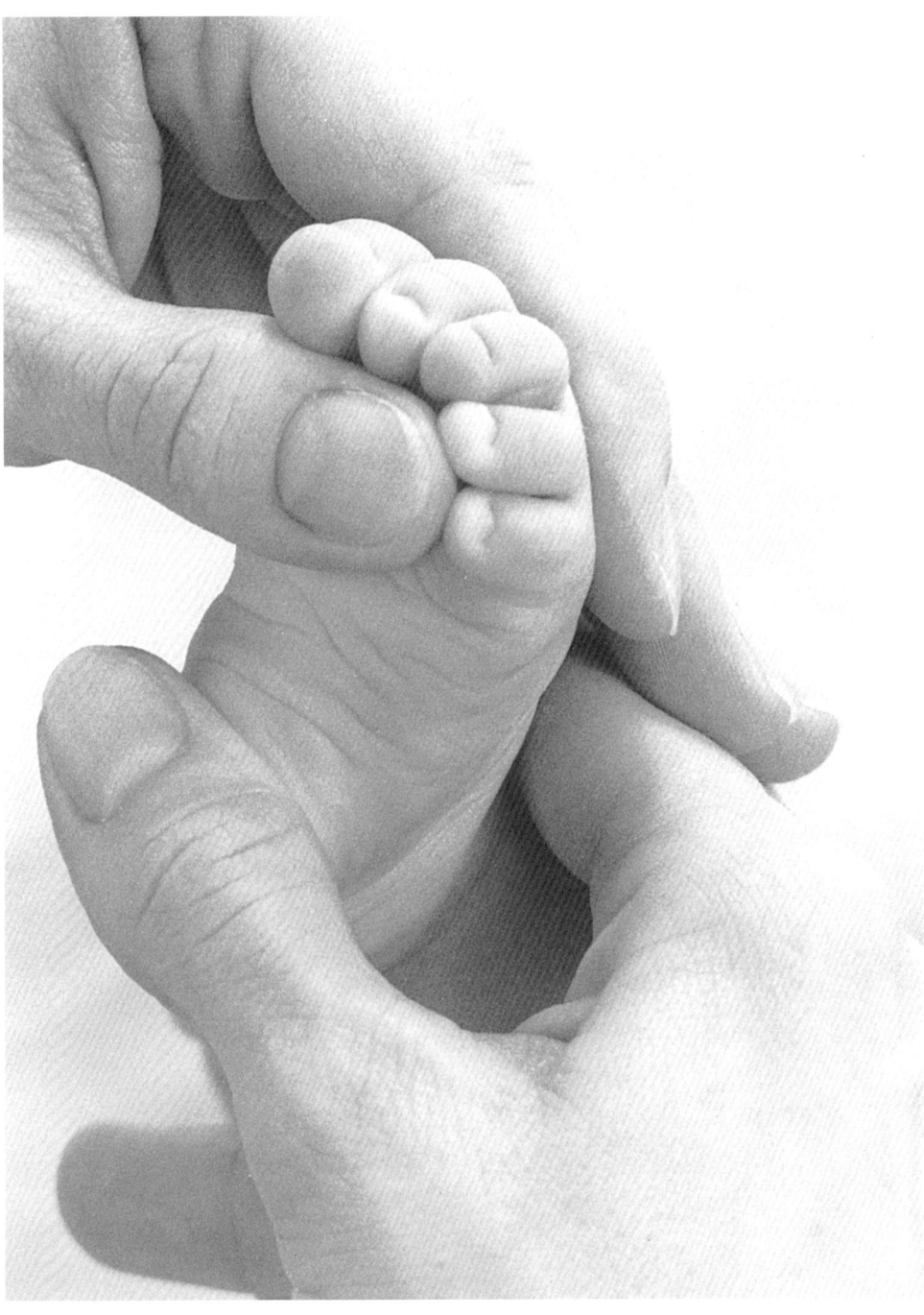

Kapitel 14:
Schreien, Quengeln und andere Formen der Babysprache

Um diese Tageszeit bin ich traurig.
Arnold Lobel

Babys quengeln und schreien eben

Vielleicht stellen Sie sich gerade vor, wie Sie Ihr Baby zärtlich massieren, während es zufrieden vor Ihnen liegt, Ihrer Stimme lauscht, Ihnen in die Augen schaut oder sogar dabei einschläft. Wahrscheinlich passiert dies auch ziemlich oft, und dann ist es eine wunderbare Erfahrung. Aber die meisten Babys quengeln und schreien auch während einer Massage. Wenn Sie die Gründe dafür kennen, werden Sie sich gleich viel wohler fühlen und Ihrem Baby besser helfen können.

Weil Babys sehr schnell wachsen, ist ihr kleiner Körper oft sehr verspannt. Sie strengen sich so sehr an, ihre Muskeln koordinieren zu lernen, dass sie vielleicht hin und wieder Schmerzen haben und sich unwohl fühlen.

Wenn Ihr Körper schmerzt, ist eine Massage zwar eine Wohltat, gleichzeitig tut sie aber auch weh. Die Muskeln schmerzen bei jeder noch so sanften Berührung. Dennoch entspannt es uns, wenn wir berührt werden, und es trägt enorm zur Heilung bei, wenn die Blutzirkulation in den schmerzenden Muskeln angeregt wird. Wir wissen dann nicht genau, ob wir vor Schmerz oder Wohlbehagen stöhnen und das Gesicht verziehen. Oft haben wir bei einer Massage Schmerzen, die vorher gar nicht da waren, doch danach fühlen wir uns entspannt und befreit.

Für Ihr Baby ist die Massage eine ganz neue Erfahrung. Zu Anfang reagiert es vielleicht ablehnend auf die Empfindungen, die es dabei hat, aber später wird es sich an diese Art von Berührung gewöhnen und anfangen, die Massage zu genießen. Fangen Sie daher langsam an und machen Sie Ihr Baby ganz allmählich mit diesen neuen Gefühlen vertraut. Auch Sie fühlen sich zu Anfang vielleicht noch etwas unbeholfen, während Sie bemüht sind, die Massagebewegungen »richtig« zu machen. Dadurch verspannen Sie sich, was sich auf Ihr Baby überträgt.

Babys, die eine komplizierte oder traumatische Geburt hinter sich haben, die nach der Geburt medizinisch betreut werden mussten, und Pflegekinder oder Kinder, die aus dem Waisenhaus kommen, reagieren anfangs gewöhnlich ablehnender auf die Massage. Beispielsweise schreien Babys, denen häufig an der Ferse Blut abgenommen wurde, normalerweise oft, wenn Ihre Füße massiert werden, sogar noch Monate später. Wenn Ihr Baby auf die Massage bestimmter Körperteile mit Abwehr reagiert, wenden Sie anfangs nur die Entspannungstechniken und das Handauflegen an. Gehen Sie erst dann allmählich zu den Massagebewegungen über, wenn das Baby sie zulässt.

Quengeln

Manche Babys brauchen eine Weile, bis sie sich an die Massage gewöhnt haben. Anfangs werden sie schon nach ein paar Minuten quengelig. In diesem Fall atmen Sie tief ein und aus und konzentrieren sich zunächst auf Ihre eigene Entspannung. Dann lassen Sie das Baby ruhig ein wenig quengeln. Oft lässt es während der Massage Spannungen los und fühlt sich danach wohler, entspannter und es kann besser schlafen. Wenn die Spannung erst einmal gelöst ist und seine Reizschwelle bei der Massage höher wird, lässt auch das Quengeln nach.

Sollte Ihr Baby immer zum gleichen Zeitpunkt während einer Massage unruhig werden, kann es sein, dass es eine Pause oder vorübergehend eine kürzere Massage braucht. Unterbrechen Sie daher die Massage und stillen Sie es oder schmusen Sie mit ihm. Danach versuchen Sie es noch einmal. Wenn das Baby weiter quengelt, verkürzen Sie die Massage oder verlegen sie auf eine andere Tageszeit und beginnen dann bei einem anderen Körperbereich. Überprüfen Sie noch einmal, ob es Ihr Baby warm genug hat und ob Sie selbst entspannt sind und sich wohlfühlen.

Achten Sie genau darauf, was es Ihnen durch das Quengeln mitteilen will. Vielleicht muss es ja etwas loswerden, was an diesem Tag passiert ist! Untersuchen Sie auch, ob es Blähungen oder eine Kolik hat (lesen Sie hierzu auch Kapitel 15) - und vor allem: hören Sie gut und genau zu. Ihr Baby hat eine Menge mitzuteilen und braucht einen Zuhörer.

Wenn Ihr Baby aus dem Gleichgewicht ist

Manchmal quengelt Ihr Baby, weil es überreizt, gestresst, müde oder so überdreht ist, dass es weder zur Ruhe kommen noch einschlafen kann. In der ganzen Welt haben Mütter viele Methoden entdeckt, um ihren Babys zu helfen, wenn diese aus dem Gleichgewicht geraten. Sehr hilfreich kann das Festhalten sein, während man das Baby in den Armen wiegt oder es herumträgt. Manchmal erweist sich ein warmes Bad als sehr nützlich. Einige Eltern fahren sogar mit ihrem Baby im Auto herum!

Dr. Robert Hamilton von der Pacific-Ocean-Kinderarztpraxis in Santa Monica, Kalifornien, entwickelte eine wunderbare Methode, um empfindliche Schreikinder (besonders in den ersten drei Lebensmonaten) zu beruhigen. In einem Interview mit Abc NEWS sagte er: »Normalerweise schreien Babys, wenn sie untersucht werden. Davon gehen Kinderärzte aus. Mit der Zeit war mir klar, wenn ich einem Baby eine Spritze verabreicht hatte, fing es an zu schreien. Dann dachte ich: ›Gut, ich habe es verletzt, das muss ich wieder gutmachen‹.« Während Dr. Hamilton mit den Müttern sprach, entdeckte er mit den Jahren eine einfache Methode. Er nahm das Baby hoch. Mit der linken Hand verschränkte er die Arme des Babys über der Brust. »Auf diese Weise beruhigen sich die Kinder mehr als bei jeder anderen Methode«, erklärt er. Das Baby beruhigte sich und die Mütter fragten ihn, wie sie das nachmachen könnten.

»Ich lege die Arme sehr sanft über die Brust und bringe das Kind in die Bauchlage«, demonstrierte er in der Sendung Good Morning America. »Mit der freien Hand greife ich unter den Babypo und schaukelte es leicht nach oben und unten. Manchmal greifen sich die Kinder meinen Finger und nuckeln daran. Es funktioniert sehr, sehr gut.« Das Internet-Übungsvideo des Kinderarztes war eine Sensation und wurde über fünfzehn Millionen Mal aufgerufen. »Denken Sie daran, woher die Babys kommen. Sie kommen aus einem sehr beengten Lebensraum, wenn Sie so wollen. Wenn Sie ihre Arme verschränken und sie einwickeln, erkennen sie diese Position wieder.«

Hamilton verwendet diese Methode, die manchmal als »Popo-Schütteln« bezeichnet wird, seit ungefähr zwanzig Jahren. »Alles geschieht sehr sanft«, sagt er und es überrascht nicht, dass Harvey Karp, Kinderarzt und Autor des Buches *The Happiest Baby on the Block*, sein Mentor und Freund ist.

In Indien wird häufig eine Methode verwendet, die sich bei meinen eigenen Kindern und bei den Babys in meinen Kursen als sehr wirksam erwiesen hat. Ich nenne sie »Indisches Schaukeln«. Sie ist sehr einfach. Legen Sie Ihr Baby mit dem Gesicht nach unten auf Ihren Schoß. Achten Sie darauf, dass es genug Luft bekommt. Öffnen Sie Ihre Schenkel unter seinem Bauch ein wenig. Sein Kopf muss gut gestützt sein, damit seine empfindliche Halswirbelsäule nicht verletzt wird. Legen Sie es mit dem Kopf zur Seite oder mit dem Kinn auf eine zusammengefaltete Decke oder ein Handtuch auf Ihre Beine. Sein Kopf darf nie von Ihren Beinen herunterhängen. Legen Sie dann Ihre warmen Hände auf seinen Rücken und schaukeln Sie es auf Ihren Knien rhythmisch und langsam auf und nieder, während Sie gleichzeitig im selben Rhythmus mit leicht hohlen Händen sanft auf seinen Rücken klopfen.

Fahren Sie mit diesem rhythmischen Schaukeln ungefähr fünf Minuten fort. Gewöhnlich schläft das Baby entweder dabei ein oder es hört auf zu quengeln und entspannt sich bei der rhythmischen Bewegung. Wenn es wieder im Gleichgewicht und ruhig ist, können Sie es wickeln oder wieder an die Arbeit gehen. Als ich in Indien im

Zug reiste, sah ich oft ganze Gruppen von Müttern, die ihre Babys auf ihren Schoß gelegt hatten, und sie schaukelten und klopften, während sie sich unterhielten. Jedem schien das ausgesprochen gut zu tun! In dem Waisenhaus, in dem ich arbeitete, und in der Kinderklinik von Mutter Teresa wird diese Methode auch beim Wickeln angewandt, um ein Baby oder Kleinkind zu beruhigen, dessen Energien scheinbar »außer Kontrolle geraten« waren.

Warum Babys schreien

Babys schreien aus vielen Gründen. Es ist daher wichtig, dass Sie die Persönlichkeit Ihres Babys und seine verschiedenen Arten zu schreien kennenlernen, damit sie darauf reagieren können. Es gibt Schreie, die »Ich brauche Zuwendung« bedeuten, andere »Ich habe Hunger«, »Mir tut etwas weh« oder »Ich bin müde und schlecht gelaunt und weiß nicht, wie ich einschlafen kann«, und wieder andere, die ganz einfach damit zu tun haben, all den Stress zu bewältigen, dem das Baby bei der Anpassung an die Dauerreizüberflutung der Welt ausgesetzt ist. Jede Form des Schreiens kann und sollte auf ihre Weise beantwortet werden. Jedes Baby hat ein unterschiedliches Bedürfnis nach Zuwendung. Manche wollen in den ersten Lebensmonaten fast die ganze Zeit getragen werden. Andere sind fast von Anfang an neugierig und selbstständig. Wenn ein Kind auf die eine oder andere Weise zu etwas gezwungen wird, wird es geschwächt und die Lebensenergie – sein Chi-Fluss – wird unterbrochen, die es braucht, um stark, gesund und selbstständig zu werden.

Es gibt mindestens eine Ratgeber-App, die Müttern erklärt, warum ihr Baby schreit. Fallen Sie nicht auf diese Behauptungen herein – sie dienen alle nur dazu, mit verzweifelten Müttern schnellen Profit zu machen. Meiner Erfahrung nach funktionieren diese Ratschläge nicht. Die richtige Reaktion auf Ihr Baby besteht darin, immer wieder zuzuhören und sich auf Ihre Intuition und Erfahrung zu verlassen, wenn es darum geht, wie Sie reagieren sollen.

Manche Leute glauben, Babys, die ständig schreien, sollten beruhigt werden oder umgekehrt, man sollte sie allein schreien lassen. Das stimmt nicht. Babys sollten niemals unbehütet allein gelassen werden, wenn sie schreien. Manchmal brauchen sie die schützenden Arme ihrer Mutter, die sie halten ohne beruhigt zu werden, um zu weinen und um Stress zu lösen. Wenn Babys das Gefühl haben, Zuwendung zu erhalten, beruhigen sie sich nach einer Weile und schlafen danach gewöhnlich viel tiefer.

Die jüngsten Untersuchungsergebnisse zeigen, dass Frauen, die vor und / oder während ihrer Schwangerschaft Stress, Sorgen oder Panikattacken erlebt haben, mehr als doppelt so häufig berichten, ihre Babys würden »übermäßig viel« schreien. Die Forscher erklären, ängstliche Mütter neigten zu einem Erziehungsstil, bei dem sie sich mehr »einmischen«, was dazu führen könnte, dass ihre Kinder mehr schreien.

Laut Expertenmeinung steht das übermäßige Schreien eines Säuglings in Zusammenhang damit, dass die Mutter während der Schwangerschaft Stresshormone produziert, die durch die Plazenta dringen und die Gehirnentwicklung des Babys beeinflussen. Der Erziehungsberater Jo MacFarlane zitiert Dr. Clare Bailey in einem Artikel auf Dailymail.com mit dem Titel »Mütter, die vor ihrer Schwangerschaft Stress und Sorgen haben, werden eher Babys bekommen, die mehr schreien«: »Mütter können leicht in eine traumatische Negativspirale geraten, wenn sie sich um ein neugeborenes Kind sorgen. Je größer die Sorgen, desto weniger schlafen sie und kommen weniger zur Ruhe und umso größer werden wiederum ihre Sorgen. Angst kann sie übervorsichtig machen. Das Schreien des Babys kann sie zur Verzweiflung bringen und es kann sogar passieren, dass ihr Kind sie ablehnt. Die Intuition sagt uns, dass eine gelassene Mutter, die entspannt ist, sich wohlfühlt und Vertrauen hat, einem Kind viel besser helfen kann, sich zu beruhigen. Hingegen wird es eine ängstliche Mutter weniger dabei unterstützen können. Babys nehmen emotionale Signale schon sehr früh wahr.«

Stresshormone können die Plazenta durchdringen und die Schreianfälle des Babys beeinflussen. Hier hilft Babymassage, indem sie erstens die Entwicklung des Verdauungssystems des Babys unterstützt, zweitens das Bedürfnis des Babys (und der Mutter) nach Nähe und liebevollem Kontakt erfüllt und drittens Mütter in die Lage versetzt, ihren Kindern ein Gefühl von Sicherheit, Liebe und Bindung zu schenken.

Dies ist ein wichtiger Grund, warum Sie Ihren Bauch in der Schwangerschaft und Ihr Baby nach der Geburt regelmäßig massieren sollten. Sie machen dabei wie sonst nirgends die Erfahrung zu spüren, was ihr Kind braucht und wenn es schreit und quengelt, dient dies als Information, was Sie tun sollten, um angemessen zu reagieren. Auf diese Weise ermöglichen Sie Ihrem Kind, wie eine gut versorgte Blume in Ihrem Garten zu wachsen und zu erblühen. Mit dieser Einstellung brauchen Sie sich keine Gedanken darüber zu machen, wann Sie abstillen, das Topftraining beginnen oder all die anderen Ratschläge, die Ihnen andere gerne geben, befolgen sollten. Sie werden zur Expertin für Ihr Kind und wissen instinktiv, wann und wozu es bereit ist. Dies schenkt Ihnen Vertrauen, den sogenannten Experten zuzuhören und dann Ihrer Intuition zu folgen, was richtig ist.

Das Baby schreien lassen

Eine moderne Erziehungsmethode, die ein Umdenken in Fachkreisen bewirkt hat, geht davon aus, dass es gut für Babys sei, wenn man sie eine Weile schreien lässt. Dieses Vorgehen mögen manche für sinnvoll gehalten haben, aber die Wissenschaft hat nun entdeckt, dass es Babys überhaupt nicht hilft.

Der Verhaltenspsychologe John Watson glaubte in den 1880er-Jahren, es sei der Schlüssel zur Erziehung zur Selbstständigkeit, wenn Kinder emotional auf Distanz gehalten werden. Zu dieser Zeit riet die Medizin einzig dazu, die Babys hinzulegen, ohne sie in den Schlaf zu wiegen oder zu stillen und nicht auf ihr Geschrei zu reagieren. Die Ärzte machten sich viele Gedanken über Keime und Infektionskrankheiten, weshalb sie gegen eine liebevolle Behandlung des Kindes waren und die Mütter vor dem Risiko eines zu häufigen Körperkontakts warnten. Laut Watson, der Präsident der Amerikanischen Psychologischen Vereinigung war, würden Kinder, deren Mütter zu gutmütig seien, schließlich abhängig und verwöhnt und tanzen ihren Eltern auf der Nase herum. Es gab keine Beweise für diese Behauptungen, aber (damals und heute) ziemlich eindeutige Hinweise, dass Berührung, Liebe und Zuwendung die Bedürfnisse eines Babys befriedigen und seine Entwicklung zu einem glücklichen, selbstständigen Menschen mit starken Bindungen zu seinen Eltern fördert sowie seine Fähigkeit, stabile, gesunde Bindungen zu anderen einzugehen (auch zu späteren eigenen Kindern).

Die Einstellung, dass zu viel Kontakt zwischen Müttern und ihren Kindern Zeitverschwendung sei und dass das Baby der Mutter niemals Unannehmlichkeiten bereiten sollte, ist uns auch heute noch gut bekannt. Viele von unseren Eltern und Großeltern äußerten diese Vorstellungen gegenüber ihren Kindern, wenn diese Kinder bekamen. Heute wissen wir von der Neurologie, dass wir Babys Schaden zufügen, wenn wir zulassen, dass sie Angst haben und verzweifelt sind. Dadurch beeinträchtigen wir auf lange Sicht ihre Beziehungsfähigkeit. So lernen Kinder, dass sie schreien müssen und sogar dann, wenn sie es tun, nicht erwarten können, dass ihre Bedürfnisse erfüllt werden. Babys allein schreien zu lassen bringt mehr ängstliche, unkooperative und entfremdete Menschen hervor, die ihre schlechten Gewohnheiten wiederum an die nächste Generation weitergeben werden. Diese Kinder lernen nicht, um Hilfe und Aufmerksamkeit zu bitten, werden womöglich depressiv und ihre Gesundheit wird geschädigt.

Dr. Darcia Narvaez erklärt in einem Artikel in *Psychology Today*, »stattdessen führe es später zu mehr Unabhängigkeit, wenn ein Baby bekommt, was es braucht. In anthropologischen Berichten über Jäger-Sammler-Gemeinschaften, die in kleinen Gruppen lebten, erfüllten die Mütter jedes Bedürfnis ihrer Babys und Kleinkinder«. Sie fährt fort, »Babys drückten ein Bedürfnis durch Gesten aus und, wenn nötig, erst zuletzt durch Schreien. Wie Erwachsene Flüssigkeit zu sich nehmen, wenn sie durstig sind, strebten Kinder danach, das zu bekommen, was sie in diesem Moment brauchen. Wie Erwachsene, die zufrieden sind, wenn ihr Bedürfnis gestillt ist, verhielte es sich auch bei Babys«.

Wie wirkt es sich auf das Baby aus, wenn Sie es schreien lassen?

Wenn Sie Ihr Baby schreien lassen, wird sein Gehirn auf verschiedene Weise geschädigt. Die Verknüpfungen zwischen den Nervenzellen (Synapsen) werden blockiert. Zorn bewirkt die Zerstörung der Synapsen, die dazu beitragen, dass die Netzwerke, die im Gehirn entstehen, gut funktionieren. Die frühe Entwicklung des Gehirns ist die Basis der menschlichen Anpassungsfähigkeit und Resilienz (die Fähigkeit, Schwierigkeiten zu bewältigen und zu überwinden). Bei Kummer wird das Hormon Cortisol ausgeschüttet, was folgende Auswirkungen hat:

- Der Vagusnerv, der mit Erkrankungen wie dem Reizdarmsyndrom verbunden ist, funktioniert nicht richtig.
- Das Baby verschließt sich, wenn es lebensbedrohlichen Kummer hat – was sein Wachstum, seine Gefühle und sein Vertrauen beeinträchtigt.
- Das Baby entwickelt Misstrauen gegenüber Beziehungen. Das Selbstvertrauen wird geschwächt, was ein Gefühl der Leere hervorrufen kann, die ein Kind womöglich sein ganzes Leben lang zu füllen versucht.

Die Psychologie-Professorin an der Universität Notre Dame, Dr. Darcia Narvaez, weist darauf hin, dass die Reaktion auf Babygeschrei, der fast durchgängige Körperkontakt und mehrere Bezugspersonen zu haben zu den überlieferten Erziehungsmethoden gehörten, die sich als positiv für die Gehirnreife erwiesen haben – was sich nicht nur auf die Entwicklung der Persönlichkeit auswirke, sondern auch die Gesundheit und die moralische Entwicklung begünstige.

Wenn eine Mutter das Schreien Ihres Babys ignoriert, hat dieses Verhalten Auswirkungen auf sie selbst. Sie übersieht dann auch die subtileren Signale des Babys darauf, welches Bedürfnis es äußert. Die Beziehung zwischen Mutter und Kind wird von der Mutter zerstört, kann aber nicht vom Kind wiederhergestellt werden. Der Säugling ist machtlos.

Das NYU Langone Medical Center fand heraus, dass die Anwesenheit der Mutter den Schmerz eines weinenden Babys lindert und seine Gehirnreife durch die Veränderung der Genaktivität in der Gehirnregion, die mit den Emotionen verbunden ist, beeinflusst. Nach Meinung der Neurobiologin Dr. Regina Sullivan, beweise ihre Studie, dass eine Mutter, die ihr Baby tröstet, wenn es Schmerzen hat, nicht nur eine Verhaltensweise verstärke, sondern das Trösten sich immer auch auf die entscheidenden neuralen Verschaltungen während der frühen Gehirnentwicklung auswirken.

Schreien

Einmal sollte ich in einer Fernsehsendung eine Babymassage vorführen. Als die Moderatorin mit mir ins Studio eilte, sagte sie: »Ich habe gehört, dass Sie ein Baby nur mithilfe von Massage in zehn Sekunden dazu bringen können, mit dem Schreien aufzuhören. Ich hoffe, Sie können uns das heute zeigen!«

Das Baby, ein goldiges vier Monate altes Mädchen, mit dem ich mich in der Garderobe ganz wunderbar »unterhalten« hatte, fing beim Anblick der Moderatorin herzzerreißend zu weinen an. Ich führte keine Massage mit ihm vor, da ich das Gefühl hatte, ich würde seine Gefühle und seinen Körper verletzen, wenn ich Massage als Trick zur Beruhigung benutzte (sogar dann, wenn es funktioniert hätte, was ich bezweifle). Die Moderatorin gelangte daraufhin zu dem Schluss, Babymassage sei Humbug und funktioniere nicht. Sie hatte recht: als Trick ist sie tatsächlich wirkungslos. Leider glauben viele Menschen immer noch, dass man Babys sehen, aber nicht hören sollte.

Als Säuglinge haben wir kaum eine andere Möglichkeit, unsere negativen Gefühle auszudrücken und aufgestauten Stress abzubauen, als zu schreien. Wenn wir älter werden, lernen wir, mit Wut, Angst, Schmerz und übermäßiger Energie auf unterschiedlichste Weise umzugehen. Mithilfe unserer Mimik, Gestik und Sprache können wir vermitteln, wie wir uns fühlen. Wenn der Alltagsstress zu groß wird, können wir einen Spaziergang oder Urlaub machen oder uns bei einem Freund aussprechen. Auch wenn wir gesund sind, weinen wir ab und zu, aber selten vor anderen Leuten. Wir haben gelernt, dass Weinen ein unsoziales Verhalten und ein Zeichen von Schwäche ist. Dies war wahrscheinlich eine unserer frühesten Lektionen.

Manipulieren Babys ihre Eltern durch Schreien?

Anfang des 20. Jahrhunderts kam die Einstellung in Mode, Babys nicht »zu verwöhnen«. Man ließ Babys schreien, bis sie sich von alleine »beruhigten«. Dahinter steckte der Glaube, Babys wollten ihre Eltern durch Schreien manipulieren und dazu bringen, ihren Wünschen nachzugeben – und man hielt dies für eine schlechte Charaktereigenschaft. Auf das Babygeschrei zu reagieren, würde nur dazu führen, dass man verwöhnte, freche Gören heranzog, die den Eltern auf der Nase herumtanzten. Um Babys daran zu hindern und sie von klein an zur Selbstständigkeit zu erziehen, ließen die Eltern sie alleine weinen, bis sie heiser waren oder aus purer Erschöpfung einschliefen. Doch immer wieder wurde diese Überzeugung widerlegt. Die Bedürfnisse eines Babys sind echt und es schreit aus einem wirklichen Grund. Babys besitzen noch nicht die intellektuelle Raffinesse, um ihre Eltern zu manipulieren.

In den 1970er-Jahren gewann eine Bewegung, die sich von dieser Einstellung distanzierte, an Bedeutung. Immer mehr Frauen begannen wieder, ihre Babys zu stillen. Tragesäcke, Rucksäcke und zusammenklappbare Buggys wurden erfunden, und die Experten ermutigten die Eltern, mehr Nähe zu ihren Kindern zuzulassen und rascher auf sie zu reagieren. Die Forschung hat bestätigt, dass Kinder, die Zuwendung erhalten, weniger statt mehr schreien, und später selbstständiger und nicht unselbstständiger würden. Auch andere Kulturen haben zu dieser Veränderung beigetragen. Durch die zunehmende Globalisierung lernen die westlichen Zivilisationen andere Kulturen, die nicht durch das sogenannte »moderne Denken« beeinflusst sind, besser kennen.

Leider sind wir in der westlichen Zivilisation sehr leicht beeinflussbar. Mütter, die ihre Babys in ihrer frühesten Kindheit allein schreien ließen, während sie weinend und voller Schuldgefühle nebenan saßen, sprangen nun bei jedem noch so leisen Piepser des Babys auf. Etwas anderes aber veränderte sich nicht: nämlich unsere Besessenheit, das Baby dazu zu bringen, mit dem Schreien aufzuhören, oder ihm erst gar nicht zu »erlauben« zu schreien.

Heute herrscht in vielen Köpfen wieder die Meinung, man würde Kinder durch Zuwendung verwöhnen, und sie müssten dazu erzogen oder angehalten werden, sich so zu verhalten, wie es ihren Eltern gefällt. Egal, wo wir auf dieser Skala stehen, liegen wir hinsichtlich des kindlichen Bedürfnisses zu schreien ständig daneben.

Hin und wieder müssen wir alle einmal weinen. Dadurch lösen sich Spannungen, umso mehr, wenn wir uns in den zärtlichen Armen eines anderen Menschen ausweinen können. Ich glaube, dass Babys ebenso tief empfinden wie wir und ihre Ängste, Sorgen und Frustrationen genauso groß sind wie unsere. Aus der Beobachtung von Hunderten von Babys in meinen Massagekursen und in anderen Kulturen weiß ich, dass Weinen Säuglingen manchmal Erleichterung und Entspannung verschafft.

Viele von uns, die im »Verwöhne dein Baby nicht«-Zeitalter aufgewachsen sind, stehen dem Weinen mit gemischten Gefühlen gegenüber. Weinen macht uns Angst und versetzt uns in Anspannung. Wir wollen es sofort stoppen. Es löst Ängste in uns aus und weckt womöglich Erinnerungen an jene Angst, Furcht und Wut, die wir vielleicht spürten, als wir allein in unserer Wiege schrien und keiner auf unser Weinen reagierte. Ebenso kann Weinen Schuldgefühle hervorrufen: Bin ich eine schlechte Mutter, wenn mein Baby weint?

In unserer Gesellschaft werden solche negativen Gefühle gegenüber dem Weinen oft noch verstärkt. Manche Leute regen sich bei jedem Geräusch, das ein Baby macht, furchtbar auf und strafen die Eltern beim leisesten Piepser mit bösen Blicken. Die verlegene Mutter straft ihr Baby daraufhin möglicherweise mit lautem Schimpfen, entschuldigt sich für ihr Kind und flieht in ihr sicheres Zuhause. Aufgrund der mangelnden Unterstützung bei der Kindererziehung in unserer Gesellschaft, dem wirtschaftlichen Druck und den sozialen Wertvorstellungen, die familiäre Bindung und Zugehörigkeit nicht gerade fördern, stehen die meisten jungen Eltern zeitweise unter enormem Stress, ungeachtet ihrer eigenen Einstellung zur Kindererziehung. Wer von uns hat noch nicht daran gedacht, »das Baby aus dem Fenster zu werfen«? Wer kennt nicht die Angst, die Kontrolle zu verlieren und ein schreiendes Baby am liebsten schütteln und anbrüllen zu wollen? Wenn Sie von solchen Gefühlen überwältigt werden, bitten Sie, wenn möglich, Ihren Partner, das Baby zu nehmen, während Sie sich für fünf oder zehn Minuten zurückziehen, um die kontrollierte Bauchatmung zu machen und Ihre Angst loszulassen. Wenn Sie so frustriert sind, dass Sie am liebsten weinen möchten, tun Sie es ruhig. Als meine Kinder noch klein waren, weinten wir oft gemeinsam im Wohnzimmer und schrien unseren Schmerz und unsere Frustration aus der Seele. Wir sollten anfangen, weinen einfach als eine Möglichkeit anzuerkennen, unsere Seele von »negativen« Gefühlen und Stress zu befreien. Wir sollten akzeptieren, dass es in Ordnung ist, manchmal zu weinen, und dass schließlich jeder auch wieder zu weinen aufhört und Entspannung findet, besonders wenn ihn seine Familie und Freunde darin unterstützen, seine Gefühle auszudrücken, und ihn dafür noch mehr lieben und respektieren.

Wie wir alle weinen Babys aus den unterschiedlichsten Gründen. Leider ist uns unsere Intuition größtenteils verloren gegangen, mit der wir die Gefühle und Gedanken eines Kindes erspüren könnten. Die meisten von uns können einen heftigen Schmerzensschrei wahrnehmen, aber andere Schreie und Quengellaute interpretieren wir falsch, weil sie von unseren eigenen Unsicherheiten und Projektionen verzerrt werden. Da scheint es leichter, einem Klischee zu folgen, das jede Art von Weinen gleich behandelt – entweder mit Ignoranz oder mit Beruhigung. Babys haben aber gar nichts von solchen undifferenzierten Reaktionen auf ihr Schreien, denn es gelingt ihnen nicht, von ihren Eltern angemessenen Beistand zu bekommen. Vielmehr brauchten sie in sich ruhende Eltern mit klarem Verstand und Fürsorglichkeit, die ihnen helfen, sich in der für sie unbekannten Welt zurechtzufinden. Durch die tägliche Babymassage können Sie die Sprache Ihres Babys intuitiv verstehen lernen, denn Sie bleiben buchstäblich in Kontakt mit seiner Körpersprache, seinen nonverbalen Signalen und seinen verschiedenen Arten zu schreien.

Es macht keinen großen Unterschied, ob man einem Kind, einem Erwachsenen oder einem Säugling aktiv und mitfühlend zuhört. Es erfordert Mitgefühl, aufrichtige Liebe und Respekt vor der Erfahrung eines anderen Menschen. Ich glaube, der Grund dafür, dass es uns so schwerfällt, unseren Babys zuzuhören, liegt darin, dass wir in unserer eigenen Kindheit so häufig enttäuscht und unsere Gefühle ignoriert worden sind. Wenn wir unser Baby weinen hören, reagieren wir mit unserem eigenen inneren Kind, anstatt wirklich hinzuhören, was es uns mitteilt. Der Impuls, das Baby zu beruhigen, überwiegt. Wir bringen es zum Schweigen, wie das auch bei uns geschah.

Untersuchungen haben durchwegs bestätigt, dass Babys, auf die man prompt reagiert – nicht, indem man sie beruhigt, sondern indem man ihnen zuhört und entsprechend handelt – seltener und kürzer weinen, wenn sie älter werden. Schreien setzt Hormone frei, die Spannung und Erregung abbauen. Daher ist Schreien nicht nur ein Ausdruck von Schmerz und Unwohlsein, sondern es scheint auch eine angeborene Fähigkeit zur Stressbewältigung und eine Selbstheilungskraft zu sein. Wenn man Babygeschrei zulässt und dem Baby entspannt und liebevoll zuhört, kann es so seinen eigenen Stresspegel regulieren und zu einem entspannteren und weniger unter Stress stehenden Menschen heranwachsen.

Wie Sie Ihrem Baby zuhören

Wenn Ihr Baby bei der Massage unruhig ist, quengelt oder schreit, können Sie die folgende Methode anwenden:

Zunächst atmen Sie einmal tief ein und aus und entspannen Ihren ganzen Körper. Dies verhindert, dass Sie den Atem anhalten und sich verspannen.

Als Nächstes distanzieren Sie sich für einen Augenblick vom eigenen inneren Kind. Sie müssen ganz klar sein und erkennen, dass Ihr Baby seine eigenen Gründe hat zu schreien.

Danach stellen Sie, wenn möglich, Blickkontakt zu Ihrem Baby her. Wenn es weg schaut, legen Sie Ihre Hände sanft, aber fest auf seinen Körper und stellen durch das Handauflegen eine Verbindung zu ihm her. Lassen Sie Ihre Liebe durch Ihre Hände strömen und teilen Sie ihm mit Ihrer Stimme, Ihren Händen und Augen mit, dass Sie gerne hören möchten, was es sagen will.

Bleiben Sie bei Ihrem Baby in diesem sehr entspannten, empfänglichen Zustand. Beobachten Sie seine Körpersprache, hören Sie zu und reagieren darauf. Achten Sie auf seinen Mund und darauf, was seine Augen ausdrücken. Wenn Sie sicher sind, dass es sich verstanden fühlt und genug mitgeteilt hat, trösten Sie es, indem Sie es wiegen, herumtragen oder mit ihm schmusen, damit es wieder ins Gleichgewicht kommt. Ein Baby, das sich verstanden fühlt, wird danach immer besser schlafen und beim nächsten Mal größeres Vertrauen haben.

Wenn wir unseren Kindern wirklich zuhören, erfüllen wir all ihre seelischen Bedürfnisse, denn wir geben ihnen die Botschaft: »Du hast Respekt verdient. Du bist wertvoll, so wie du bist«. Das Baby empfängt diese Botschaft, und sein ganzer Körper entspannt sich. Sein Herz fließt über, und wenn es älter wird, sucht es jede Gelegenheit, diese Liebe an andere weiterzugeben. Wie es das anstellt? Indem es Ihrem Vorbild folgt. Es wird für andere genauso da sein, wie Sie für Ihr Kind da gewesen sind. Welch wunderbarer, gesunder Kreislauf!

Wie macht sich das Baby bemerkbar?

Ihr Baby hat viel zu erzählen, aber es kann noch nicht sprechen. Deshalb verwendet es seine Körpersprache, sein Schreien, Glucksen und andere Laute, um mit Ihnen zu kommunizieren. Schenken Sie diesen Signalen große Aufmerksamkeit. Ihr Baby bringt Ihnen seine einzigartige Ausdrucksweise bei, es will sich Ihnen mitteilen. In ihrem faszinierenden Buch *Baby Signs: How to Talk with Your Baby Before Your Baby Can Talk* bezeichnen Dr. Linda Acredolo und Dr. Susan Goodwyn diese Signale als »Zeichensprache« vor dem eigentlichen Sprechen. Die Autorinnen erklären, welche Zeichen Babys für Gegenstände und Gefühle verwenden und wie sie diese ihren Eltern vermitteln. Wenn sich die Eltern dessen bewusst sind, können sie diese Zeichensprache aufgreifen und in Worte »übersetzen«, wodurch das Baby später leichter sprechen lernt. Umgekehrt können die Eltern selbst eine Zeichensprache für einen bestimmten Gegenstand erfinden und ein Wort damit in Verbindung bringen, was dazu beiträgt, dass das Baby die Sprache versteht, bevor es noch tatsächlich spricht. Zum Beispiel öffnet und schließt ein einjähriges Kind seine Hände, wenn es ein Buch meint.

Diese Zeichensprache vor der eigentlichen Sprache kann bei der Babymassage wichtig für uns sein. Wenn Ihre Handflächen aneinander reiben, bedeutet dies vielleicht »Massage«, und wenn Sie Ihr Baby dann noch um Erlaubnis bitten, zeigt ihm auch dies, dass es nun eine Massage bekommen soll. Oft gibt ein Baby ein Signal, wenn es durch die Massage überreizt ist und eine Pause braucht. Es kann sein, dass es beispielsweise eine Hand vor das Gesicht hebt, als wollte es »stopp« sagen. Manchmal ist auch ein Schluckauf ein Zeichen für Stress. Wenn es schnelle Augenbewegungen macht, während es quengelt, will es vielleicht gewickelt, getröstet oder rhythmisch gewiegt und geschaukelt werden, um seine Energien wieder ins Gleichgewicht zu bringen und sich zu beruhigen. (Lesen Sie auch den Abschnitt »Quengeln« in diesem Kapitel.)

Ich empfehle Ihnen, bestimmte Zeichen für einige wichtige Botschaften zu erfinden und Ihrem Baby beizubringen, noch bevor es diese Zeichen selbst machen kann. Wichtig sind zum Beispiel Zeichen für »Massage«, »nein«, »entspann dich« (vielleicht indem Sie Ihre Hände locker in der Luft schütteln) sowie für die verschiedenen Körperteile, für »glücklich«, »traurig«, »wütend« und »geschafft«. Dr. Acredolo und Dr. Goodwyn erklären, dass Babys normalerweise frühestens mit neun Monaten die Zeichensprache verwenden. Andere Forscher stellten jedoch fest, dass sogar Frühgeborene »Zeichen« geben, mit denen sie ihre Betreuer auf ihr Befinden und ihre Bedürfnisse aufmerksam machen wollen. Wenn Sie Ihr Baby täglich massieren, werden Sie seine individuelle Zeichensprache entdecken.

Nicht alle Babys meinen dasselbe, wenn sie Schluckauf bekommen, eine Hand heben oder wegschauen. Geben Sie Ihrem Baby die Möglichkeit, Ihnen die Bedeutung der verschiedenen Zeichen seiner Körpersprache zu vermitteln. Bei der Massage kann es passieren, dass das Baby eine kurze Quengelphase hat, während der es Stress abbaut. In diesem Fall gibt das Baby Signale für Stress, entspannt sich dann aber wieder und genießt die restliche Massage. Es geht also darum, die individuelle Ausdrucksweise Ihres Babys kennenzulernen und ihm zu helfen, seine Gesten in Worte zu übersetzen, sodass es genau weiß, was es sagen muss, wenn es sprechen lernt.

Frühkindliche Reflexe

Während der Massage werden Sie vielleicht bemerken, dass Ihr Neugeborenes einige automatische Reaktionen auf die unterschiedliche Stimulation zeigt – sogenannte Reflexe. Beobachten Sie Ihr Baby genau und Sie werden diese Reflexe erkennen. Sie brauchen sich deshalb keine Sorgen zu machen.

Suchreflex
Wenn Sie das Gesicht eines Neugeborenen massieren, reagiert es womöglich mit dem Suchreflex und dreht seinen Kopf zur Seite. Vielleicht dann, wenn Sie mit der Streichbewegung »Lächeln« seine Mundwinkel massieren. Der Reflex taucht vielleicht auch bei der »Kieferentspannung« auf.

Moro-Reflex
Wenn ein neugeborenes Baby ein lautes Geräusch hört oder plötzlich seine Lage verändert wird oder sein Kopf in den Nacken fällt, streckt es schnell seine Arme und Beine von sich und zieht sie dann wieder an. Diesen Reflex zeigt ein Baby auch, wenn sie es vor sich auf dem Boden ablegen oder bei einer plötzlichen Bewegung.

Fußgreifreflex
Wenn Sie die Fußsohle eines Neugeborenen berühren, zieht es seine Zehen Richtung Fußsohle an.

Handgreifreflex
Wenn Sie die Handfläche eines Neugeborenen streicheln oder einen Finger in seine Hand legen, wird es ihn fest umklammern. In den ersten Lebenstagen bis ins Alter von sechs Monaten umfassen Babys alle Gegenstände, die man ihnen in die Hand gibt und können sie daran unterscheiden, wie sie sich anfühlen. Der Handgreifreflex verschwindet um den sechsten Monat herum, wenn sich die motorischen Fähigkeiten des Kindes weiterentwickelt haben. Nun greift es selbst bewusst nach Gegenständen und nimmt sie in den Mund, um zu spüren, wie sie sich anfühlen.

Asymmetrisch tonischer Nacken-Reflex (ATNR)
Der ATNR kann während jedes Massage-Abschnitts stimuliert werden. Sie werden beobachten, wie sich der Kopf ihres Neugeborenen zu einer Seite

dreht, während es seinen Körper wölbt und einen Arm und ein Bein in einer »Fechterstellung« ausstreckt: Der Arm und das Bein weisen in die gleiche Richtung, in die sich sein Kopf gedreht hat, der andere Arm und das andere Bein sind angewinkelt.

Babinski-Reflex
Wenn Sie seitlich an der äußeren Fußsohle oder auf dem Rist entlang der Zehen streichen, spreizt das Baby seine Zehen auseinander.

Babkin-Reflex
Wenn Sie mit den Daumen gleichzeitig in die Handflächen des Babys drücken, öffnet es den Mund und neigt den Kopf zur Brust. Vielleicht führt es die Hand zum Mund.

Die Gemütszustände Ihres Babys

Es ist gut, die Verfassung Ihres Babys zu kennen, damit Sie den günstigsten Zeitpunkt für seine Massage finden können. Im Folgenden finden Sie die grundlegenden Tagesformen Ihres Kindes detailliert beschrieben:

Ruhig und aufmerksam: Der beste Zeitpunkt für die Babymassage
- Wenig oder keine Körperbewegung
- Weit geöffnete, klare Augen
- Das Baby blickt Sie an
- Es reagiert auf Ihre Stimme
- Der Gemütszustand, in dem es am lernbereitesten ist

Aktiv und aufmerksam: Eine weitere gute Zeit für die Babymassage
- Häufige Bewegung
- Der Blick schweift umher und sucht nach Personen und Gegenständen
- Leise Laute (Gurren, Glucksen, Grunzen)

Schreien
- Körperlich: hungrig, volle Windel, zu warm/kalt, müde, etwas tut weh
- Emotional: einsam, ängstlich, über- oder unterstimuliert, gelangweilt

Schläfrig
- Zustand beim Aufwachen oder Einschlafen
- Der Blick wirkt trüb und glasig
- Die Augenlider sind schwer

Ruhiger Schlaf
- Entspanntes Gesicht
- Ruhige Augen und Lider
- Ruhiger Körper, gelegentliches Aufschrecken
- Langsame und gleichmäßige Atmung
- Ab und zu tiefe Seufzer

Aktiver Schlaf
- Unterschiedliche Mimik (Lächeln, Stirnrunzeln, Nuckeln)
- REM-Schlaf – schnelle Augenbewegung unter den Lidern
- Gelegentliche Körperbewegung
- Unregelmäßiger Atemrhythmus
- Laute (Quieken, Grunzen, Glucksen)

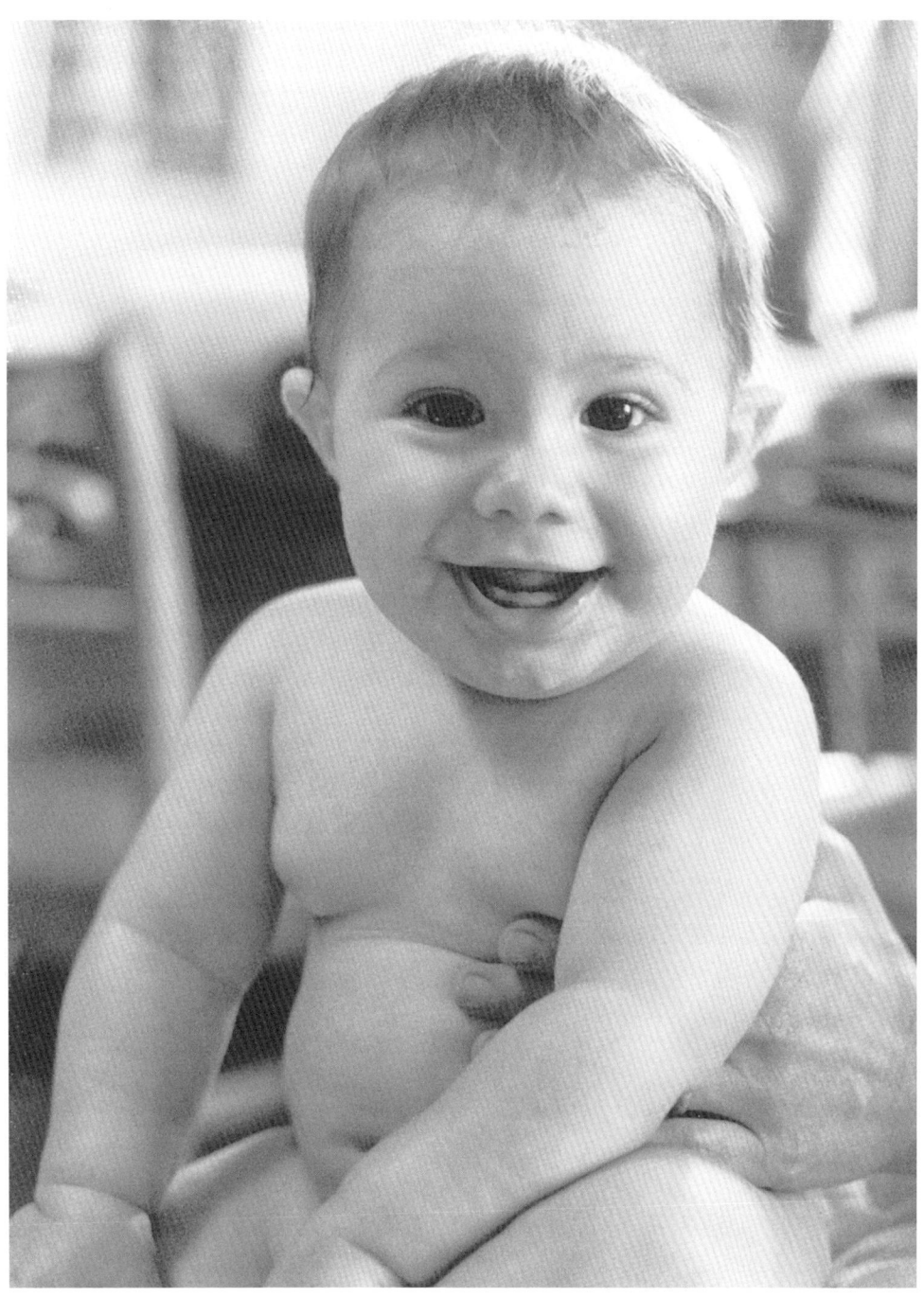

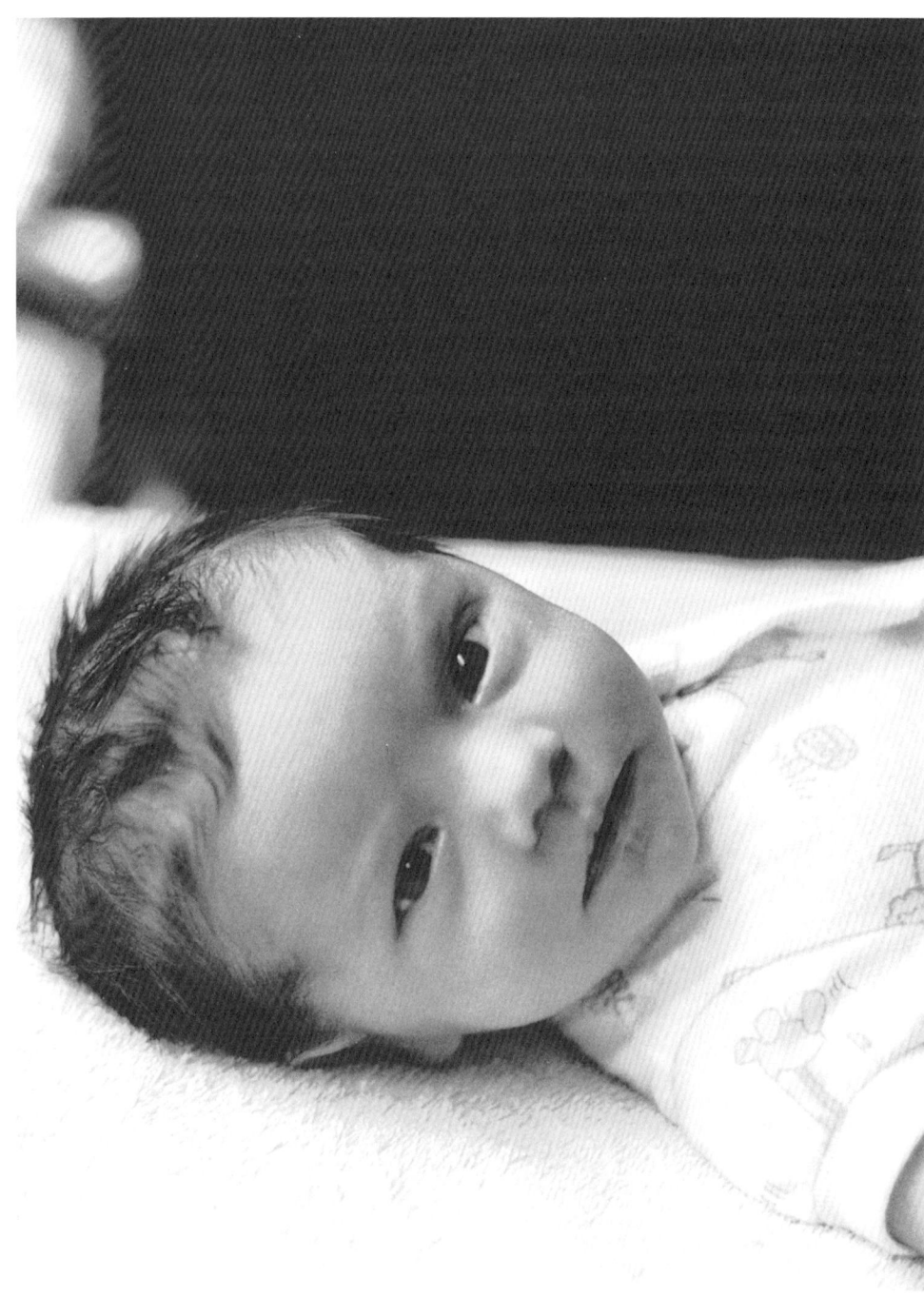

Kapitel 15:
Leichte Erkrankungen und Koliken

Kann die Mutter hören schrein
Ungerührt ihr Kindchen klein?
Nein, nein, nimmer kann das sein!
Nimmer, nimmer kann das sein!
William Blake

Wenn Ihr Baby krank ist, wirkt eine Massage nicht nur wohltuend, sondern lindert auch Symptome wie Schmerzen, Fieber, Verstopfung und Atembeschwerden bei Krupp und Asthma. Natürlich sollten Sie bei jedem deutlichen Anzeichen einer Erkrankung zuvor den Kinderarzt konsultieren.

Fieber

Zur Fiebersenkung geben Sie warmes Wasser anstatt Öl auf Ihre Hände. Decken Sie Ihr Baby zu, bis auf die Körperteile, die Sie gerade massieren. Tauchen Sie nun Ihre Hände ins Wasser und reiben Sie dann den Körper von der Brust aus zu den Gliedmaßen hin ab. Das soll die Hitze aus dem Körper leiten und bewirkt eine Abkühlung, weil das Wasser auf der Haut verdampft. Sie sollten bei Fieber jedoch stets den Kinderarzt hinzuziehen.

Erkrankungen der Atemwege

Eine ähnliche Methode können Sie zur Befreiung der Atemwege anwenden. Zunächst machen Sie die übliche Brustmassage. Geben Sie einen Tropfen Eukalyptus ins Massageöl. Nun legen Sie das Baby etwas schräg, mit dem Kopf nach unten hin. Nehmen Sie einen kleinen Becher (eine saubere Plastikverschlusskappe genügt auch) oder einen anderen Behälter mit einem schmalen Rand. Pressen Sie den Becher leicht auf die Haut im gesamten Brust- und Rückenbereich und ziehen Sie ihn wieder ab. Durch das sanfte Schröpfen löst sich der Schleim in den Lungen und kann abgehustet werden. Auch ein Luftbefeuchter im Kinderzimmer ist sehr nützlich. Achten Sie darauf, dass er gut gereinigt ist, damit keine schädlichen Bakterien verdampfen. Diese Methode eignet sich sowohl bei Krupp-Husten als auch bei Asthma. Konsultieren Sie jedoch auch in diesem Fall immer zuerst den Kinderarzt.

Schnupfen

Stellen Sie Folgendes bereit: einen Nasenabsauger, eine Pipette, ein Taschentuch, eine Tasse warmes Salzwasser (1/2 Teelöffel Salz auf eine Tasse Wasser). Massieren Sie nun das Gesicht des Babys, besonders die Nasennebenhöhlen, damit dieser Bereich entspannt und besser durchblutet wird, und sich der Schleim löst. Träufeln Sie dann mit der Pipette in jedes Nasenloch einen Tropfen warmes Salzwasser. Führen Sie nun vorsichtig den Absauger ein und saugen Sie den Schleim aus beiden Nasenlöchern ab. Entleeren Sie den Absauger in das Taschentuch. Das warme Salzwasser brennt nicht auf der Schleimhaut und es löst den Schleim besonders gut. Zwar wird das Baby die Prozedur nicht gerade mögen, aber sie kann notwendig sein, wenn es beim Stillen keine Luft mehr bekommt. Anschließend trösten Sie Ihr Baby und stillen oder füttern Sie es. Reinigen Sie die Utensilien vor der nächsten Anwendung in kochendem Wasser. Wenn möglich sollte man bei sehr kleinen Babys keine Nasensprays aus der Apotheke benutzen, denn das Kind entwickelt eigene Antikörper gegen den Schnupfen und sein Immunsystem wird gestärkt.

Blähungen und Koliken

Babys schreien oft, weil sie schmerzhafte Blähungen haben, weil sie müde sind oder ihre Energien aus dem Gleichgewicht geraten sind. Unwohlsein und echte Schmerzen durch Gasbildung im Darm sind sehr häufig. Da der Magen-Darm-Trakt des Babys bei seiner Geburt noch nicht vollständig ausgereift ist, braucht er Unterstützung. Massage liefert hierfür genau die richtige Stimulation.

Über die Ursachen von Koliken gibt es viele Vermutungen. Oft wird der Begriff »Kolik« für jedes Baby verwendet, das viel schreit. Ich bringe Koliken eher mit Babys in Verbindung, die sehr lange schreien und offensichtlich Bauchschmerzen haben. Ein Baby, das an einer echten Kolik leidet, ist steif und verspannt, hat einen Blähbauch und erträgt Berührungen nur schwer. Bei weniger schmerzhaften Blähungen dagegen schreit es häufig und zieht seine Beine an. In kurzen Abständen gehen Winde ab. Ein Baby mit Blähungen lässt sich meist beruhigen, wenn man es herumträgt, rhythmisch wiegt oder in den Armen hält. Dagegen lässt ein Baby mit einer Kolik sich womöglich eine Weile überhaupt nicht beruhigen.

Vor einigen Jahren arbeitete ich mit einer Kinderarztpraxis zusammen, insbesondere um Familien mit Babys, die an Koliken litten, zu helfen. Die Mütter waren oftmals am Ende ihrer Kräfte vom ständigen Babygeschrei, den schlaflosen Nächten und dem Gefühl der Hilflosigkeit und Inkompetenz. Sie meinten: »Mein Baby mag mich nicht« oder »Ich bin einfach keine gute Mutter, weil ich mein Baby nicht beruhigen kann«. Sie distanzierten sich von ihren Kindern, anstatt eine Bindung herzustellen. Aber als ich diesen Müttern erklären konnte, wie das Verdauungssystem eines Babys funktioniert und wie die Massage diesen Bereich entspannen und die schmerzhaften Blähungen lösen kann, erkannten sie, dass sie nichts falsch gemacht hatten. Erst einmal half ich den Müttern, sich selbst zu entspannen. Praktisch jede Familie, mit der ich zu tun hatte, hatte innerhalb von zwei Wochen, in denen das Baby täglich massiert wurde, enorme Erfolge.

Als die Mütter die Massage erfolgreich beherrschen – das heißt, das Baby konnte während oder kurz nach der Massage Winde lassen, länger schlafen oder weinte weniger –, fühlten sie sich in ihrer Mutterrolle viel kompetenter, sie entwickelten eine positivere Einstellung zu ihrem Baby und konnten wieder eine Bindung zu ihm aufbauen. Massage hilft jedem Baby, egal ob es nur leichte Blähungen oder eine starke Kolik hat, da die Funktion des Verdauungssystems angeregt wird. Darüber hinaus wird Stress abgebaut und mithilfe der Entspannungstechnik und des Handauflegens lernt das Baby, sich zu entspannen.

Massage bei Koliken

Versuchen Sie zunächst einmal, sich zu entspannen. Ein Baby mit Blähungen oder einer Kolik stellt große Anforderungen an eine Mutter, und durch den übermäßigen Stress sind Sie vielleicht überfordert und verunsichert. Denken Sie daran: Sie sind nicht schuld an den Schmerzen Ihres Babys, aber Sie können ihm helfen. Reagieren Sie auf sein Weinen, indem Sie seine Gefühle achten, und beginnen Sie, es bei der Bewältigung dieser schmerzhaften Phase zu unterstützen. Massieren Sie das Baby zwei Wochen lang zweimal täglich mit der hier beschriebenen Methode und verzichten Sie in dieser Zeit auf die übliche Babymassage. Dadurch bringt das Baby nicht jede Massage mit den Schmerzen in Verbindung, die es vielleicht während der Massage durch seine Koliken verspürt hat.

Zählen Sie bei der Massage die Streichbewegungen. Die Knie des Babys sollen angewinkelt sein. Helfen Sie Ihrem Baby mit der Entspannungstechnik, sich zu entspannen, und setzen Sie Ihre Stimme, Ihre Hände, rhythmisches Wiegen, Streichen und leichtes Klopfen ein, damit es seine Spannungen loslassen kann. Wenn Sie seine Knie zum Bauch bewegen, drücken Sie sie nicht zu fest in den Bauch hinein, sondern nur leicht, damit Ihr Baby noch Luft bekommt.

1. Handauflegen

Legen Sie Ihre Hände auf den Bauch Ihres Babys. Entspannen Sie sich völlig, auch wenn das Baby quengelt oder schreit.

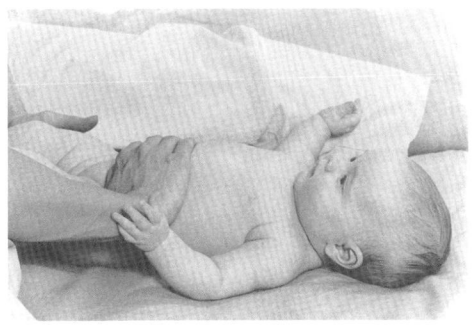

2. Wasserrad Teil A (Seite 130)

Machen Sie diese Massagebewegung abwechselnd mit beiden Händen sechsmal.

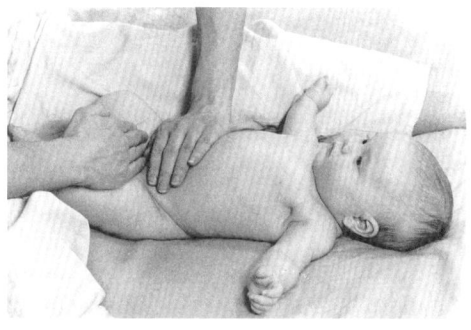

3. Auf und ab (Seite 150)

Halten Sie die Knie Ihres Babys eng zusammen und drücken Sie sie sanft in seinen Bauch. Halten Sie sie ungefähr sechs Sekunden lang in dieser Position.

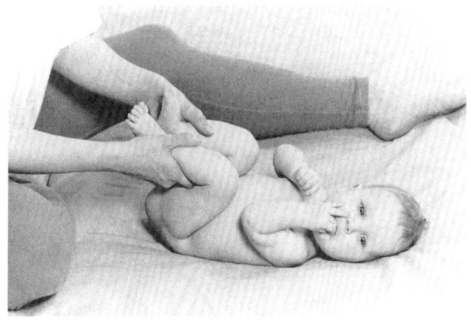

4. Berührungsentspannung (Seite 140)

Hören Sie dann langsam auf zu drücken und strecken Sie die Beine Ihres Babys wieder aus. Verwenden Sie die Berührungsentspannung und reden Sie dem Baby gut zu, damit es sich entspannen kann.

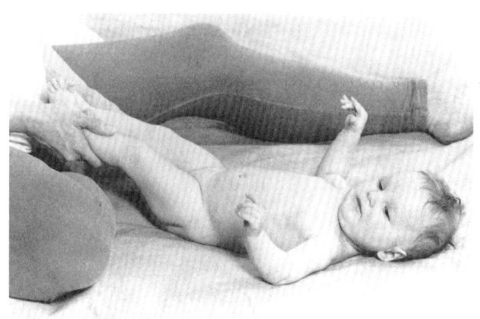

5. Sonnenmond (Seite 131)

Machen Sie diese Massagebewegung abwechselnd mit beiden Händen sechsmal.

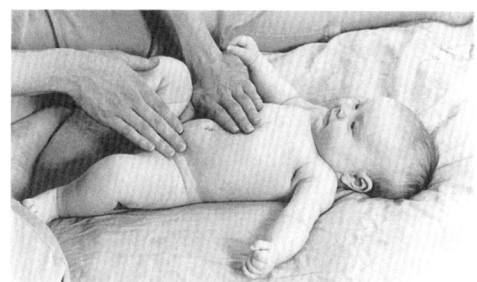

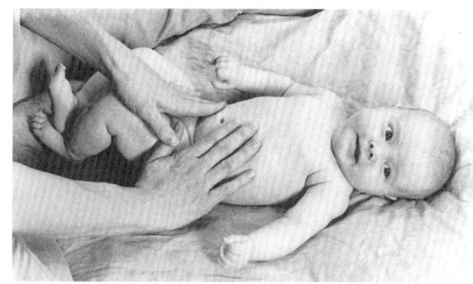

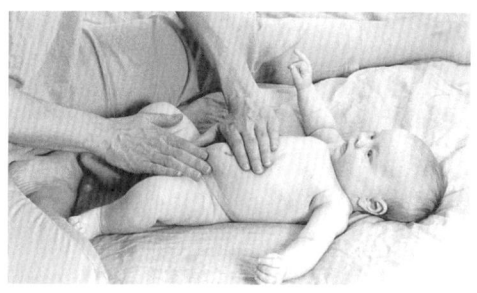

6. Auf und ab (Seite 150)

Halten Sie die Knie Ihres Babys eng zusammen und drücken Sie sie sanft in seinen Bauch. Halten Sie sie ungefähr sechs Sekunden lang in dieser Position.

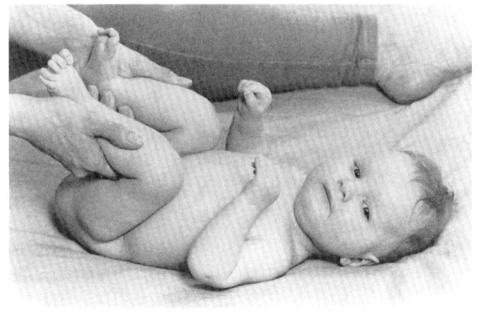

7. Berührungsentspannung (Seite 174)

Hören Sie dann langsam auf zu drücken und strecken Sie die Beine Ihres Babys wieder aus. Verwenden Sie die Berührungsentspannung und reden Sie dem Baby gut zu, damit es sich entspannen kann.

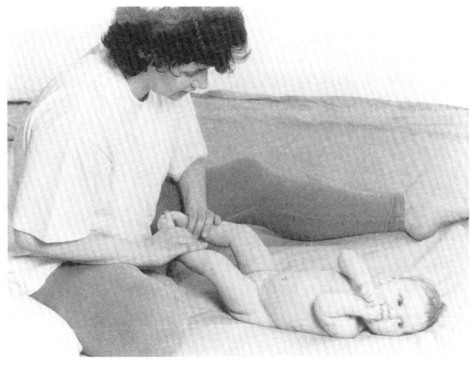

Wiederholen Sie diesen Ablauf (Schritt 1 bis 7) dreimal. Es kann ein paar Tage dauern, bis das Baby darauf anspricht. Es kann aber auch sein, dass gleich beim ersten Mal Winde abgehen. Da das kindliche Verdauungssystem immer reifer wird, zeigt schon bald eine kurze Massage Erfolg, und die Blähungen lösen sich. Nicht jedes Baby reagiert gleich, und aus unterschiedlichen Gründen profitieren manche nicht so sehr von der Massage wie andere. Inzwischen überweisen viele Kinderärzte Eltern mit Babys, die an Blähungen und Koliken leiden, zu Babymassagetherapeuten, um die Beschwerden ohne die Gabe von Medikamenten zu beheben.

Penny, Mutter des drei Wochen alten Matthew, war aufgrund seiner Koliken am Ende ihrer Kräfte und konsultierte mich. Als ich beide zum ersten Mal sah, waren sowohl Penny als auch Matthew von den Koliken so gestresst, dass ihre Beziehung zueinander sehr belastet war. »Ungefähr zwei Wochen lang, nachdem ich mit der Babymassage begonnen hatte, litt Matthew noch unter Koliken. Danach verschwanden sie allmählich, bis sie nach ein paar Wochen ganz ausblieben. Jetzt geht es ihm ausgezeichnet. Er hat Vertrauen zu mir, und ich bin wieder viel entspannter.« Die beiden konnten sich jetzt anschauen, miteinander spielen, und Matthew begann, die Massage wirklich zu genießen. Sogar wenn Penny die Massage bei Koliken anwandte, schien Matthew zu wissen, wie er kooperieren und daran mitwirken konnte. Bei jedem Massagezyklus gluckste er vor Vergnügen, ließ Winde und sprach gut auf die Berührungsentspannung an.

Auch warme Bäder, Glycerinzäpfchen und eine Ernährungsumstellung können bei Koliken sehr hilfreich sein. Wenn Sie stillen, sollten Sie reizstoffhaltige Nahrungsmittel wie Tomaten, Schokolade, Koffein sowie blähende Gemüse, wie zum Beispiel Bohnen, meiden. Manchmal wird eine Kolik durch eine Nahrungsmittelallergie verursacht, etwa gegen Milch, Soja oder Weizen. Streichen Sie diese Nahrungsmittel gleichzeitig oder nacheinander von Ihrem Speiseplan oder von dem Ihres Babys, um herauszufinden, ob sich seine Beschwerden bessern.

Es ist nicht leicht, seinen kleinen Liebling so leiden zu sehen. Mary, Mutter des achtzehn Monate alten Michael, erzählt: »Ich fand mein inneres Gleichgewicht wieder, als ich mein Baby massieren und ihm helfen konnte, sich zu entspannen. Ich begann mit der Massage, als er zwei Wochen alt war und unter schmerzhaften Blähungen litt. Innerhalb von einer Woche zeichnete sich ein erster Erfolg ab. Wenn er mitten in der Nacht schreiend aufwachte, massierte ich ihn. Schon nach ein paar Wochen fing er an, sich zu entspannen, sobald ich mit der Massage begonnen hatte. Er beruhigte sich und ließ die Spannung los. Oft war er schon wieder eingeschlafen, ehe ich fertig war. Ich fühlte mich so gut, weil ich etwas tun konnte, um ihm zu helfen – ganz zu schweigen von den zusätzlichen Stunden Schlaf, die ich mir auf diese Weise verschaffte. Sogar jetzt noch, wenn er verspannt und unruhig ist, rede ich mit ihm und massiere ihn ein wenig – und schon entspannt er sich.«

Auch mein erstgeborener Sohn litt gleich nach der Geburt unter starken Koliken. Damals entwickelte ich die Massagemethode bei Koliken, indem ich auf Yogaübungen und die Ratschläge, die ich mir bei Massagetherapeuten hinsichtlich des Babykörpers geholt hatte, zurückgriff. Innerhalb von zwei Wochen waren seine Koliken verschwunden. Aber er erinnerte sich noch lange danach daran. Als er sprechen konnte, bat er darum, dass ich sein Bäuchlein massierte, wenn er schmerzhafte Blähungen hatte, und er wusste sogar noch, dass man bei dieser Massage die Knie zum Bauch ziehen muss! Diese Methode wirkt auch bei Erwachsenen, und vielleicht wollen Sie sie einmal bei sich selbst ausprobieren. Yogapraktiker verwenden morgens nach dem Aufwachen eine ähnliche Stellung namens »bhastrikasana« oder »Blasebalg-Stellung«, da diese das Verdauungssystem stimuliert und die Nahrungsaufnahme und die Ausscheidungsfähigkeit des Körpers reguliert.

Ein Baby zu haben, das unter Koliken leidet, bedeutet ungeheuren Stress. Deshalb ist es ganz normal, wenn man negative Gefühle hat und mutlos wird. Aber jedem, der sich unwohl fühlt, geht es gleich besser, wenn er zärtlich berührt und umsorgt wird. Ihr Baby macht da keine Ausnahme. Massage ist eine Möglichkeit, Ihrem Baby zu helfen, und deshalb stärkt sie auch Ihr Selbstvertrauen und Ihre Selbstachtung. Dadurch werden Sie nicht nur eine noch bessere Mutter, sondern Sie tragen durch die Massage auch dazu bei, dass Ihr Baby sich noch geborgener fühlt, weniger schreit, tiefer schläft und eine intensive Bindung zu Ihnen aufbaut.

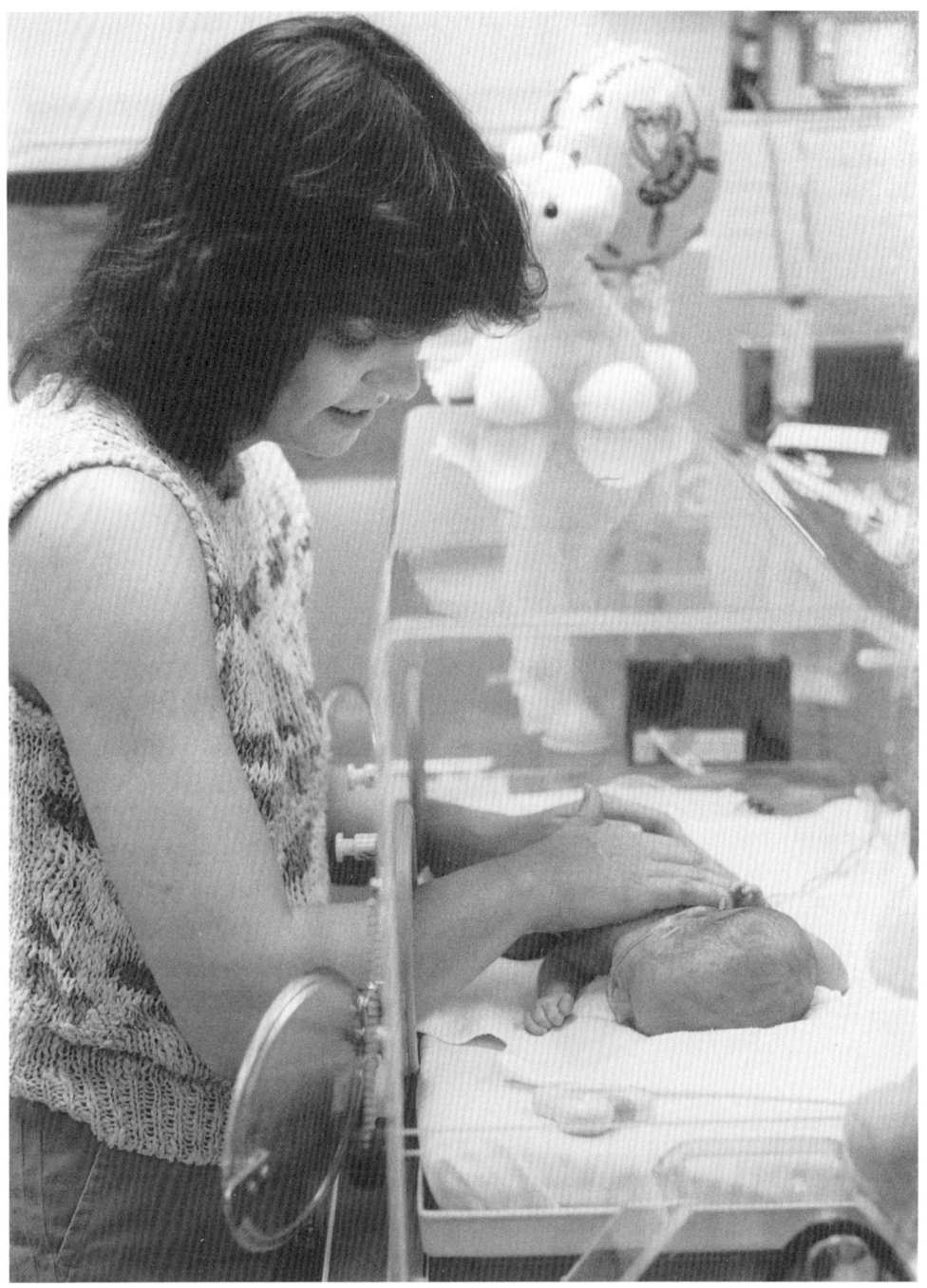

Kapitel 16:
Das Frühgeborene

Mutter, stellen wir uns einmal vor,
wir reisen durch ein fremdes und gefährliches Land.
Rabindranath Tagore

Frühgeborene brauchen besondere Berührung

Wir wissen, wie wichtig es ist, unser Baby von Anfang an eng am Körper zu halten. Wir planen die ersten Lebensstunden und -wochen schon lange im Voraus und organisieren alles so, dass unser Kind in diesen wertvollen Augenblicken, in denen es eine Bindung zu uns aufbaut, nicht unnötig gestört wird.

Wenn ein Baby nun lange vor dem Geburtstermin zur Welt kommt, stellt das die beste Planung auf den Kopf. Anstelle seiner ruhigen, liebevollen und freudig erwarteten Ankunft erleben wir nun ein unvorstellbar brutal wirkendes Szenario. All die Prozeduren sind unvermeidbar, denn sie erhalten das Baby am Leben. Aber bei den Eltern lösen sie eine wahre Gefühlslawine aus.

Die Sorgen bringen die Mütter in einen Teufelskreis: Sie befinden sich in einem Schockzustand, reagieren mit Verleugnung (was sich oft darin äußert, dass sie sich mehr mit dem Zustand des Babys als mit seiner Genesung beschäftigen); sie leiden unter Schuldgefühlen (»Was habe ich getan, dass so etwas passieren konnte?«); sie sind wütend (auf das Baby, den Ehemann, auf das Krankenhauspersonal oder das Schicksal); sie versuchen, mit Gott zu verhandeln (»Ich werde die beste Mutter der Welt sein, wenn mein Kind nur überlebt.«) und sie haben Angst. Diese Gefühle, die sich bei jedem anders äußern, sind ganz normal und treten noch lange nach der Geburt des Babys immer wieder auf. In unterschiedlichem Maße erholen sich die Mütter von ihrem ersten Schock: Die meisten finden sich schließlich mit der Situation ab, und es gelingt ihnen, ihr Baby in dieser schweren Phase zu unterstützen und den Bindungsprozess herzustellen.

Aber was ist mit dem Frühgeborenen? Auch das Baby durchlebt diesen Kreislauf der Gefühle: Schock, Schmerz, Angst und Abwehr. Vielleicht fühlt es sich emotional vernachlässigt, weil sich die Erwachsenen um es herum nur darauf konzentrieren, sein Leben zu retten. Die Behandlung eines Frühgeborenen geht manchmal weit über das notwendige Maß hinaus, wodurch das Baby zum Objekt wird und ihm der Gefühlsaustausch mit seinen Eltern und der Umwelt verwehrt wird.

Die ersten Erfahrungen eines Frühchens mit menschlicher Berührung können sehr schmerzhaft für es sein: Nadeln, Blutproben, Schläuche, grelles Licht, und es wird grob angefasst. Das alles geschieht zudem ganz plötzlich und unvorbereitet, nachdem das Baby so lange warm und geschützt im Mutterleib war. Eine der ersten Möglichkeiten für Mütter, ihrem Baby zu helfen und eine Bindung aufzubauen, besteht darin, es zu berühren und auf den Arm zu nehmen. Dieser wundervolle Ausdruck von Fürsorglichkeit trägt sowohl zur körperlichen als auch zur seelischen Heilung von Mutter und Kind bei. Wenn die Mütter das Gefühl haben, selbst Einfluss nehmen zu können, nimmt die Angst dieser ersten schweren Tage ab.

In vielen Studien mit Frühgeborenen wurde nachgewiesen, dass Babys, die während des Krankenhausaufenthalts regelmäßig von ihren Müttern gestreichelt werden und deren Stimme hören, schneller wachsen und sich besser entwickeln. Judith Talaba, Oberschwester auf einer Frühgeborenenstation, hat die Babymassage und Festhaltetechniken als festen Bestandteil der täglichen Versorgung von Frühchen eingeführt. In vielen Krankenhäusern auf der ganzen Welt gehören diese Methoden inzwischen zum Alltag. »Die Massage gibt den Eltern die Möglichkeit, sich auf das Baby als Individuum zu konzentrieren, das seine Eltern ebenso braucht wie die medizinischen Apparate«, sagt Schwester Judith Talaba. »In unserer Klinik machen sich die Eltern weniger Sorgen um den Sauerstoffgehalt, die Gewichtszunahme und die Menge der Nahrung, die das Baby zu sich nimmt, sondern sie sind mehr darauf bedacht, ihre Kinder zu berühren und zu massieren – eine wunderbare Veränderung der Gewichtung.« Frühchen auf der Intensivstation reagierten sehr positiv auf Massage, fügt sie hinzu, und das Zusammenziehen des Körpers sowie die Abwehrhaltung gegen Berührungen ließe nach. Viele Babys hätten auch seltener Apnoe (Atemstillstand).

Dr. Tiffany Field hat die umfassendsten Untersuchungen über die Wirkung der täglichen Babymassage bei Frühgeborenen durchgeführt. Dabei stellte sie fest, dass die regelmäßige Massage zu einigen wunderbaren Resultaten führt: Die Babys hatten mehr aktive und wache Phasen; sie weinten weniger; ihr Cortisol-Spiegel war niedriger (ein Hinweis auf geringfügigeren Depressionszustand) und sie schliefen nach der Massage schneller ein als nach dem Wiegen. Nach sechs Wochen hatten die massierten Babys zugenommen. Ihre emotionale und soziale Entwicklung verlief viel besser. Sie ließen sich leichter beruhigen. Im Urin wurden weniger Stresshormone nachgewiesen und der Serotonin-Spiegel lag höher (ein vom Gehirn produzierter, schmerzstillender Stoff). Die Babys konnten früher aus dem Krankenhaus entlassen werden.

Wie Sie Ihr Frühgeborenes im Krankenhaus massieren

Frühchen lieben das Gefühl der Geborgenheit, das warme, liebevolle Hände ihm geben können. Aber es ist ausgesprochen wichtig, sehr langsam und behutsam vorzugehen. Bevor Sie mit der regelmäßigen Massage beginnen, untersuchen Sie erst einmal die Umgebung des Babys. Welche Veränderungen könnten dazu beitragen, dass es sich entspannt und wohler fühlt – und weniger verletzbar? Manchmal macht es schon einen großen Unterschied, wenn man nur den Raum ein wenig abdunkelt, den Lärmpegel reduziert und die Art und Weise verändert, wie man es anfasst.

Eine gewisse Helligkeit ist erforderlich, damit die Krankenschwestern das Baby überwachen können. Aber auf den meisten Stationen wird man nichts dagegen haben, wenn Sie die empfindlichen Augen Ihres Babys vor dem Licht schützen. Wenn Ihr Kind im Wärmebett liegt, können Sie auf die Umrandung am Kopfende einen Karton (wie z. B. von einem großen Windelpaket) mit der Öffnung nach unten stellen, in dessen Seiten Sie Löcher schneiden. In einem Brutkasten erfüllt ein zusammengefaltetes Handtuch an der Kopfseite den gleichen Zweck. Wenn der Gesundheitszustand Ihres Babys stabil ist, können Sie darum bitten, dass der Brutkasten nachts abgedunkelt wird, damit sich das Baby an den Tag- und Nachtrhythmus gewöhnen kann. Wenn Sie auf der Frühgeborenenstation Lärm feststellen, bitten Sie die Schwestern, sich nicht so laut zu unterhalten und die Musik leiser zu stellen. Sie können ein Schild am Brutkasten anbringen mit dem Hinweis, die Türe leise zu schließen, und ein Handtuch obendrauf legen, um die Geräusche der Instrumente zu dämpfen.

Nun können Sie eine angenehmere Geräuschkulisse für Ihr Baby herstellen. Frühgeborene lassen sich, wie alle anderen Babys auch, von der Stimme und dem Herzschlag der Mutter beruhigen. Wenn Sie nicht da sein können, besorgen Sie eine Kassette mit Herztönen (erhältlich in vielen Babygeschäften oder über Kataloge zu beziehen) und spielen Sie Ihrem Baby ab und zu eine Aufnahme von Ihrer eigenen Stimme vor. Probieren Sie es erst einmal aus, wobei Sie die Lautstärke sehr leise stellen, damit Ihr Baby nicht überanstrengt wird. Wenn Sie bei Ihrem Baby sind, sprechen Sie mit ihm und singen Sie ihm etwas vor. Auch wenn es scheinbar nicht reagiert, hört es doch zu. Es erkennt Ihre Stimme, und das beruhigt es.

Wenn Sie Ihr Frühchen anfassen, reagiert es zu Anfang mit großer Abwehr. Gehen Sie also sehr sacht vor: Beobachten Sie es, hören Sie genau hin und lernen Sie von Ihrem Baby und den feinfühligen, erfahrenen Krankenschwestern. Zu den Stresssignalen von Frühgeborenen zählen Apnoe (Atemstillstand) und Bradykardie (Verlangsamen des Herzschlags). Dies kann so große Angst bei Eltern auslösen, dass sie alle möglichen Vorwände finden, ihr Baby lieber gar nicht zu berühren.

Aber tatsächlich haben Untersuchungen gezeigt, dass Mütter diejenigen sind, die ihren Frühgeborenen am besten helfen können, Stress zu reduzieren – was eigentlich nicht überrascht. Atmen Sie tief ein und aus, entspannen Sie sich und erleben Sie diese Augenblicke mit Ihrem Kind. Vermitteln Sie ihm die Sicherheit, dass mit ihm alles in Ordnung ist und Sie für es da sind, es lieben und für es sorgen, was auch geschehen mag. Ihr Baby will Ihre Kraft und Ihr Vertrauen spüren.

Finden Sie heraus, wann Ihr Baby seine aktiven Phasen hat, bevor Sie entscheiden, wann die beste Zeit für eine Massage ist. Achten Sie darauf, welche Art von Stimulation es erträgt. Manche Babys sind so zart, dass sie nur eine einzige Massagebewegung aushalten. Entweder Sie berühren es oder Sie sprechen mit ihm oder Sie nehmen Blickkontakt auf, aber nicht alles auf einmal. Finden Sie heraus, welche Medikamente Ihr Baby bekommen hat. Manche Mittel beeinträchtigen das Reaktionsvermögen (wie z.B. Curare). Aber selbst dann nimmt Ihr Baby Sie wahr, kann Sie sehen und hören und braucht Ihre zärtliche Berührung.

Babymassage auf der Neugeborenen-Intensivstation

Die Internationale Gesellschaft für Babymassage (IAIM – International Association of Infant Massage ®) ist in Bezug auf die nährende Berührung weltweit führend. Dies ist vorwiegend darauf zurückzuführen, dass wir uns auf die Beobachtung der Signale konzentrieren, die auf die Fähigkeit von Babys Berührung zu empfangen abgestimmt sind. Wir haben unser Konzept der Berührung in Zusammenarbeit mit unterschiedlichen Menschen, darunter Fachleute aus vielen Kulturen, jahrzehntelang verfeinert.

Mit Hilfe von Signalen teilen Frühchen uns mit, welche Form von Berührung sie im jeweiligen Augenblick zulassen können. Obwohl die Forschungsergebnisse von Dr. Tiffany Field am Touch-Research-Institut in Miami darauf hinweisen, dass die Massage von Babys auf der Frühgeborenenstation gute Erfolge hat, bin ich zu der Überzeugung gelangt, dass die tatsächliche Massage-Praxis erst angewandt werden sollte, wenn das Baby zu Hause ist, und die Festhalte-Methoden – die Kommunikation durch Berührung – für Frühchen besser geeignet sind.

Als ich zum ersten Mal auf einer Frühgeborenenstation arbeitete, ließ ich die Berührung immer von den Müttern ausführen, nicht von den Kinderkrankenschwestern und natürlich auch nicht von mir. Ich zeigte den Müttern das »Handauflegen« und wie sie die Reaktion ihres Babys verstehen können. Die IAIM hat inzwischen strenge Richtlinien für die Arbeit mit Müttern auf einer Frühgeborenenstation aufgestellt, da einige unserer Ausbilderinnen und Ausbilder im Austausch mit Kinderkrankenschwestern Zeichen von Überstimulation während der Massage von Frühchen bemerkt hatten.

Eine Untersuchung kam zu dem Schluss, dass es bei Babys, die regelmäßig massiert werden, zu einer Gewichtszunahme käme und sich der Krankenhausaufenthalt verkürze (wahrscheinlich aufgrund der Gewichtszunahme) – doch es gab wenig Anhaltspunkte für andere positive Auswirkungen. Obwohl der Nachweis dafür, dass regelmäßige Massage zur Gewichtszunahme führt, ein gutes Ergebnis ist, hat ein Frühchen viele noch wichtigere Bedürfnisse als das Zunehmen. Das geschulte Auge sollte beurteilen, wie das Baby auf Stimulation reagiert, bevor es noch mehr Reizen in seinem Alltag ausgesetzt wird.

Cherry Bond, Kinderkrankenschwester auf einer Frühgeborenenstation und zertifizierte IAIM-Ausbilderin erstellte einen 5-Schritte-Dialog, der Müttern hilft, etwas *gemeinsam* mit ihren Babys zu machen anstatt *etwas* mit ihren Babys zu machen. Sie erklärt, »jedes Signal sei wie ein einzelnes Wort in einem Satz, der Teil einer ganzen Geschichte ist. Mütter könnten es benutzen, um in einen individuellen Dialog mit ihrem Baby zu treten«. IAIM-Babymassage-Ausbilderinnen und -Ausbilder können Müttern den 5-Schritte-Dialog erklären. Er umfasst die Beobachtung der Signale der Babys sowie das Konzept der Bitte um Erlaubnis und unterschiedliche Berührungs- und Festhalte-Methoden.

Nachdem Sie Ihr Frühchen vom Krankenhaus nach Hause gebracht haben und es nun als Neugeborenes betrachten können, können Sie mit der Praxis der Babymassage beginnen. Ich empfehle Ihnen, nach der Lektüre dieses Buches einen Babymassage-Kurs zu besuchen. Im Anhang finden Sie die Webseite der IAIM, auf der Sie eine Kursleiterin oder einen Kursleiter in Ihrer Nähe suchen können.

Wie fangen Sie an?

Beginnen Sie die tägliche Babymassage mit einer einfachen »Portion« zärtlicher Berührung – dem Handauflegen. Solange Ihr Baby noch im Krankenhaus liegt, eignet sich diese Methode am besten. Mit den Streichbewegungen fangen Sie erst zu Hause an. Umfassen Sie den winzigen Babykörper mit Ihren hohlen Händen, die sich schwer und völlig entspannt anfühlen. Machen Sie dabei die kontrollierte Bauchatmung. Spüren Sie, wie Ihre Hände sich entspannen und warm werden. Achten Sie darauf, was Ihr Baby Ihnen mitteilt, wie subtil seine Signale auch sein mögen. Die Schwestern können Ihnen dabei behilflich sein, seine Körpersprache oder Signale kennenzulernen, sodass Sie wissen, wann es eine Pause braucht.

Seinen Respekt zu bekunden, ist ein wichtiger Bestandteil der Babymassage. Während das Baby die ersten Gefühle für sich und seinen Körper entwickelt, nimmt es alles ernst, was man ihm rückmeldet. Das bedeutet nicht, dass

Sie die Massage sofort abbrechen müssen, wenn das Baby ein scheinbar negatives Signal gibt. Schließlich wollen Sie Ihrem Kind ja helfen, seine Ängste zu bewältigen, und sie nicht verstärken.

Babys, die beispielsweise ihre Ärmchen fest vor die Brust halten, zeigen damit, dass sie das Bedürfnis haben, diesen Körperbereich zu schützen. Anstatt nun die Arme von der Brust zu heben, legen Sie Ihre Hände auf die Ärmchen auf, wobei Sie sich tief entspannen. Wenn Sie später mit den Streichbewegungen beginnen, massieren Sie die Arme ebenfalls in dieser Haltung. Damit geben Sie dem Baby die Botschaft: »Ich unterstütze dein Bedürfnis, dich zu schützen. Ich bin auf deiner Seite«. Natürlich sollten Sie auf Hinweise warten, dass das Baby genug hat, und seine Toleranzschwelle nicht überschreiten.

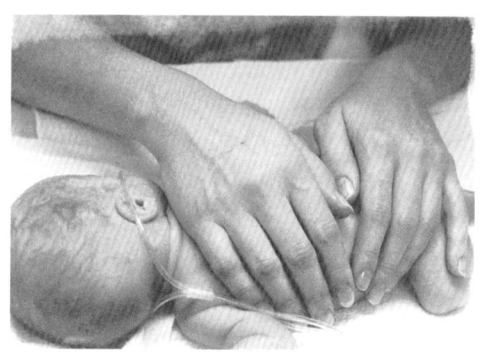

Die Känguru-Methode

Die Känguru-Methode wird inzwischen überall auf den Frühgeborenenstationen angewendet. Dahinter steht die Idee, Eltern sollten ihre Säuglinge an ihrer Brust tragen – am besten mit direktem Hautkontakt. Dies kann bei Babys schwierig sein, die eine umfangreiche medizinische Versorgung benötigen, aber es ist nicht unmöglich. Krankenschwestern können Ihnen behilflich sein, das Baby auf Ihre Brust zu legen, egal mit welchen Schläuchen und Drähten es verbunden ist.

Die Forschung hat nachgewiesen, dass eine sichere Bindung zwischen Eltern und Kind eine entscheidende Rolle bei der Entwicklung der Kinder spielt. Bei Säuglingen, die zu früh geboren wurden, kann die Bindung durch den komplexen Alltag auf einer Frühgeborenenstation unterbrochen werden. Eine Studie, die auf einer großen Frühgeborenenstation durchgeführt und 2015 auf einer Konferenz der American Academy of Pediatrics vorgestellt wurde, ergab, dass das Kuscheln mit Hautkontakt mit dem Baby den Stress der Mütter verringert. Das Stresslevel der Mütter wurde vor und nach einer mindestens einstündigen Anwendung der Känguru-Methode gemessen (das Tragen des Babys auf der Haut in einem Tragesack). Die Neonatalogin Dr. Natalia Isaza von Children's National Health System in Washington, DC, sagt: »Wir fanden heraus, dass alle Mütter von einer objektiven Senkung ihres Stresslevels nach dem direkten Hautkontakt mit ihrem Baby berichteten.« Dies traf laut Dr. Isaza besonders auf den Stress der Trennung von ihren Kindern zu, ihr Gefühl der Hilflosigkeit und das Unvermögen, ihr Baby vor Schmerz und schmerzhaften Eingriffen zu schützen sowie allgemein die Erfahrung auf einer Frühgeborenenstation.

Dr. Isaza erklärt: »Wir wissen bereits um die physiologischen Vorteile des Hautkontakts zwischen Mutter und Kind bei Neugeborenen«, etwa die Stabilisierung des Herz- und Atemrhythmus und dem Sauerstoffgehalt im Blut, die positive Wirkung auf den Schlaf und das Gewicht, die Abnahme der Schreiphasen, mehr Erfolg beim Stillen und die frühere Entlassung aus dem Krankenhaus. »Jetzt haben wir noch Beweise für die Linderung von elterlichem Stress durch den unmittelbaren Hautkontakt, der die Bindung, Gesundheit und das emotionale Wohlbefinden und die zwischenmenschlichen Beziehungen der Eltern sowie die Anzahl der Stillphasen beeinträchtigen kann. Von dieser einfachen Methode profitieren sowohl die Eltern als auch das Kind. Sie sollte auf allen Frühgeborenenstationen gefördert werden«, so Dr. Isaza.

Eltern, die ihrem Frühchen bei der Känguru-Methode etwas vorsingen, stärken dadurch ihre eigene Gesundheit und die ihres Kindes. Eine Acta-Paediatrica-Studie mit 68 Müttern und ihren Babys, die auf einer Frühgeborenenstation im israelischen Meir-Krankenhaus durchgeführt wurde, bestätigte dies. Dabei wurden Frühgeborene, die von ihren Müttern auf der Haut getragen wurden, mit Babys verglichen, denen die Mütter während des Tragens etwas vorsangen. Bei der zweiten Beob-

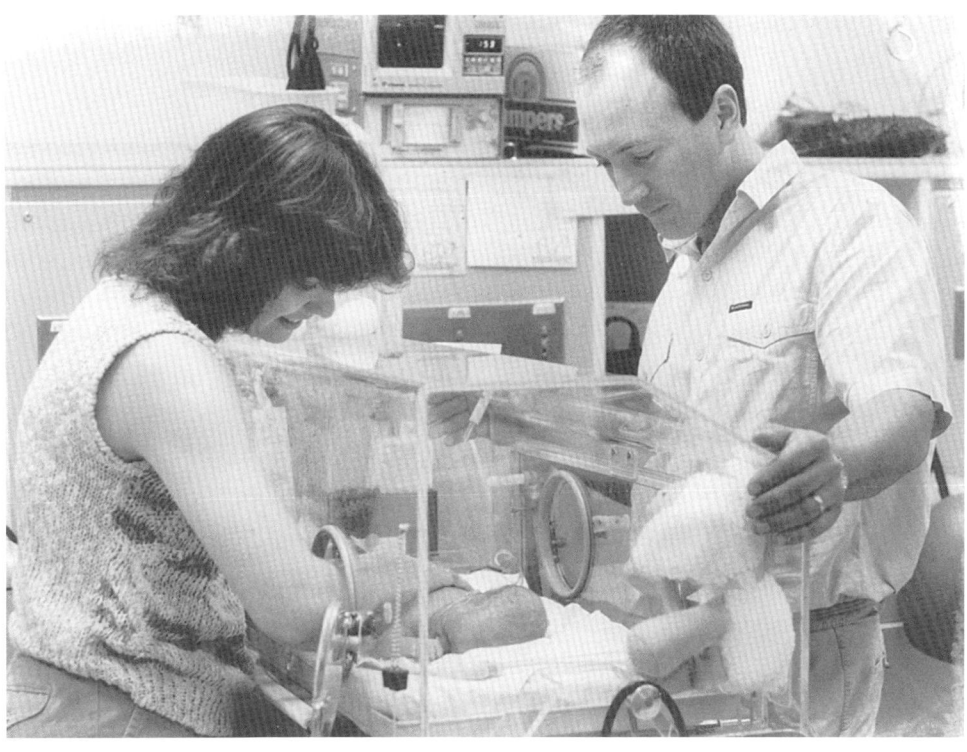

achtungsgruppe zeigte sich eine größere Stabilität des Herzrhythmus. Die Verbindung von Känguru-Tragen und Gesang linderte auch die Angst der Mütter. Der Studienleiter Dr. Shmuel Arnon empfiehlt die Kombination von Känguru-Tragen und dem mütterlichen Gesang zur Stabilisierung von Frühgeborenen: »Diese sicheren, kostengünstigen und leicht durchführbaren Therapien können während der täglichen Routine auf der Neugeborenenstation angewandt werden.«

Blickkontakt

Wenn Ihnen Ihr Baby das erste Mal in die Augen blickt, wird eine starke Bindung hergestellt. Blickkontakt ist ein wichtiger Bestandteil des »Bindungstanzes« und eine der vielen Freuden, die uns die Babymassage schenkt. Aber da sich das Frühgeborene noch nicht selbstständig bemerkbar machen kann, braucht es Ihre Hilfe. Vielleicht weicht es dem Blickkontakt noch ganz aus. In diesem Fall können Sie es behutsam unterstützen, indem Sie das grelle Licht dämpfen und es so hinlegen, dass es Sie leichter anschauen kann. Es kann aber auch passieren, dass Ihr Baby Sie zu lange anstarrt und den Blick gar nicht mehr abwenden kann, wodurch es schließlich überfordert ist. In diesem Fall treten Sie einfach ein Stück zur Seite, legen Sie Ihre Hand sanft auf sein Gesicht oder verändern Sie seine Lage.

Wenn Ihr Baby größer wird, kann es auch besser über Blickkontakt mit Ihnen kommunizieren. Haben Sie Geduld und erzwingen Sie nichts. Mit behutsamer, aber stetiger Ermutigung werden Sie schon bald dieses wichtige Element Ihrer Bindung dazugewinnen.

Besonders empfindliche Stellen

Der Körper eines Frühgeborenen ist traumatisiert. Achten Sie deshalb darauf, welche Körperbereiche Ihres Babys besonders schmerzempfindlich sind. Oft sind die Füße, der Kopf und die Brust sehr sensibel. Zunächst kommen Sie an die empfindlichen Stellen wegen der vielen Schläuche am Körper des Babys vielleicht gar nicht heran. Wenn sie später erreichbar sind, beginnen Sie folgendermaßen:

1. Legen Sie Ihre Hände auf den Körper Ihres Babys.
2. Entspannen Sie sich vollständig, indem Sie ein paar Mal tief in den Bauch atmen. Lassen Sie diese Entspannung aus Ihrem Herzen, durch Ihre Arme und Hände hindurch in Ihr Baby einströmen.
3. Beobachten Sie die Signale Ihres Babys und sprechen Sie mit ihm. Erkennen Sie an, dass es viel Schmerz erlitten hat und sehr tapfer war. Geben Sie ihm zu verstehen, dass die schmerzvolle Zeit nun bald vorbei ist, und es gesund, glücklich und in der Lage sein wird, alles im Leben zu machen, was ihm Spaß macht.
4. Wenn Ihr Baby keine Anzeichen von Stress zeigt, legen Sie Ihre Hän-

de auf seinen Körper. Lassen Sie die Entspannung erneut aus Ihrem Herzen und durch Ihre Arme und Hände hindurch in Ihr Baby strömen. Reden Sie mit ihm und reagieren Sie auf das, was es Ihnen vielleicht mitteilen möchte: »Stimuliert dich zu viel? Ist es zu laut oder zu hell? Wie kann ich dir helfen?«

5. Wenn das Baby sich entspannt, loben Sie es für seinen Erfolg.
6. Wenn das Baby bereit ist, lassen Sie sich von der Kinderkrankenschwester dabei helfen, es auf Ihre Brust zu legen, während Sie vielleicht auf einem Schaukelstuhl sitzen.

Stresssignale

Einige Forscher haben herausgefunden, dass Babys auf der Neugeborenenstation bestimmte Signale geben, um sich bemerkbar zu machen, wenn sie unter Stress stehen. Diese müssen aber nicht unbedingt auch auf Ihr Baby zutreffen. Deshalb sollten Sie sich auf Ihre Intuition und die Erfahrung der Krankenschwestern verlassen, um festzustellen, wann Ihr Baby welche Signale verwendet, um Stress anzuzeigen. Dazu gehören Flecken auf der Haut, Schluckauf, Mundsperre, Apnoe, Bradykardie und Abwehrgesten, wie sich abwenden und die Hand vor das Gesicht halten, um sich vor Außenreizen zu schützen.

Diese Zeichen bedeuten nicht, dass Sie die Berührungsentspannung oder die Massage sofort abbrechen müssen. Gönnen Sie dem Baby eine Pause und legen Sie dann die Hände wieder auf. Wenn das Baby immer noch mit Unbehagen reagiert, lassen Sie es schlafen und probieren Sie es später noch einmal. Denken Sie daran, tief und entspannt zu atmen, und lassen Sie nicht zu, dass Sie irgendjemand in Ihrer Fähigkeit, gut für Ihr Baby sorgen zu können, verunsichert. Allmählich wird die Reizschwelle Ihres Babys höher, und Sie werden es immer mehr berühren und massieren können.

Wie Sie das Frühgeborene zu Hause massieren

Wenn Ihr Baby dann zu Hause ist, können Sie mit der täglichen Babymassage beginnen. Berücksichtigen Sie, dass dies eine große Umstellung für Ihr Baby ist und es zunächst ein paar Rückschritte machen wird. Vielleicht müssen Sie mit der Massage noch etwas warten und sich erst einmal auf die Entspannung konzentrieren.

In der warmen und geborgenen häuslichen Umgebung wird Ihr Baby schließlich die Spannung loslassen und das Trauma des Krankenhausaufenthalts verarbeiten können. Dies kann bei den Eltern große Angst auslösen und ihnen Probleme bereiten. Plötzlich schreit das Baby die ganze Zeit. Obwohl Sie sich zuvor gegen die Einmischung des Pflegepersonals gewehrt haben, fühlen Sie sich nun, wo Sie auf sich allein gestellt sind, noch recht unsicher. Gerade jetzt, wo Sie ein positives Feedback bräuchten, scheint Ihr Baby Ihnen rückzumelden: »Hier gefällt es mir nicht!«

Tatsächlich ist es gesund, wenn sich das Baby durch Schreien von seinen Spannungen befreit, außer wenn es vor Schmerzen weint. Oftmals schreit ein Baby nach einer Massage besonders heftig. Dies bedeutet nicht, dass es die Massage nicht mag oder Sie etwas falsch gemacht haben. Vielmehr ist es seine einzige Möglichkeit, die ganze in ihm angestaute Angst loszulassen. Sie können Ihr Baby dabei unterstützen, indem Sie ihm helfen, sich zu entspannen und das zu tun, was es braucht. Seien Sie einfach für es da, trösten Sie es liebevoll und bewältigen Sie Ihre eigenen Ängste. Wenn Sie am liebsten mit ihm weinen würden (und wer würde das nicht?), lassen Sie Ihren Tränen ruhig freien Lauf.

Schließlich werden Sie von der reinen Entspannung und dem Festhalten zur Massage übergehen können. Doch es macht immer noch einen Unterschied, ob Sie ein zu früh geborenes oder ein voll ausgetragenes Baby massieren. Beginnen Sie, den Körperteil zu massieren, der am wenigsten gelitten hat – gewöhnlich der Rücken. Reduzieren Sie die Anzahl der Massagebewegungen. Folgen Sie den Anleitungen aus Kapitel 8 und passen Sie Ihre Bewegungen einfach Ihrem Kind an. Beispielsweise

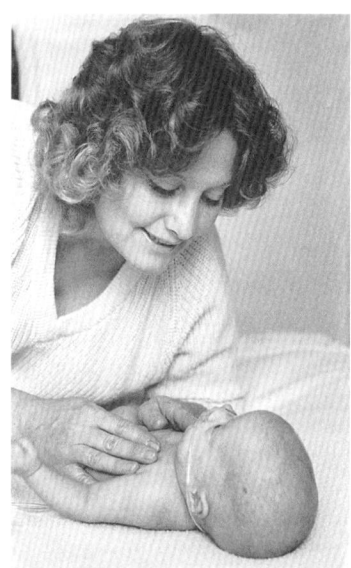

verwenden Sie statt der ganzen Hand nur zwei oder drei Finger. Scheuen Sie sich jedoch nicht, fest zu massieren. Ihr Baby liebt es, Ihre starke Präsenz zu spüren. Eine zu zaghafte Berührung wirkt eher irritierend und überreizt das Baby.

Stellen Sie sicher, dass der Raum gut geheizt und das Baby in einer geschützten Position nah bei Ihnen liegt (verwenden Sie die »Wiege« oder stützen Sie es mit Kissen ab). Vielleicht wollen Sie das Öl vorher ein wenig anwärmen, aber meist genügt es, wenn Sie es zwischen Ihren Handflächen verreiben. Schon bald wird sich Ihr Baby öffnen wie eine kleine Blüte, nur wenn es dieses Geräusch hört. Es wird lernen, die Massage als Wohltat zu erleben und mit dem Gefühl von Geborgenheit zu verbinden, die ihm Ihre liebevollen Hände schenken. Wenn sein Körper erst einmal von der ganzen Spannung befreit ist, kommt sein gesamter Organismus wieder ins Gleichgewicht. Sein Schlaf- und Essverhalten, seine Verdauung und Ausscheidung werden sich merklich verbessern, und Sie werden feststellen, dass es viel weniger schreit. Beobachten Sie, wie Ihr Baby regelrecht aufblüht und Freude am Leben bekommt.

Wenn möglich, sollten auch Sie sich zu einer Ganzkörpermassage anmelden. Auch Sie haben eine harte Zeit hinter sich. Wenn sich Ihre eigenen Spannungen lösen und Sie Ihr Trauma verarbeiten, wird Ihr Baby noch viel besser auf Ihre Berührung ansprechen.

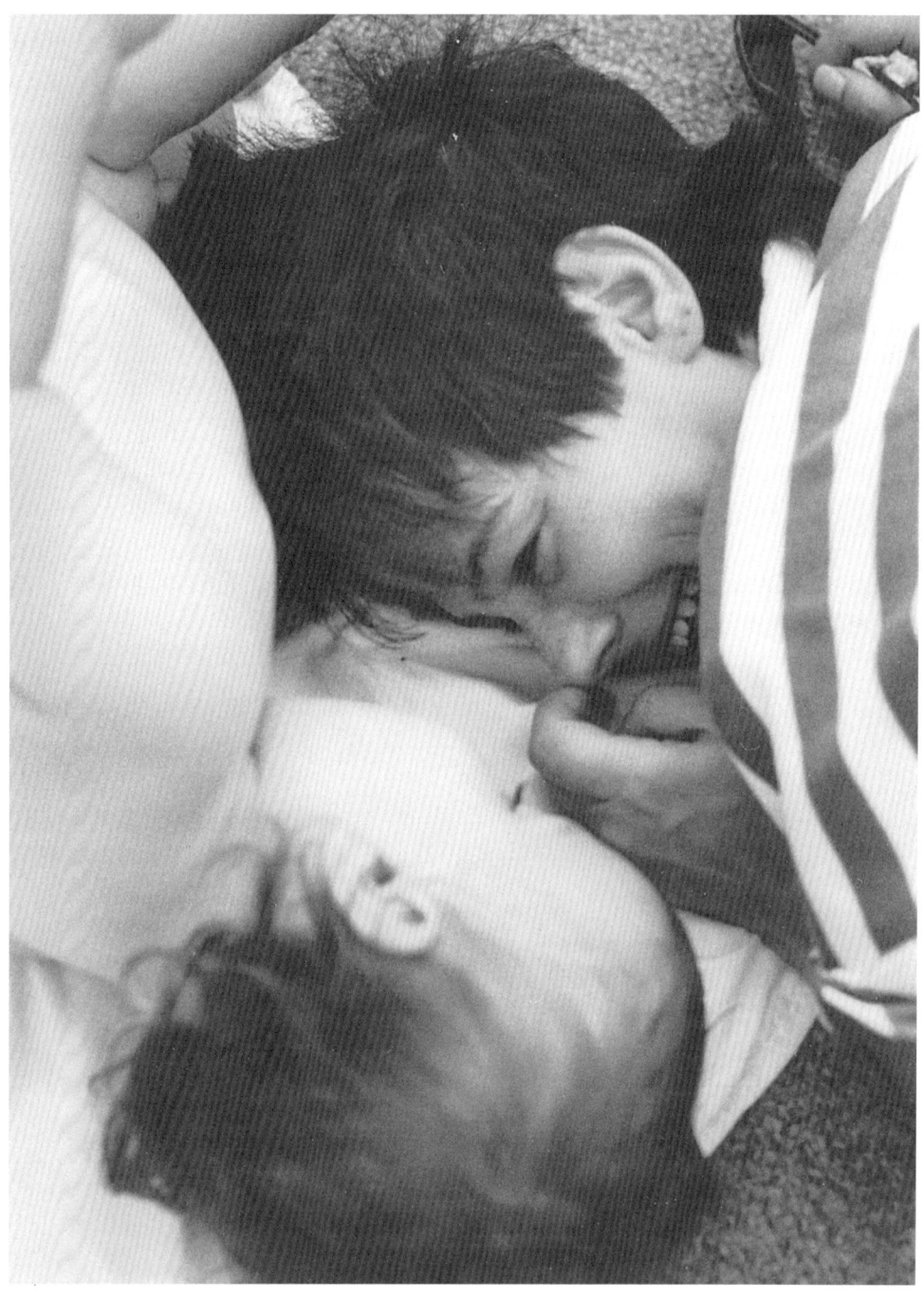

Kapitel 17:
Das Sorgenkind

Der Nachbar nennt ihn ein mongoloides Kind.
Der Arzt sagt, er hat das Down-Syndrom.
Ich nenne ihn Kim.
Mia Elmsäter (zertifizierte Babymassage-Trainerin)

Bindung und Zugehörigkeit bei behinderten Babys

Bindung bedarf einer wechselseitigen Interaktion. Ob sich eine Bindung entwickelt, hängt davon ab, dass der Säugling von seiner Mutter mit entsprechenden Schlüsselreizen oder Signalen stimuliert wird, die wiederum eine Reaktion beim Kind auslösen. Die Schlüsselreize oder Signale des Babys motivieren wiederum die Mutter zu weiteren Aktionen wie der Aufnahme von Blickkontakt, dem Lächeln, dem Geräuschemachen und zu Körperbewegungen. Ein geistig behindertes, seh- oder hörbehindertes Baby, ein Baby mit zerebralen Entwicklungsstörungen oder -verzögerungen, kann auf diese Schlüsselreize der Mutter oft nicht normal reagieren. Dadurch kann die synchron ablaufende Interaktion beeinträchtigt werden, was vielleicht dazu führt, dass die Mutter keinen Kontakt zu ihrem Kind bekommt. Darüber hinaus sind Eltern von behinderten Babys oftmals überfordert von der Informationsflut, mit der sie überschüttet werden, den Therapien, die sie mit ihrem Kind machen sollen und der Ambivalenz, Schmerz und Freude über das Neugeborene gleichzeitig zu erleben.

Die Gefühlsreaktionen von Eltern auf die Behinderung ihres Babys sind sehr unterschiedlich. Sie reichen von Verwirrung, Verleugnung, Schuldgefühlen, Wut, Wunschdenken, Depression, Rationalisieren bis hin zur Akzeptanz. Diese ganz natürlichen Gefühle vermischen sich und treten während der Zeit, in der sich Eltern und Kind aneinander gewöhnen, aber auch in jeder neuen Entwicklungsphase des Kindes wieder auf.

Für Mütter mit einem behinderten Baby kann die Babymassage ein wunderbares Mittel sein, um eine Bindung herzustellen. Neben den physiologischen Vorteilen liegt der Schwerpunkt der Babymassage auf der Interaktion und Beziehung dieser beiden Menschen, und die Massage zielt auf die Herstellung der Mutter-Kind-Bindung ab. Babymassage ist kein einseitiger Akt, sondern Sie machen die Massage gemeinsam mit Ihrem Kind. Massage stellt keine Therapie dar, die Ihr Baby neben den vielen anderen auch noch über sich ergehen lassen muss, sondern vielmehr gibt sie Ihnen die Gelegenheit, Ihre Liebe mitzuteilen. Keine andere Form der Interaktion lässt sich mit der Art und Weise vergleichen, wie Mutter und Kind durch die tägliche Babymassage miteinander verbunden werden. Babys mit besonderen Bedürfnissen profitieren von dieser innigen Verbundenheit noch mehr als gesunde Kinder. Da ihnen manche Kommunikationsmöglichkeiten nicht zur Verfügung stehen, müssen ihre Mütter sie besonders gut kennen: Wie fühlt sich der Körper des Babys an, wenn es verspannt oder entspannt ist? Wie sieht sein Bauch aus, wenn es Blähungen hat und wie, wenn es keine hat? Die Mutter muss den Unterschied zwischen Schmerz und Verspannung wahrnehmen können. Oftmals muss sie ganz genau auf den Körper ihres Babys achten, da es lebensbedrohliche Infektionen bekommen kann. Eine Mutter, die zu jeder Zeit genau weiß, wie sich der Körper ihres Babys anfühlt und wie er aussieht, wird Vergiftungen wahrscheinlich sehr früh erkennen können.

Elisabeth leidet an Zystischer Fibrose (internationale Bezeichnung für Mukoviszidose; Anm. d. Übers.). Ihre Mutter ist froh, die Babymassage erlernt zu haben, als Elisabeth noch ein Baby war. Sie erzählt: »Zu Anfang haben wir unser Kind noch nicht täglich massiert, aber als wir merkten, wie wunderbar sie darauf ansprach, massierten wir sie immer öfter. Seither friert sie nicht mehr so leicht – und wenn, dann massieren wir sie. Sie leidet nicht mehr so oft an Bauchschmerzen, und ihr ganzer Körper ist entspannt. Wenn wir sie heute massieren, konzentrieren wir uns weniger auf die Mukoviszidose, sondern viel mehr auf das wunderschöne, kleine Mädchen, das Elisabeth ist. Durch die Babymassage konnten wir eine besonders enge Beziehung zu ihr aufbauen, die all unsere Erwartungen übertrifft. ... Das macht uns große Hoffnung.«

In diesem Kapitel wollen wir einige besondere Probleme erörtern und sehen, wie man die Massage je nach Krankheitsbild abwandeln kann. Natürlich würde es den Rahmen des Kapitels sprengen, auf alle Arten von Behinderungen einzugehen und zu erläutern, wie Sie die Babymassage in Ihrem speziellen Fall am besten anwenden. Es gibt zu viele verschiedene Behinderungen, und jedes Baby hat andere Bedürfnisse. Ich kann Ihnen jedoch für den Anfang einige allgemeine Informationen und Hinweise geben, sodass Sie damit Ihren Kinderarzt, Beschäftigungs- oder Physiotherapeuten aufsuchen können.

Bevor Sie mit der täglichen Massage bei Ihrem Baby beginnen, sollten Sie mit Ihrem Kinderarzt und Physiotherapeuten sprechen. Diese werden Ihnen dabei helfen, die Massage und Berührungsentspannung auf die Bedürfnisse Ihres Babys abzustimmen. Die Internationale Gesellschaft für Babymassage bietet für ihre Trainer, die mit kranken Babys zu tun haben, ständig Fortbildungsprogramme an. Daher möchte ich Ihnen empfehlen, sich einen auf diesem Gebiet geschulten Babymassage-Trainer zu suchen, damit er Ihnen hilft, die Betreuer Ihres behinderten Babys bei der Massage anzuleiten.

Vertrauen Sie nun auf sich selbst. Sie wissen besser als jeder andere, was gut für Ihr Kind ist. Sie sind sein Spezialist und bester Gefährte.

Zerebrale Entwicklungsstörungen

Entwicklungsstörungen wie bei Cerebral Palsy (Muskelhypotonie und dadurch bedingte Muskelschwäche bei perinatalen Großhirn-, Kleinhirn- und Hirnstammschäden; Anm. d. Übers.; aus *Pschyrembel Klinisches Wörterbuch*; de Gryter, 255. Auflage, S. 265) manifestieren sich auf unterschiedliche Weise. Der Physiotherapeut Ihres Kindes wird entweder Übungen machen, die den Muskeltonus senken (entspannen) oder stärken (anregen). Die Methoden zur Senkung des Muskeltonus beinhalten langsame Streichbewegungen, sanftes Ausschütteln, Dehnen, Schaukeln und normale Wärme. Bei den anregenden Techniken werden Kälteanwendungen mit Eis, Bürstmassagen, Dehnübungen sowie Druck- und Vibrationsmassagen gemacht. Die Massagebewegungen aus diesem Buch können so abgewandelt werden, dass sie entweder entspannend oder anregend wirken. Zur Entspannung machen Sie die lang gezogenen, langsamen Wischbewegungen und die Bewegungsentspannung. Zur Anregung massieren Sie kräftiger und kombinieren die Massage mit spielerischen Elementen wie Kinderreimen und Liedern.

Die Massage kann in der gleichen Reihenfolge gemacht werden wie in Kapitel 13 mit folgenden Änderungen:

Wenn man die Fußsohle massiert, löst dies oftmals eine Streckung und Verspannung des Beins aus. Wenn das passiert, wandeln Sie die Massagetechniken »Unter den Zehen«, »Fußballen« und »Daumen drücken« so ab, dass der Druck auf die Außenseite anstatt auf die Fußballen ausgeübt wird. Um die Zwerchfellatmung anzuregen und zu verbessern, eignet sich die Massagetechnik »Daumen zu beiden Seiten« besonders gut.

Babys mit zerebralen Entwicklungsstörungen reagieren oft widerstrebend, wenn man ihre Schultern berührt. Beginnen Sie bei der Brust mit dem Handauflegen, probieren Sie dann eine Massagebewegung wie zum Beispiel die Bewegung aus der »Schmetterling-Massage« aus, die quer über die Brust zur Schulter führt, und machen Sie die Massage allmählich intensiver, je mehr sich die Reizschwelle Ihres Babys erhöht.

Bei der Gesichtsmassage unterstützen die Bewegungen aus der Massagetechnik »Lächeln« das Schließen der Lippen und sie erleichtern dem Kind das Schlucken. Diese Massage eignet sich besonders für Babys, die sabbern und durch den Mund atmen. Die Gesichtsmassage dient als ausgezeichnete Vorbereitung auf die orale Stimulation und Füttertherapie bei einem Kind, das im Mundbereich besonders empfindlich ist.

Während der »Massage bei Koliken« sollten Sie die Knie des Babys nur so lange auf den Bauch drücken, bis Sie bis fünf gezählt haben, um seine Atmung nicht zu behindern.

Babys, die überempfindlich auf Hautkontakt reagieren, profitieren von festem Massagedruck und kräftigen Streichbewegungen. Ein warmes Bad und das feste Abrubbeln mit einem weichen Frotteehandtuch erleichtern es dem Kind, die Haut-zu-Haut-Massage zuzulassen.

Nach der Meinung von Cerebral Palsy-Experten fördert eine langsame, feste Streichbewegung entlang der Wirbelsäule über den Rücken die Gehirnorganisation. Streichen Sie jedoch nicht gegen die Wuchsrichtung der Härchen.

Wenn Ihr Baby einen Shunt oder anderen Bypass hat, wird Ihnen sein Physiotherapeut sagen können, wie viel Druck Sie ausüben dürfen und wie Sie um diese Stellen herum massieren sollen, selbst wenn das Einzige, was Sie an-

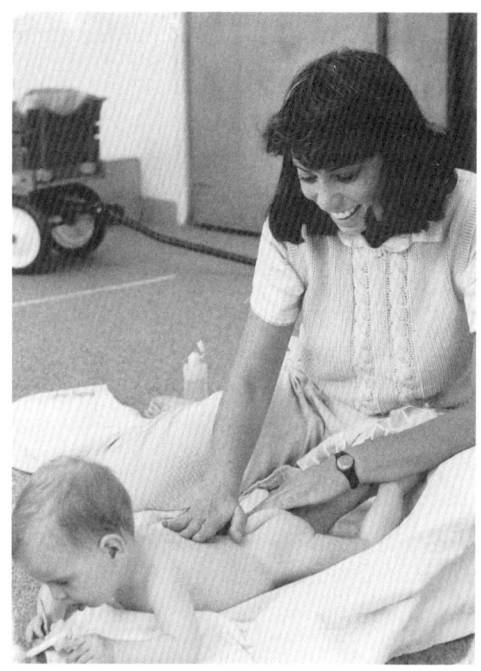

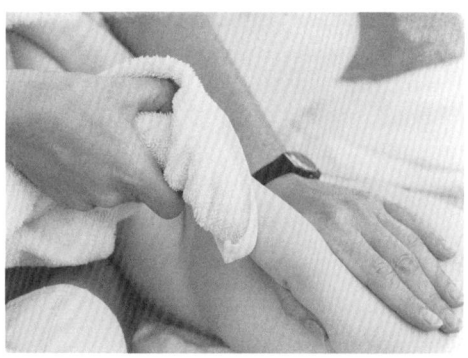

fangs tun können, das Handauflegen auf einem anderen Körperteil ist, etwa den Beinen.

Nach einer Operation können Sie unter Aufsicht des Arztes andere Körperteile massieren oder an anderen Stellen Ihre Hände auflegen und die Bewegungsentspannung machen. Ihre liebevolle Berührung und die Sicherheit, die Sie Ihrem Kind dadurch geben, können für seine Genesung sehr wichtig sein.

Sehbehinderungen

Für Babys mit einer Sehbehinderung kann Massage eine besonders positive Erfahrung sein, da sie die Hautstimulation und den Tastsinn brauchen, um ihre Welt zu entdecken. Forscher konnten bemerkenswerte Resultate aufgrund von Hautstimulationen sowohl bei Tieren als auch bei Menschen erzielen. In einer Studie wird berichtet, dass Tiere mit Sehstörungen, die durch Berührung stimuliert wurden, in ihrer emotionalen Entwicklung und ihrem Lernverhalten nicht beeinträchtigt wurden, während sie übermäßig passiv und aggressiv reagierten, wenn man ihnen die Berührung verweigerte. Andere Forscher haben festgestellt, dass Babys in Heimen ihre visuelle Aufmerksamkeit viel früher entwickeln, wenn sie nur zwanzig Minuten täglich extra Zuwendung erhalten. Dies zeigt, dass die einzelnen Sinne miteinander verbunden sind. Die Stimulation durch Berührung fördert den Sehsinn. Säuglinge mit Sehbehinderungen, deren Eltern es besonders gut gelingt, eine emotionale Bindung zu ihnen herzustellen, zeigen in den ersten Lebensmonaten ein größeres Maß an sozialer Interaktion und ein besseres Wahrnehmungs- und Reaktionsvermögen. Diese Babys sprechen viel früher auf Töne an als andere Kinder mit Sehstörungen.

Massage trägt dazu bei, dass Babys eine positive Einstellung zu ihrem Körper entwickeln. Dies ist wiederum wichtig, um die Objektbeständigkeit herzustellen, die es dem Baby ermöglicht, die Mutter loszulassen und zu beginnen, seine Umgebung zu erforschen. Bei Babys mit Sehbehinderungen verläuft die motorische Entwicklung in den ersten Lebensmonaten nicht anders als bei Kindern mit voller Sehfähigkeit. Sie krabbeln und laufen jedoch später. Manche Forscher behaupten, dies läge daran, dass blinde Babys nicht auf dem Bauch liegen wollen, wodurch der Oberkörper nicht so kräftig wird,

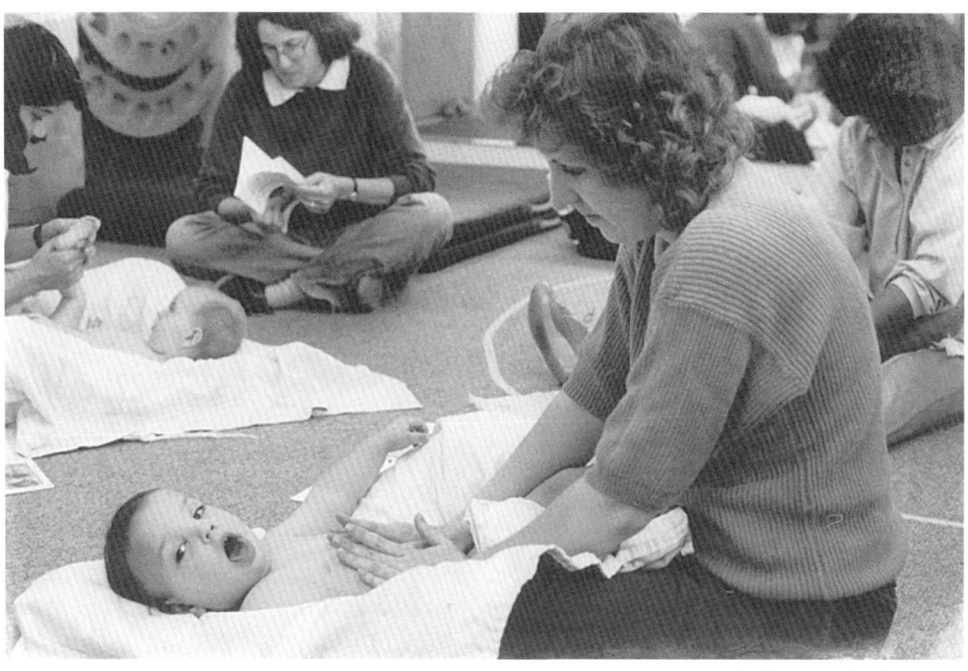

was die Voraussetzung für das Aufrichten und Krabbeln ist. Massage in der Bauchlage kann dem Baby helfen, diese Lage beim Spielen allmählich zu akzeptieren, denn Massage wird mit Vertrauen und Sicherheit verbunden.

Ihre Stimme und Ihre Berührung übermitteln Ihrem Baby gleichzeitig Ihre Liebe. Vielleicht wollen Sie sich wieder zurückziehen, weil Sie nicht die Reaktion im Gesicht Ihres Babys sehen können, die Sie instinktiv erwarten. Finden Sie stattdessen Möglichkeiten, mit Ihrem Kind eine enge Verbundenheit durch Berührung herzustellen. Sprechen Sie während der Massage mit ihm, erklären Sie ihm, was Sie gerade tun. Nennen Sie es oft bei seinem Namen und übertreiben Sie die Stimulation des Gehörs, etwa wenn Sie das Öl zwischen Ihren Handflächen verreiben. Während der ersten sechs Monate sollten Sie neben Ihrer Stimme keine Musik oder andere Töne verwenden. Später können Sie Musik anstellen, die zum Rhythmus der Massagebewegungen passt, und damit eine Verbindung zwischen Musik und Massage herstellen. Sie können die Melodie auch mitsingen oder -summen. Bleiben Sie während der Massage stets ganz nah bei Ihrem Baby. Bringen Sie Ihr Gesicht dicht an seinen Körper und lassen Sie immer eine Hand auf seinem Körper liegen. Beginnen Sie stets mit ein paar Lauten als Schlüsselreiz und halten Sie seine Beine und Füße. Streicheln Sie sie, um den Kontakt zu Ihrem Baby herzustellen. Einige Babys mit einer partiellen Sehbehinderung kann Licht stören, während andere es lieber hell mögen, um sich wohlzufühlen.

Hörbehinderungen

Hörbehinderte Babys haben das gleiche Bedürfnis nach Körperkontakt und liebevoller Zuwendung wie andere auch. Babys mit einer Hörbehinderung brauchen Ansprache. Während der ersten Lebensmonate trägt die Stimulation durch Töne zum Aufbau der Nervenverbindungen zwischen Ohr und Gehirn bei. Die Stimulation durch Töne produziert ein ständig wachsendes Netzwerk von Nervenbahnen. Viele Kinder bekommen Hörgeräte, um die Töne und die damit verbundene Stimulation zu verstärken. Auch während der Massage können Sie Ihrem Kind das Hörgerät einsetzen. Der Verein für hörbehinderte Kinder *The Infant Hearing Resource* gibt Empfehlungen, die für alle Babys geeignet sind: »Erzählen Sie Ihrem Baby, was Sie denken und fühlen. Es hört gerne etwas darüber, was Sie glücklich, traurig, ängstlich macht und aufregt. Aus der Art, wie Sie es halten, und durch Ihre Körpersprache kann es Ihre unterschiedlichen Gefühle wahrnehmen. Sie können ihm natürlich auch sagen, wie diese Gefühle heißen. Wenn es dann unterschiedliche Gefühle in sich spürt, kann es sie benennen.«

Sprechen Sie bei der Massage ganz normal und stellen Sie so viel Blickkontakt wie möglich her. Schauen Sie Ihr Baby entspannt und liebevoll an. Beschreiben

Sie, was Sie tun, etwa: »Das ist dein Fuß, Nina. Und hier sind deine Zehen. Eins, zwei, drei, vier, fünf kleine Zehen!« Unterhalten Sie sich mit Ihrem Baby und ahmen Sie seine Laute nach. Experten sind sich darüber einig, dass Babysprache eine völlig akzeptable Kommunikationsform bei hörbehinderten Kindern ist. Eltern, die die Gebärdensprache lernen und ihrem Baby beibringen wollen, können damit während der Massage beginnen, noch bevor das Baby die Bedeutung der Zeichen verstehen kann. Massieren Sie Ihr Baby aus purem Vergnügen. Die tägliche Babymassage kann auch Sie in vieler Hinsicht bereichern, denn Sie lernen Ihr Baby besser kennen, Sie haben das Gefühl, ihm noch mehr Liebe zu geben, und lernen seine einzigartige Weise schätzen, mit der Welt zu kommunizieren.

Wie man Babys mit schweren Erkrankungen massiert

Das *Touch Research Institute* sammelt sämtliche Studien, die belegen, dass Babys mit jedem erdenklichen Problem von liebevoller Berührung und Massage profitieren: Frühgeborene, HIV-positive oder kokainabhängige Babys, Kinder mit depressiven Müttern, Kinder, die sexuell missbraucht oder körperlich misshandelt wurden, Babys mit Asthma, Diabetes, rheumatoider Arthritis, Entwicklungs- oder Essstörungen, Dermatitis, Krebs, Verbrennungen, posttraumatischem Stresssyndrom und autistische Kinder. In all diesen Fällen führte die Massage zu einer Reduzierung von Angst und Stresshormonen und zu verbesserten Ergebnissen bei allen medizinischen Tests.

Allgemein sollte man besondere Vorkehrungen treffen, wenn man Babys mit schweren Erkrankungen massiert. Das Pflegepersonal kann Ihnen dabei mit seiner Erfahrung zur Seite stehen. Arbeiten Sie daher mit den Krankenschwestern zusammen, wenn Sie vorschlagen, bei Ihrem Baby Techniken wie das Handauflegen, die Känguru-Methode und Babymassage anzuwenden. Wenn die Schwestern damit keine Erfahrung haben, nehmen Sie Kontakt mit einer geprüften Babymassage-Trainerin in Ihrer Nähe auf. Wenn diese wiederum keine spezielle Ausbildung auf diesem Gebiet hat, bitten Sie sie, eine Trainerin für Sie zu suchen, die sich mit dem jeweiligen Krankheitsbild auskennt. Die Adressen im Anhang dieses Buches können Ihnen dabei ebenfalls behilflich sein. Denken Sie daran: Sie sind die Mutter und Sorgeberechtigte Ihres Kindes. Sie haben das Recht, nach geeigneten Möglichkeiten zu suchen, um eine starke Mutter-Kind-Bindung mit Ihrem Baby herzustellen.

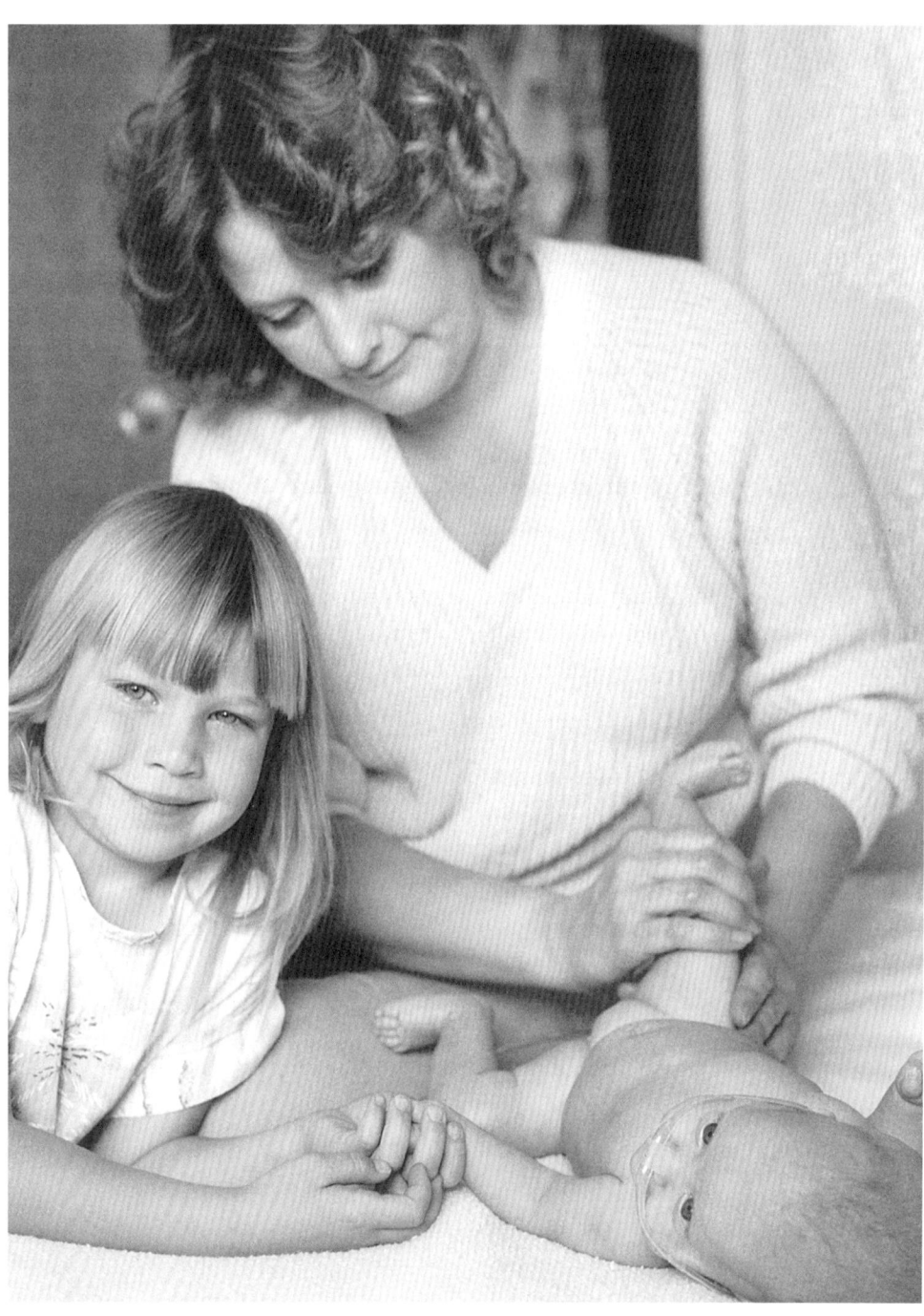

Kapitel 18:
Das größere Kind und Geschwisterbindung durch Massage

*Der Pflanzen Segen entkeimet
dem Erdenwesen,
und Menschenseelen erheben
in Dankgefühlen
sich zu den Geistern der Welt.*
Rudolf Steiner

Auch große Kinder brauchen Berührung

Nach dem ersten Besuch eines neugeborenen Cousins in der Familie einer Freundin kletterte deren sechsjährige Tochter abends auf den Schoß ihrer Mutter. »Ich will auch ein Baby sein, Mami«, sagte sie. »Dann bekäme ich so viel Aufmerksamkeit.« Das war ein deutlicher Hinweis. Es war Zeit für eine Massage vor dem Schlafengehen! Warum? Weil das Mädchen über die Gefühle sprechen musste, die ihr neuer Cousin in ihr ausgelöst hatte.

Es ist wichtig, dass Kinder ihre Gefühle ausdrücken können, aber manchmal ist es schwer, sie dazu zu bringen. Oftmals werden sie umso verschlossener, je mehr wir nachfragen. Meinem achtjährigen Sohn stand in einer Woche eine Operation bevor. Obwohl ich wusste, dass er über seine Ängste sprechen sollte, gelang es mir nicht, etwas aus ihm herauszubringen. Nachdem wir uns die Kinderstation im Krankenhaus angesehen und uns mit den Krankenschwestern bekannt gemacht hatten, wirkte er sehr angespannt. Ich fragte ihn, ob er noch etwas wissen wolle, aber er murmelte nur »nein«, und zuckte mit den Schultern.

Etwas später an diesem Abend bot ich ihm eine Fußmassage an. Ich massierte sanft seine Knie, Waden und Füße. Innerhalb von fünf Minuten entspannte er sich und begann zu reden. Er hatte doch noch einige Fragen zu seiner Operation und fand endlich die Sicherheit, die er brauchte – nämlich, dass ich dabei sein würde, dass er während der Operation nicht aufwachen würde und nach der Entfernung seiner Mandeln wieder sprechen könnte. Die Operation verlief gut. Ich setzte die beruhigende Kraft der Berührung während der ganzen Zeit vor und nach der Operation ein. Und wenn ich ab und zu seine Hände oder Füße massierte, half es uns beiden, uns zu entspannen und uns von unseren Ängsten zu befreien.

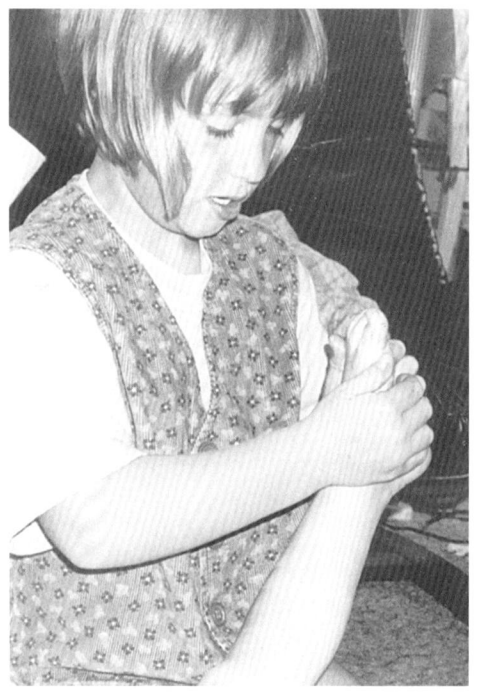

Der Anthropologe und Autor des Buches *Körperkontakt*, Ashley Montagu, erklärt, dass die enge Beziehung eines Kindes zu seinen Eltern Basis für die Selbstachtung ist. »Menschen, die gegenüber menschlichen Bedürfnissen abgestumpft sind, die so verhärtet sind, dass sie mit dem menschlichen Wesen nicht mehr in Berührung sind, sind nicht nur bildlich gesprochen hart geworden, sondern eindeutig auch in physiologischer Hinsicht.«

Die Zeitschrift *Journal of Humanistic Psychology* berichtet von einer Studie, die diese Aussage bestätigt. Je höher die Selbstachtung eines Menschen ist, desto mehr kommuniziert er mittels Berührung. Kinder unter zwölf Jahren sind noch stärker taktil-kinästhetisch ausgerichtet, das heißt, sie orientieren sich mehr an dem, was sie fühlen, als daran, welche Informationen über die Welt sie durch das Sehen oder Hören erhalten. Deshalb löst eine zärtliche Berührung eher etwas aus als das verbale Gespräch. Es ist wichtig, Ihrem Kind zu sagen: »Ich liebe dich.« Aber noch viel wichtiger ist es, Ihre Liebe über den Blickkontakt, Ihre Zuwendung und liebevolle Berührung auszudrücken. Darüber hinaus nehmen Kinder Anerkennung zu 85 Prozent an, wenn sie mit einer Berührung verbunden ist. Hingegen schenken sie Lob, das nur mit Worten ausgesprochen wird, nur zu 15 Prozent Glauben und nehmen es nur in 15 Prozent der Fälle an.

Die Bindung zwischen Eltern und Kindern entwickelt sich auch noch weiter, wenn die Kinder älter werden. Nur weil ein Kind aus dem Alter herausgewachsen ist, wo es auf dem Arm gehalten werden will, bedeutet das noch lange nicht, dass es Ihre Zuwendung durch gesunde Berührung nicht mehr braucht. Ihr Kind wird zwar nicht mehr gestillt, es schmust nicht mehr so wie früher, es ist viel selbstständiger und immer mehr damit beschäftigt, die unendlichen Möglichkeiten seiner Welt zu entdecken, aber in dem Maße, wie es dem Schutz der mütterlichen und väterlichen Arme entwächst, wird es die Augenblicke der Nähe schätzen lernen, die ihm die Sicherheit geben, dass Mama und Papa immer für es da sind und ihm gerne ein warmes Lächeln schenken und es zärtlich massieren.

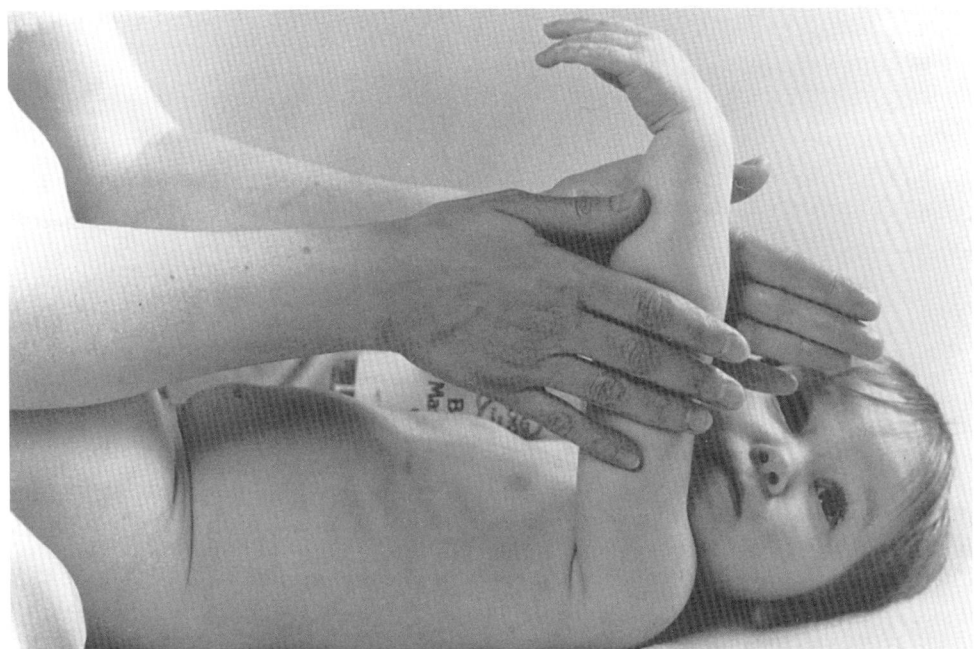

Obwohl man am besten in den ersten neun Lebensmonaten eines Babys mit der täglichen Massage beginnen sollte, ist es dafür niemals zu spät. Ein Kind im Alter von ein bis drei Jahren, hält vielleicht nicht mehr so gerne still, aber Sie können mit einer kurzen, sanften Rückenmassage vor dem Schlafengehen beginnen. Wenn es sich dann erst einmal an die Massage gewöhnt hat, wird es ganz von selbst danach verlangen. Und ehe Sie sich versehen, gibt es Ihnen eine Massage! Das universelle Gesetz von Aktion und Reaktion wirkt auch hier. Sie bekommen in vollem Umfang zurück, was Sie geben!

Wie fangen Sie an?

Vielleicht haben Sie noch nie daran gedacht, Massage als eine Möglichkeit zu betrachten, um ein Gespräch mit Ihrem Kind zu beginnen. Wie fangen Sie also ohne großes Brimborium an? Das Neuste vom Fußball oder aus der Ballettstunde (was auch immer auf Ihr Kind zutrifft) wäre ein guter Einstieg. Nachfolgend finden Sie die einzelnen Schritte der Massage:

1. Stellen Sie sicher, dass der Raum angenehm warm ist und Sie Ruhe haben.
2. Waschen Sie sich die Hände und legen Sie Ihren Schmuck ab.
3. Vor dem Schlafengehen oder nach dem Baden ist eine gute Zeit für eine Massage, wenn Ihr Kind sauber und bereit ist, sich zu entspannen.
4. Fragen Sie immer zuerst um Erlaubnis und nehmen Sie auf die Bedürfnisse Ihres Kindes Rücksicht. Auch

wenn Sie zum nächsten Körperteil übergehen, stellen Sie erneut die Frage: »Darf ich jetzt deinen Bauch massieren?«
5. Nehmen Sie ein natürliches Öl, aber nicht zu viel davon, nur so viel, dass Ihre Hände sanft über die Haut gleiten.
6. Massieren Sie ein Bein nach dem anderen mit den Streich- und Rollbewegungen (siehe Kapitel 8). Massieren Sie mit den Daumen kreisförmig um die Knie, mit den Fingerkuppen sanft die Waden und wiederum mit den Daumen die Fußsohlen und -rücken.
7. Stärken Sie das Selbstwertgefühl Ihres Kindes, indem Sie ihm während der Massage positive Rückmeldungen geben wie zum Beispiel: »Du hast wundervolles Haar.« Oder: »Heute habe ich gesehen, wie dein Freund deine Spielsachen nehmen durfte. Das war sehr lieb von dir.«

Alter und Entwicklungsstadium des Kindes

Je nach seinem augenblicklichen Entwicklungsstadium wird Ihr Kind unterschiedlich auf die Massage reagieren. Am besten passen Sie sich seinen jeweiligen Bedürfnissen an und lassen sich von Ihrem Kind in entsprechender Weise führen. Nachfolgend werden die Entwicklungsstufen beschrieben, die Kinder normalerweise durchlaufen. Sie erfahren, was Sie bei der Massage verändern müssen, wenn Ihr Kind auf einmal anders darauf reagiert. Natürlich sind die Grenzen dieser Entwicklungsphasen fließend. Jedes Kind hat seinen eigenen Rhythmus, in dem es wächst und sich weiter entwickelt.

Das aktive Krabbelkind

Das Krabbelalter ist für die meisten Eltern eine sehr anstrengende Zeit. Sie sind daran gewöhnt, dass die Massage Ihres Babys eine beruhigende, stille, kommunikative und sogar meditative Erfahrung ist. Wenn das Kind zu krabbeln anfängt, wird die Massage mehr zu einem spielerischen Vergnügen. In dieser Zeit liegt Ihrem Kind nichts ferner, als still auf dem Rücken liegen zu bleiben! Deshalb können Sie Reime und Fingerspiele verwenden, ihm ein Spielzeug oder einen Keks in die Hand geben. Anstatt stur auf der Abfolge der Massagebewegungen zu beharren, massieren Sie den Körperteil, den Sie gerade erreichen können. Ihr Baby wird sich während der Massage umdrehen, es wird wegkrabbeln, auf Ihren Schoß klettern, sich aufsetzen und alle möglichen anderen Turnübungen veranstalten. Passen Sie die Massage einfach der jeweiligen Situation an. Wenn mein Sohn wegkrabbelte, machte ich ein Spiel mit ihm. Ich rief: »Was, du willst fort? Warte nur, ich fang dich gleich!« Dabei lachte ich und zog ihn zurück zu mir. Das machte ihm großen Spaß, und er wiederholte das Spiel immer wieder. Dazwischen massierte ich seinen Rücken, seinen Po, seine Beine und Füße.

Das Kleinkind

Im Alter von ein bis drei Jahren wird Ihr Kind selbstständig. Ein großer Teil seiner Autonomie besteht darin, sich die Freiheit zu nehmen, »nein« zu sagen. In dieser Zeit wird es sich der Massage oftmals widersetzen. Wenn es Ihr Angebot ablehnt, sollten Sie seinen Wunsch respektieren. Manchmal verlangt es in verschlüsselter Form nach einer Massage, indem es beispielsweise sagt: »Ich habe Bauchweh.« Dann können Sie seinen Bauch massieren. Führen Sie die Massagebewegungen spielerisch aus. Clara Ute Zacher-Laves, eine Babymassage-Trainerin, empfiehlt spielerische Elemente wie zum Beispiel auf dem Rücken des Babys ein Gartenbeet zu bepflanzen oder auf seinem Bauch eine Pizza zu belegen. Benutzen Sie Ihre Fantasie. Ihr Kind wird die Gelegenheit zum kreativen Spiel mit Freude aufgreifen. Die Melk-Bewegungen sollten in diesem Alter in zwei Schritten gemacht werden: Zuerst der Oberschenkel (oder Oberarm), dann die Wade (oder der Unterarm). Knet-, Dreh- und Rollbewegungen sollten genau unterhalb des Knies oder Ellenbogens beginnen anstatt an der Hüfte oder Schulter, um die Gelenke nicht zu verdrehen.

Das Vorschulkind

Ungefähr im Alter von drei Jahren wird Ihr Kind wieder etwas ruhiger und kann die Massage wieder mit mehr Ruhe genießen. Nun hat es seine Unabhängigkeit erlangt und mag das Gefühl, wieder ein »Baby« zu sein, das die ganze Zuwendung seiner Mutter erhält. Sie können es nach dem Baden oder vor dem Schlafengehen massieren. Passen Sie die Massagebewegungen seinen längeren Gliedmaßen an. Lassen Sie diejenigen weg, die nicht mehr geeignet sind. Respektieren Sie das Schamgefühl, das Ihr Kind jetzt vielleicht zeigt, und erlauben Sie ihm, sein T-Shirt oder seine Unterwäsche anzubehalten. Erzählen Sie ihm eine Geschichte, während Sie seine Beine, Füße, seinen Bauch und Rücken massieren, oder fragen Sie es, welchen Körperteil Sie gerade massieren, wobei es die verschiedenen Körperteile benennen lernt, wie den Oberarm, den Oberschenkel, die Wade usw. (Bei der Massage »Ich liebe dich« kann man z. B. mit den Fingern die Buchstaben auf den Bauch des Kindes malen, die es dann erraten kann, denn Vorschulkinder lernen schon voller Stolz Buchstaben; Vorschlag d. Übers.) Von nun an können Sie die sanften Dehn- und Streckübungen weglassen, da Ihr Kind sich beim täglichen Herumtoben genug dehnt und streckt.

Das Schulkind

Auch bei einem Schulkind passen Sie die Massagebewegungen wieder der Länge seiner Gliedmaßen an. Statt wie beim »Melken« oder bisherigen Streichen, massieren Sie nun die Oberschenkel- und Wadenmuskulatur, während die Beine des Kindes flach auf dem Boden liegen. Stellen Sie bei der Massage rhetorische Fragen oder beginnen Sie eine zwanglose Unterhaltung, indem Sie beispielsweise sagen: »Du schienst mir heute, als du nach Hause kamst, ein wenig traurig.« Musik, Geschichten und eine Unterhaltung verstärken das Massageerlebnis noch mehr und geben Ihrem Kind Gelegenheit, sich als etwas ganz Besonderes zu fühlen und sich Ihnen zu öffnen. Sie können dem Massageöl ein Paar Tropfen Parfum oder Duftöl hinzufügen, das Ihr Kind auswählen darf. Die meisten Schulkinder genießen die Massage mehr, wenn sie auf dem Bauch statt auf dem Rücken liegen.

Massage an Schulen

Im Laufe des über 30-jährigen Bestehens der Internationalen Gesellschaft für Babymassage hat eine erstaunliche Entwicklung stattgefunden. Mia Elmsäter und Sylvie Hetu, beide Ausbilderinnen in der IAIM, verbanden ihre Erfahrung in der Babymassage mit ihrem Wissen über die Hautstimulation bei Kindern und Erwachsenen mit besonderen Bedürfnissen sowie Massage, Spiel- und Berührungstherapie. Sie gründeten eine neue Bewegung und Organisation mit dem Namen »Massage in Schools Association« (MISA). Zu MISA gehört auch das Ausbildungsprogramm »Massage an Schulen« (MISP). Mia Elmsäter und Sylvie Hetu glauben, dass eine gemeinsame Massage-Praxis als solide Basis für ein erfolgreiches Programm nötig ist. Sie haben die Vision, dass es einmal Tausende von MISA- und MISP-Trainerinnen und Trainern geben wird, die dieses Programm unterrichten und ihr Engagement mit anderen teilen, damit die nährende Berührung weltweit irgendwann einmal zum Schulalltag gehört. In der modernen Gesellschaft ist die Vorstellung von Massage an Schulen neu. Obwohl Massage besonders in der Form, wie sie in ursprünglichen und traditionellen Kulturen praktiziert wird, so alt ist wie die Menschheit selbst, wurden ihre Vorteile erst im vergangenen Jahrhundert wissenschaftlich erklärt.

Bei der Ausarbeitung Ihres Programms setzten sich Elmsäter und Hetu damit auseinander, welche Altersstufen dafür geeignet wären. Aufgrund der Entwicklungsstadien von Kindern sowie ihrer entsprechenden Erfahrungen aus Vorschulen, Kindertagesstätten und Schulen kamen sie zu dem Ergebnis, dass das Alter zwischen vier und zwölf Jahren dafür infrage kommt. Bisher war das Programm ein großer Erfolg sowohl für die Kinder als auch für ihre Eltern und Lehrer. Am Programm teilnehmende Kinder haben ein niedrigeres Stresslevel, wodurch sich ihre Chancen erhöhen, dass sie sich in der Schule besser konzentrieren und zu Hause besser schlafen können. Weitere Informationen über MISA finden Sie auf der Webseite massageinschools.com. Mehr über MISP und Babymassage können Sie auch auf der Webseite journeywithjash.com lesen.

Der Teenager

Teenager zu massieren ist oft schwer, da sie ein starkes Selbstbewusstsein haben. Während Sie sich mit Ihrem Kind darüber unterhalten, was tagsüber passiert ist, können Sie seinen Fuß oder Rücken massieren. Wenn es aufgeschlossen ist, können Sie fragen: »Möchtest du, dass ich deine Waden massiere?« In diesem Alter sollten Sie davon absehen, Körperteile zu massieren, die mit Sexualität verbunden sind, da es Ihrem Kind unangenehm ist. In der Pubertät sollten diese Grenzen gewahrt werden. Auch Teenager lassen sich lieber massieren, wenn sie auf dem Bauch liegen. Legen Sie Ihrem Kind ein Kissen unter den Bauch oder unter andere Körperteile, damit es bequemer liegt.

Wenn Ihre Tochter ihre Menstruation bekommt und Krämpfe hat, können Sie zur Schmerzlinderung und Krampflösung ihren Bauch oder den unteren Rücken im Bereich der Kreuzwirbelsäule massieren. Oftmals wirkt es auch krampflösend, wenn man die Akupressurpunkte an der Achillessehne, an beiden Seiten des Fußes genau unterhalb des Knöchels, massiert. Ihre Tochter kann auf dem Boden zwischen Ihren Knien sitzen, und Sie massieren ihren Nacken und ihre Schultern, um die Verspannungen darin zu lösen, während Sie sich zwanglos unterhalten. Mit abgewandtem Gesicht fällt es ihr sicherlich leichter, über ihre Gefühle und Sorgen zu sprechen.

Reime und Fingerspiele für das ältere Baby

Wenn Ihr Baby größer wird, müssen Sie die Massage seinem Alter anpassen. Um sein Interesse wachzuhalten, wandeln Sie die Massage am besten jedes Mal ein wenig ab und gestalten sie spielerisch. Erzählen Sie ihm Geschichten oder singen Sie Lieder dabei. »Ich liebe dich« (siehe Seite 109) ist eine der beliebtesten Bauch-Massagen bei Kleinkindern. Sie haben großen Spaß daran, in Ihren Singsang einzufallen und die Wörter dabei übertrieben in die Länge zu ziehen. Während Sie die Füße massieren, können Sie zum Beispiel das Fingerspiel »Guten Morgen, ihr Buben« machen. Durch diese Fingerspiele, Lieder und durch Geschichten, die Sie sich beim Massieren ausdenken, wecken Sie das Interesse Ihres Kindes, Sie unterhalten seinen wachen Verstand und fördern die Art von Kommunikation, die all seine Sinne anregt und in ihrer Entwicklung unterstützt.

Füße und Zehen

Guten Morgen, ihr Buben,
Wie heißt ihr denn?
Ich heiße Hampel,
ich heiße Strampel.
Ich bin das Beinchen Übermut,
und ich das Beinchen Tunichtgut.
Übermut und Tunichtgut
gehen auf die Reise,
platsch durch alle Sümpfe,
nass sind Schuh' und Strümpfe.

Guckt die Mutter um die Eck',
laufen alle beide weg!

Zeigt her eure Füßchen

1.- 8. Zeigt her eure Füßchen,
zeigt her eure Schuh
und sehet den fleißigen
Waschfrauen zu!

1. Sie waschen, sie waschen den ganzen Tag,
2. sie waschen, sie waschen den ganzen Tag.
3. Sie spülen, sie spülen, sie spülen den ganzen Tag.
4. Sie wringen, sie wringen, sie wringen den ganzen Tag.
5. Sie hängen, sie hängen, sie hängen den ganzen Tag.
6. Sie bügeln, sie bügeln, sie bügeln den ganzen Tag.
7. Sie legen, sie legen, sie legen den ganzen Tag.
8. Sie ruhen, sie ruhen, sie ruhen den ganzen Tag.
9. Sie tanzen, sie tanzen, sie tanzen den ganzen Tag.

Dumedott,
Lickepott,
Langelott,
Ringeling,
Lüttjeding.

(So bezeichnen Sie nacheinander die einzelnen Zehen, und dann noch einmal in umgekehrter Reihenfolge.)

»Geh ins Bett«, sagt Dumedott.
»Erst was essen«, sagt Lickepott.
»Wo soll'n wir's holen?«, fragt Langelott.
»In Mutters Schränkchen!«, sagt Ringeling.
»Ich sag's, ich sag's!«, ruft Lüttjeding.

Der ist in' Busch gegangen,
der hat's Häschen gefangen,
der hat's heimgebracht,
der hat's gebraten,
und der – hat's verraten.

Der ist ins Wasser gefallen,
Der hat ihn wieder herausgeholt.
Der hat ihn ins Bett gebracht.
Der hat in warm zugedeckt.
Und der kleine Schelm hat in wieder aufgeweckt.

(Beim großen Zeh beginnen, auf ihn zeigen, dann nacheinander auf alle Zehen. Zuletzt können Sie auf Ihr Kind deuten.)

Bauch

Es kommt ein Bär:
Wo kommt er her?
Wo will er 'naus?
In Bübels/Mädels Haus.

(Verwenden Sie diesen Reim bei der Massage »Sonnenmond«, siehe Seite 131)

(Streichen Sie mit Ihren Fingern bis zur Achselhöhle.)

Finger

Das ist der Daumen,
der schüttelt die Pflaumen,
der hebt sie auf,
der trägt sie nach Haus,
und der kleine Schelm isst sie alle,
alle auf.

Steigt ein Büblein/Mädlein auf den Baum,
ei, so hoch, man sieht es kaum,
schlüpft von Ast zu Ästchen,
hüpft zum Vogelnestchen,
ei, da lacht es,
hui, da kracht es,
plumps, da liegt es drunten.

(Eine Hand stellt den Baum und die Äste dar. Die andere klettert hinauf. Dann formen die Finger der ersten Hand ein Nest. Bei »ei, da lacht es« in die Hände klatschen, bei »plumps« die Hände fallen lassen.)

Die Zappelmänner

Zehn kleine Zappelmänner zappeln hin und her,
zehn kleinen Zappelmännern fällt das gar nicht schwer.

Zehn kleine Zappelmänner zappeln auf und nieder,
zehn kleine Zappelmänner tun das immer wieder.

Zehn kleine Zappelmänner zappeln rund herum,
zehn kleine Zappelmänner, die sind gar nicht dumm.

Zehn kleine Zappelmänner spielen gern Versteck,
zehn kleine Zappelmänner sind auf einmal weg!

(Die Bewegungen wie im Text nachmachen, am Ende die Hände hinter dem Rücken verstecken.)

Hier hast 'nen Taler,
geh auf den Markt,
kauf dir 'ne Kuh,
Kälbchen dazu.
Kälbchen hat ein Schwänzchen,
macht dideldideldänzchen.

Gesicht

Kommt ein Mäuslein in das Häuslein,
klingelt, klopft an und dreht den Schlüssel um.

(Mit gespreizten Fingern am Hals des Kindes »entlanglaufen«, bei »klingelt« leicht am Ohrläppchen ziehen, bei »klopft an« leicht gegen die Stirn klopfen, bei »Schlüssel« die Nase sanft drehen.)

Brumm, brumm, brumm, lache nicht,
zeig mir deine Zähne nicht,
lass sie ja nicht sehn,
2, 4, 6, 8, 10!

(Lassen Sie einen Finger vor dem Gesicht Ihres Kindes kreisen und kitzeln Sie es dann ein wenig.)

Mein Gretchen ist so kugelrund
und hat ein stumpfes Näschen
und einen roten Kirschenmund
und läuft gar wie ein Häschen.

Und Locken hat es seidengleich
und einen weißen Nacken
und kleine Hände, sammetweich,
und apfelrote Backen.

Fingerspiele für die Dehn- und Streckübungen

Wir öffnen jetzt das Taubenhaus,
die Täubchen, sie fliegen froh hinaus,
sie fliegen in das grüne Feld,
wo 's unsern Täubchen wohlgefällt.
Und kehren sie heim,
so erzählen sie sich,
wie 's draußen im Freien so lustig ist.
Ruck kru, ruck kru, ruck kru, ruck kru.

(Die Arme werden vor der Brust verschränkt, dann weit ausgebreitet. Die Hände fliegen wie Täubchen fröhlich auf und ab, dann werden die Arme wieder verschränkt.)

Große Uhren gehen: tick, tack, tick, tack,
kleine Uhren gehen: tick-tack, tick-tack, tick-tack, tick-tack, tick-tack,
und die kleinen Taschenuhren machen ticke-tacke-ticke-tacke.

(Dabei können Sie die Knie des Kindes zum Bauch führen und dann immer schneller mit den Beinen Rad fahren.)

Heile, heile Segen,
drei Tage Regen,
drei Tage Schnee,
tut schon nimmer weh.

Heile, heile Segen,
drei Tage Regen,
drei Tage Sonnenschein,
dann wird 's wieder besser sein.

Heile, heile Kätzchen,
das Kätzchen hat vier Tätzchen,
das Kätzchen hat 'nen langen Schwanz,
und morgen ist alles wieder ganz.

Heile, heile Segen,
morgen gibt es Regen,
übermorgen Schnee,
dann tut's nicht mehr wer.

(Diesen Reim können Sie mit Ihrem Kind zusammen aufsagen oder singen, wenn Sie schmerzende Stellen massieren oder es sich wehgetan hat.)

Weitere Liedvorschläge (d. Übers.):

- Drei Chinesen mit dem Kontrabass
- Es tanzt ein Bi-Ba-Butzemann (Gut für lange Vokale!)
- Spannenlanger Hansel
- Brüderchen, komm tanz mit mir

(Dabei kann man in den entsprechenden Strophen mit den Fingern schnippen, klopfen, klatschen etc.)

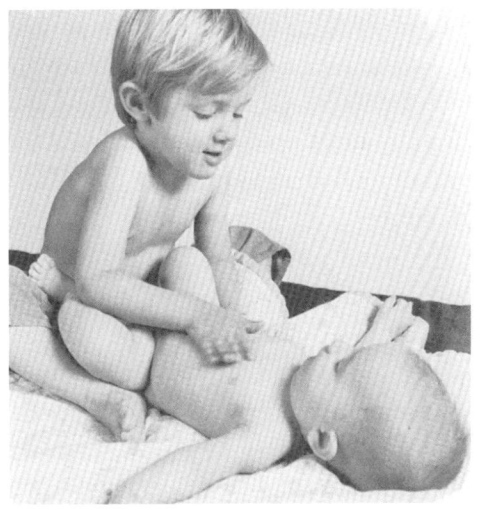

Wie man dem größeren Kind hilft, sich an ein neues Geschwisterchen zu gewöhnen

Größere Geschwister sind von einem neuen Baby fasziniert, aber es macht ihnen auch Angst. Bei den Erwachsenen steht es so sehr im Mittelpunkt, dass sie das Gefühl haben, nicht neben ihm bestehen zu können. In der Literatur wird häufig betont, wie wichtig es ist, dem älteren Kind zu zeigen, dass man es noch genauso liebt und wertschätzt wie zuvor. Sie können beiden Geschwistern helfen, eine Beziehung zueinander aufzubauen. Kinder brauchen gewöhnlich etwas mehr Zeit, damit eine echte Geschwisterbindung entstehen kann. Zunächst einmal muss das Ältere begreifen, dass das Baby jetzt dazugehört, dass für seine Mutter alles in Ordnung ist, dass – wie gesagt – es noch genauso geliebt wird wie vorher und dass das Leben weitergeht.

Wenn Sie Ihr Baby massieren, wird das größere Kind gelegentlich dabei zuschauen. Vielleicht erinnert es sich daran, wie es selbst als Baby massiert wurde (oder es denkt daran, wie gerne es sich auch jetzt noch massieren lässt) und es identifiziert sich mit dem Baby. Die beiden machen die gleiche Erfahrung und haben etwas gemeinsam.

Wenn Sie Ihrem Kind die Gelegenheit geben, das Baby hin und wieder einmal zu massieren (natürlich nur, wenn es das möchte), wird es davon ebenso profitieren wie das Baby. Genau wie Sie stellt es bei der Massage eine Bindung zu dem Baby her – durch Blickkontakt, Berührung, Bewegung und Laute. Es macht die Erfahrung, dass das Baby gar nicht so »gefährlich« oder zerbrechlich ist, sondern vielmehr ein Kind wie es selbst. Es stärkt sein Selbstvertrauen ganz enorm, wenn es erkennt, dass es auch schon für das kleine Geschwisterchen sorgen und es beschützen kann. Das Baby reagiert umgekehrt ebenfalls auf sein älteres Geschwisterchen und verliert seine anfängliche Angst, wenn es manchmal etwas ungeschickt oder grob angefasst oder durch das ungewohnte Verhalten des älteren Kindes erschreckt wird. Es beginnt, seinen Bruder oder seine Schwester als gleichgesinnten, liebenswerten Verbündeten zu betrachten.

Erst wenn das Baby nicht mehr so leicht erschrickt, sollten Sie es von seinem älteren Geschwisterchen massieren lassen. Normalerweise ist dies möglich, wenn das Baby drei oder vier Monate alt ist. Ein Geschwisterkind, das älter als vier Jahre ist, kann auch etwas früher mit der Babymassage beginnen. Machen Sie sich keine Gedanken über die Massagetechnik oder ob es Öl verwendet. Zeigen Sie ihm ein paar einfache Massagebewegungen (wie »Offenes Buch« für die Brust oder »Ich liebe dich« für den Bauch; siehe Seite 134 und 132) und lassen Sie Ihrem Kind dann freie Hand. Zunächst traut es sich vielleicht noch nicht, das Baby anzufassen, und braucht Ihre Ermutigung. Womöglich streichelt es das Baby nur ein paar Mal. Aber jeder noch so kurze Kontakt ist für beide Kinder von großem Nutzen. Vergessen Sie nicht, Ihrem Kind zu zeigen, wie sehr Sie sich über seinen Versuch freuen und wie stolz Sie auf es sind. Sagen Sie ihm, wie gut es das Baby massiert hat und wie wohltuend die Massage für sein Geschwisterchen ist.

Achtsame Berührung

Viele Eltern fragen sich, ob sie ihre Kinder achtsam berühren und wie sie ihnen helfen können, sich vor Menschen zu schützen, die sie missbrauchen wollen. Aufgrund der Angst, die durch Medienberichte über Kindesmissbrauch geschürt wird, bringen viele Eltern ihren Kindern leider bei, dass Berührung generell beängstigend und schlecht sei.

Unsere Kinder müssen eine achtsame von einer nicht achtsamen Berührung unterscheiden können. Die Babymassage eignet sich hervorragend dazu, einem Kind diesen Unterschied in einer positiven Weise zu zeigen. Ein Kind, das von klein auf massiert wurde, hat einen großen Vorteil gegenüber einem Kind, das nur durch Erklärungen oder Warnungen etwas über schädliche oder unerwünschte Berührung gelernt hat. Das Kind, das mit Massage aufgewachsen ist, weiß, wie es sich anfühlt, in einer achtsamen, liebevollen Weise berührt zu werden. Durch die tiefe Bindung, die durch die Massage entsteht, hat es Vertrauen zu seinen Eltern und spricht viel öfter über seine Gefühle. Daher vertraut es sich seinen Eltern wahrscheinlich viel eher an, wenn es Angst hat, weil es von jemandem angesprochen wurde oder jemand versucht hat, es anzufassen.

Darüber hinaus ist die Massage auch eine Zeit, in der Mutter und Kind miteinander reden und Dinge besprechen können, die für beide wichtig sind. Dies ist die beste Gelegenheit, mit Ihrem größeren Kind über Berührungen zu sprechen und ihm beizubringen, wie es sich schützen kann. Sagen Sie ihm beispielsweise: »Du musst es mir oder deinem Papa oder deinem Lehrer immer

sagen, wenn dich jemand anfassen und etwas mit dir machen will, was du nicht möchtest. Ich verspreche dir, dass wir dich beschützen, egal, was passiert ist.«
Die Interaktion, die Ihr Kind durch die regelmäßige Massage und die Berührungsentspannung erlebt, trägt dazu bei, dass es ein positives Selbstbild und das Gefühl entwickelt, dass sein Körper ihm gehört. Außerdem erlangt es ein hohes Maß an Bewusstheit über die unterschiedlichen Gefühle und die Körpersprache. Ihr Kind lernt, dass andere Menschen es um Erlaubnis bitten sollten, wenn sie seinen Körper berühren wollen. Denn Sie bekunden Ihren Respekt, indem Sie es fragen, ob Sie es massieren und seine verschiedenen Körperteile berühren dürfen.

Ganz allgemein kann man sagen, Kinder, die massiert werden, wachsen mit einem positiven Körperbewusstsein auf und vertrauen sich ihren Eltern offen an. Die Wirkung der Babymassage ist von Dauer – und eines ist sicher: Die Mühe lohnt sich!

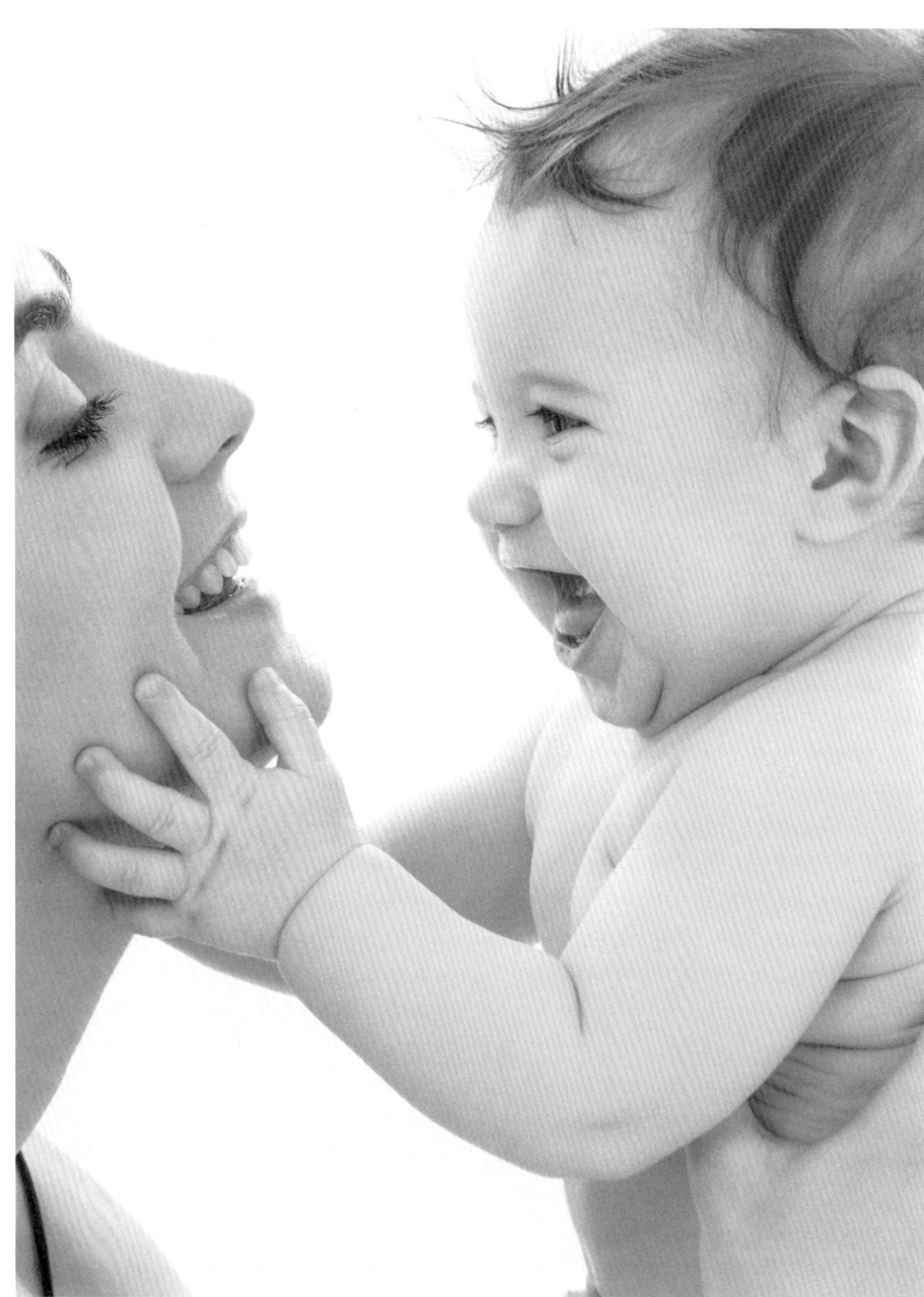

Kapitel 19:
Das Adoptiv- oder Pflegekind

*Du bist nicht mein eigen Fleisch und Blut,
aber dennoch auf wunderbare Weise mein.
Vergiss nicht eine einzige Minute lang:
Du bist nicht unter meinem Herzen gewachsen,
sondern in ihm.*

Anonym

Zugehörigkeit

Adoptiv- und Pflegeeltern gehören zu den liebevollsten Eltern der Welt. Oftmals entscheiden sie sich für kranke oder behinderte Kinder oder für Kinder anderer Hautfarbe oder Kulturen. Diese Eltern besitzen eine große Liebesfähigkeit. Dennoch lehnen ihre Babys und Kinder gewöhnlich ihre Zuneigung erst einmal ab.

Manche der früheren Theorien über die Eltern-Kind-Bindung gingen von der Annahme aus, dass zwischen Eltern und Adoptiv- oder Pflegekindern keine echte Bindung entstehen kann. Aber heute gilt es in weiten Kreisen als erwiesen, dass Adoptiv- oder Pflegeeltern die gleiche Bindung und das gleiche Zugehörigkeitsgefühl zu ihren Kindern wie leibliche Eltern herstellen können. Unter vielen anderen konnten die Forscher David Brodinsky, Leslie Singer, Mary Stein und Douglas Ramsey in der Entwicklung der Zugehörigkeit zwischen leiblichen Kindern und Adoptivkindern gleichen Alters keine Unterschiede feststellen. Wenn die Adoptiv- oder Pflegeeltern eine gute, familiäre Atmosphäre schaffen – und auf die Bedürfnisse des Babys mit liebevoller und beständiger Zuwendung reagieren –, lernen die Kinder zu vertrauen und entwickeln ein Zugehörigkeitsgefühl.

Lois Melina, Expertin für Adoptionsfragen, warnt Adoptiveltern davor, ihr neues Baby mit allzu viel Liebe zu überschütten. Oftmals haben Babys, die aus einem Heim oder Waisenhaus kommen, eine Abneigung gegen Berührung und Zuneigung und werden leicht davon überwältigt. Darüber hinaus müssen sie die Trennungen von ihren ehemaligen Betreuern und ihrem Elternhaus verarbeiten und brauchen Zeit, um sich allmählich an ihre neue Familie und Umgebung zu gewöhnen. Gail Steinberg vom Adoptionsverein PACT und Verfasserin des Artikels »Bonding and Attachment: How Does Adoption Affect a Newborn?« (»Bindung und Zugehörigkeit: Welchen Einfluss hat eine Adoption auf ein Neugeborenes?«) erklärt: »Die besten Hinweise, ob Sie richtig liegen, erhalten Sie vom Baby selbst. Freuen Sie sich über Kleinigkeiten: Lächeln und Entwicklungsschübe sind ein gutes Zeichen für sein gesundes Wachstum. Das Baby braucht vielleicht mehr oder weniger Zeit als Sie, um ein Gefühl der Zugehörigkeit zu entwickeln, ebenso Ihr Partner. Es kann Tage, Wochen, Monate oder ein Jahr dauern. Fühlen Sie sich nicht gleich als Versagerin, wenn das Zugehörigkeitsgefühl langsamer entsteht, als Sie es sich vorgestellt hatten. Am wichtigsten ist, dass Sie eine Familie werden, egal, wie lange es dauert.«

Eine Vielzahl von Artikeln beschäftigt sich mit einer Form des Depressiven Syndroms, dem sogenannten »Post-Adoption Depression Syndrome«. Oftmals gehen Adoptiveltern monate- oder sogar jahrelang durch die »Hölle der Unfruchtbarkeit«, wie es die Autorin June Bond ausdrückt. Danach machen sie einen oft langwierigen Adoptionsvorgang durch. Nach den wunderbaren ersten Tagen oder Wochen zu Hause mit dem neuen Baby ist es nicht ungewöhnlich, wenn ein oder beide Elternteile Gefühle der Angst, Unzulänglichkeit und Verwirrung erleben – eine gewisse Schwermut, die uns oft überfällt, wenn wir ein lang ersehntes Ziel erreichen. Aufgrund des Wegfalls des starken Antriebs, den wir während der Verfolgung unseres Ziels erlebten, fallen wir nun in ein tiefes Loch. Möglicherweise empfindet die Adoptivmutter auch Schuldgefühle, weil das Kind um den Verlust der leiblichen Mutter trauert. Vielleicht steht sie aufgrund der hohen Unkosten unter Stress, oder es tauchen plötzlich gesundheitliche Probleme auf, von denen sie vorher nichts wusste, oder sie findet etwas Bestürzendes über die Vergangenheit des Kindes heraus.

Adoptivbabys haben oftmals Störungen hinsichtlich des Zugehörigkeitsgefühls, Schwierigkeiten bei der Anpassung und enorm große Bedürfnisse. Wie eine leibliche Mutter durchleben Sie womöglich ein Wechselbad der Gefühle, leiden unter Schlafmangel, der neuen Verantwortung und dem zusätzlichen Stress. In Selbsthilfegruppen fühlen sich Adoptiveltern verstanden und geben sich gegenseitig Anerkennung. Wenn Sie Ihre Gefühle mit anderen teilen, erkennen Sie, dass andere ähnliche Probleme haben wie Sie. Leidensgenossen zeigen Ihnen, dass sich all diese Gefühle auch wieder ändern. Sie helfen Ihnen, die Erfolge in der Entwicklung Ihres Babys wahrzunehmen und Schwierigkeiten zu vermeiden, mit denen viele frisch gebackene Eltern zu kämpfen haben.

Das Adoptivbaby erlebt neben dem ganz normalen auch noch den zusätzlichen Stress der Anpassung an die neue Umgebung, an die fremden Betreuer, an die ungewohnten Dinge, die es sieht, hört, riecht, schmeckt und an den ungewohnten Tagesablauf. Oftmals macht ein gerade adoptiertes Baby für eine Weile Rückschritte in seiner Entwicklung, lehnt jegliche Berührung ab und schreit anhaltend und unkontrollierbar. Lesen Sie noch einmal in Kapitel 9 nach und nehmen Sie all Ihre Kraft zusammen, Ihrem Baby gut zuzuhören, damit es in der Sicherheit, die ihm Ihre Liebe gibt, seinen Kummer herauslassen und sich ausweinen kann. Oftmals fangen Babys erst dann zu quengeln und zu schreien an, wenn sie sich sicher fühlen. Deshalb ist es ein gutes Zeichen, wenn Ihr Baby oder Kind anfängt, seinen Schmerz, Zorn oder sogar seine Wut in Ihrer Gegenwart auszudrücken. Denken Sie daran, wenn Ihr Baby größer wird, denn diese Gefühle können immer wieder auftauchen. Das Beste, was Sie tun können, ist zuzuhören, seine Gefühlsausbrüche zuzulassen und ihm die Gewissheit zu geben, dass es bedingungslos geliebt wird.

Gestaltung der Eingewöhnungszeit

Versuchen Sie, so viel wie möglich über die frühere Umgebung und Pflege Ihres Babys herauszufinden: Wer hat es versorgt, wie verlief seine Geburt, welche Milch oder Nahrung hat es bekommen und an welche Farben, Geräusche und Gerüche ist es gewöhnt? Übernehmen Sie einige dieser Gewohnheiten und geben Sie Ihrem Baby damit die Geborgenheit des Vertrauten, während es sich auf seine neue Umgebung einstellt. Die Adoptionsexpertin Anna Marie Merrill gibt folgende Empfehlungen, die Sie bei der Gestaltung der Eingewöhnungszeit für Ihr Baby inspirieren sollen:

Wenn die frühere Pflegemutter oder Betreuerin ein bestimmtes Parfum oder einen bestimmten Duft benutzte, geben Sie einen Tropfen davon auf ein kleines Handtuch und legen Sie es in die Wiege oder das Bett des Babys.

- Wenn es an einen Fläschchenhalter gewöhnt ist, verwenden Sie ihn, aber nehmen Sie das Baby beim Füttern auf den Arm.
- Fangen Sie an, Blickkontakt aufzunehmen, indem Sie »Guck-Guck« oder andere Spiele machen, die dem Baby einen kurzen Blickkontakt ermöglichen und ihm Sicherheit geben, sodass es allmählich immer mehr Kontakt zu Ihnen herstellt.
- Wenn es besonders gewickelt wurde, tun Sie dies zu Hause auch, damit es nach einer Schreiphase wieder ins Gleichgewicht kommt.
- Geben Sie größeren Babys zum Beispiel Süßigkeiten in den Mund statt in die Hand. Dies ermöglicht einen kurzen Hautkontakt. Auf diese Weise baut sich langsam Vertrauen auf.
- Wenn das Baby sich gegen Berührungen wehrt, probieren Sie es vor der eigentlichen Babymassage eine Weile nur mit Handauflegen. Anfangs sollten Sie ganz ausdrücklich um Erlaubnis fragen, ob Sie es massieren dürfen, und besonders sorgfältig auf seine Reaktion achten. Stellen Sie sicher, dass Sie selbst völlig entspannt und dem Baby liebevoll zugewandt sind. Wenn ihm sogar das Handauflegen zu viel ist, reduzieren Sie noch mehr, indem Sie es vielleicht angekleidet lassen und nur kurz die Hände auf seine Beine oder Füße legen. Richten Sie sich nach den Signalen des Babys, ab

wann es bereit ist, mehr zu tolerieren.
- Bringen Sie in Erfahrung, an welche Musik, Lieder oder Geräusche das Baby in seiner früheren Umgebung vielleicht gewöhnt war, und lassen Sie das Baby diese am Tag immer wieder einmal für kurze Zeit hören.
- In vielen Ländern fügt man dem Milchpulver viel Wasser oder Zucker zu. Obwohl Sie diese Ernährung vielleicht nicht befürworten, belassen Sie es zunächst bei der gewohnten Mischung und verdünnen oder süßen die Milch nach und nach immer weniger. Achten Sie darauf, ob Ihr Baby an einer Laktoseunverträglichkeit leidet. Viele Babys aus Entwicklungsländern oder Säuglinge, die zuvor gestillt wurden, vertragen die fette Kuhmilch, die in den westlichen Ländern getrunken wird, nicht.
- Anstatt Ihrem Baby die nagelneuen, noch steifen Kleidungsstücke anzuziehen, die so niedlich aussehen, suchen Sie besser nach weicher, getragener Babykleidung. Womöglich finden Sie das gleiche Waschmittel, mit dem seine Wäsche früher gewaschen wurde. Die Wäsche hat dann einen vertrauten Geruch. Trennen Sie die Etiketten vom Kragen ab, damit sie nicht am Nacken oder Rücken kratzen und die Haut reizen.
- Wenn Ihr Baby aus einem Waisenhaus kommt, dessen Wände in hellem Himmelblau gestrichen waren, könnten Sie sich überlegen, ob Sie sein Zimmer für eine Weile nicht in der gleichen Farbe streichen.

Diese Übergangslösungen helfen dem Baby, sich leichter an seine neue Umgebung zu gewöhnen und weniger Angst zu haben, weil es Dinge sieht und hört, die ihm vertraut sind und die es beruhigen. Anna Marie Merrill ist der Meinung, man solle Adoptiv- und Pflegekindern Zeit zum Trauern lassen. Greifen Sie nicht jedes Mal sofort ein, wenn es zu quengeln oder zu weinen anfängt, sondern erlauben Sie ihm, seine Frustrationen und Ängste, seine Wut, Traurigkeit, Einsamkeit und seinen Schmerz herauszuschreien. Wenn Kinder diese Gefühle nicht in ihrer früheren Kindheit ausdrücken dürfen (und oft sogar noch dann, wenn sie es durften), verhalten sie sich oftmals gewalttätig, wenn sie älter sind und sich »sicher genug fühlen, um sich daneben zu benehmen«. Ihr Kind wird Sie auf die Probe stellen, um herauszufinden, ob Sie es auch dann noch lieben, wenn es sich schlecht benimmt.

Überfordern Sie Ihr Baby nicht mit Außenreizen, indem beispielsweise der Fernseher im Hintergrund läuft, während Sie es massieren und ihm dabei etwas vorsingen. Es kann vielleicht nicht mehr als ein oder zwei Reize gleichzeitig verkraften. Verwenden Sie also immer nur eine Anregung, wie Blickkontakt oder Singen oder Massage, aber machen Sie nicht alles auf einmal, bevor es dazu bereit ist.

Gail Steinberg empfiehlt, dem Baby beständig seine Zuneigung zu zeigen, auch wenn es sich abwendet, steif macht oder Sie scheinbar zurückweist.

Aber zwingen Sie es nicht. Wenn es sich durch den Blickkontakt bedroht fühlt, schauen Sie es nur kurz und aus der Entfernung an. Ihr Baby darf Sie beobachten, wenn Sie es umziehen, füttern oder baden, ohne dass Sie seine Blicke unbedingt erwidern müssen. Geben Sie ihm die Möglichkeit, sich allmählich mit dem Gefühl von Nähe vertraut zu machen und sich damit wohlzufühlen.

Anna Marie Merrill erzählte mir einmal von einer sehr einfallsreichen Mutter, der es gelang, mit folgendem langsamen Eingewöhnungsprozess Nähe zu ihrem schon etwas größeren Adoptivsohn herzustellen. Sie nahm das eine Ende eines Schals in die Hand, ihr Sohn das andere. Dann zog sie den Schal ein klein wenig zu sich und wartete, bis ihr Sohn das Gleiche tat. Es dauerte lange, aber schließlich berührten sich ihre Hände. Ihr Sohn hatte die Sicherheit gewonnen, die aus dem Zugehörigkeitsgefühl erwächst. Eine andere Mutter brachte ihrem Kind Berührung mithilfe einer »Lesestunde« nahe, sodass es sich davon nicht bedrängt und bedroht fühlte. Jeden Tag um die gleiche Zeit setzte sie sich mit ihm auf dem Schoß auf einen Schaukelstuhl und las ihm eine Geschichte vor. Da das Kind sich auf die Geschichte konzentrierte, konnte es den Körperkontakt zulassen.

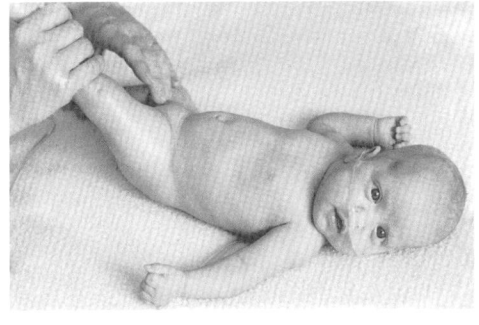

Manchmal entwickelt sich eine Beziehung zwischen einem Elternteil und dem Adoptivkind, aber es lehnt den anderen Elternteil ab. In diesem Fall ist es sehr wichtig, dass derjenige, der zurückgewiesen wird, sich dem Kind sehr behutsam und langsam nähert, um ihm die Sicherheit zu geben, die es braucht, um eine Bindung aufzubauen. Anna Marie Merrill rät den abgelehnten Elternteilen, die Beziehung zu ihrem Adoptivkind allmählich aufzubauen, indem sie sich an seiner Grundversorgung beteiligen. Eine gute Möglichkeit hierfür bietet das Wickeln, Füttern oder Baden des Babys – falls es dies zulässt. Wenn nicht, lassen Sie ihm ein wenig Zeit und versuchen es dann erneut. Es braucht Zeit, um Vertrauen aufzubauen, und allein die Tatsache, dass Sie zuverlässig für es da sind und es annehmen, trägt dazu bei, dass es Ihnen erste Signale für die Entwicklung einer Bindung geben wird, die Sie dann aufgreifen können.

Wie Sie Ihr Adoptiv- oder Pflegekind massieren

Ein Adoptiv- oder Pflegekind braucht Massage, aber es kann sehr schwierig sein, es zu massieren. Die Adoptionsexpertin Renée Henning erklärt: »Ich möchte den Unterschied zwischen einem Baby aus einer Pflegefamilie oder einem Waisenhaus und einem Baby, das bei seinen leiblichen Eltern aufwächst, nicht überbewerten. In vielen Fällen unterscheiden sich die Babys nicht voneinander. Viele Babys aus Pflegefamilien oder Waisenhäusern brauchen die wohltuende Berührung jedoch mehr als Babys aus normalen Elternhäusern. Dennoch sprechen einige dieser Kinder anfänglich weniger auf die Massage an oder können eine ausgiebige Massage weniger genießen als andere.«

Ich empfehle, langsam mit dem Handauflegen zu beginnen. Das Baby sollte dabei bekleidet sein. Allmählich können Sie dann immer mehr von den Techniken anwenden, die in diesem Buch beschrieben sind, bis Sie schließlich die komplette Massage machen. Vergessen Sie nicht, dass Ihr Baby trauern muss, und am besten achten Sie seine Gefühle, indem Sie es liebevoll berühren, im Arm halten, wenn es Trost braucht und sich allmählich vortasten, wenn sein Vertrauen wächst und seine Bindung zu Ihnen stärker wird. In ihrem Artikel »Healing the Primal Wound« (»Heilung frühkindlicher Verletzung«) schreibt Nancy Verrier: »Kinder sind empfindsame und intuitive Wesen und spüren, ob sie Gefühle erleben und/oder ausdrücken dürfen.« Sie betont, wie wichtig es ist, dass das neue Baby weinen darf und sich verstanden fühlt. Oftmals trägt die Massage dazu bei, diese angestaute Trauer und Angst loszulassen.

Die Adoptionsexpertin Marlou Russell hebt die Wichtigkeit dieses Loslassens hervor. »Da der Verlust ein so zentraler Bestandteil der Adoption ist, gehört Trauer als notwendiger und wichtiger Prozess dazu. Durch die Adoption kann eine Situation entstehen, in der die Familie versucht, die Trauer zu übergehen oder zu verleugnen. Da es als eine so positive Lösung angesehen wird, ein Kind zu adoptieren, kann man die Tatsache, dass trauern in Ordnung ist, nur schwer akzeptieren.« Wenn man in der Kindheit die Möglichkeit hat oder sogar dazu ermutigt wird, diese Trauer auszudrücken, treten später weniger Verhaltensstörungen auf, die aus dem ungelösten, emotionalen Schmerz resultieren. Leah LaGoy, eine Internet-Autorin bei PACT, meint, dass die Trauer, die in der frühen Kindheit unterdrückt wurde, im Teenageralter wieder zum Ausbruch kommt, da die Pubertät mit den extremen Veränderungen des Erwachsenwerdens und einer Identitätskrise verbunden ist. Teenager sind oft wütend auf ihre Adoptiveltern. Zumindest ein Teil dieser bisher unterdrückten Wut richtet sich gegen ihre leiblichen Eltern, von denen sie sich bewusst oder unbewusst verlassen fühlen.

Wenn Ihr Adoptiv- oder Pflegekind Ihre Zuneigung ablehnt, leidet es an einer Störung der Bindung oder Zugehörigkeit, die so bald wie möglich behandelt werden sollte. Vielleicht hat das Baby in seiner früheren Umgebung nicht die notwendige Zuwendung erhalten. Es kann sein, dass es resigniert hat, weil seine Bedürfnisse nicht erfüllt wurden, und deshalb gar nicht mehr versucht, sie anzumelden. Wenn es jetzt auf einmal Liebe und Zuwendung bekommt, reagiert es sehr wahrscheinlich ablehnend und aggressiv und lässt sich nicht trösten. Nehmen Sie dieses Verhalten nicht persönlich. Respektieren Sie seine Gefühle und finden Sie einen Weg, ihm weiterhin Ihre Liebe und liebevolle Berührung anzubieten, bis es sich sicher genug fühlt, sich zu entspannen, fallen zu lassen und Ihre Fürsorge anzunehmen, einschließlich der Massage. Alle Fachleute für Bindungsstörungen sind sich darüber einig, dass man diese Probleme so früh wie möglich behandeln sollte, um zu verhindern, dass sie später in Form von gestörtem Sozialverhalten in der Schule oder gar krankhaftem, soziopathischem Verhalten an die Oberfläche kommen. Mit zunehmendem Alter wird es immer schwieriger, ein Gehirn so »umzuprogrammieren«, dass ein Mensch beispielsweise gesunde, auf gegenseitiger Verbundenheit und Liebe basierende Beziehungen eingehen und aufrechterhalten kann.

In meinen Massagekursen werde ich häufig von Pflegeeltern gefragt: »Soll ich dieses Baby wirklich massieren und ihm helfen, seinen Schmerz loszulassen, wenn es vielleicht wieder zurück in seine Herkunftsfamilie kommt, wo es wieder missachtet oder missbraucht wird?« Meine Antwort auf diese Frage lautet eindeutig: »Ja!« Wenn das Baby seinen Schmerz und seine Angst ausdrücken und gesunde Zuneigung und Bindungen erfahren kann, wird es dadurch stärker, gesünder und unabhängiger. Sollte es zu Personen zurückgeschickt werden, die es missbrauchen, wird es sich anders verhalten, was wiederum eine andere Reaktion bei diesen Menschen hervorruft. Vielleicht ist es entspannter, lächelt mehr, schmust lieber und nimmt öfter Blickkontakt auf. Diese Verhaltensweisen können seine Eltern so beeinflussen, dass auch sie mehr Zuneigung und Verantwortungsgefühl für das Kind aufbringen, wodurch sich ihre Beziehung verändert und mehr Vertrauen aufgebaut wird.

Terry Levy und Michael Orlans resümieren: »Studien über Bindungsmuster und die Funktion der psychischen Entwicklung und des Sozialverhaltens kommen übereinstimmend zu dem Ergebnis, dass Kinder mit gesunden Bindungen später in allen wichtigen Lebensbereichen erfolgreicher sind.« Diese Kinder sind besser in der Lage, Probleme zu lösen und Freundschaften zu schließen; sie sind stärker, unabhängiger, haben mehr Selbstachtung und bekommen positivere Rückmeldungen von ihren Mitmenschen.

Ob Sie nun ein Adoptiv- oder Pflegekind haben oder nicht: Mit das Beste, was Sie für sich und Ihr Kind tun können, ist eine liebevolle, gesunde, auf Offenheit beruhende Bindung mit Ihrem Kind aufzubauen, die sein ganzes Leben lang fortbesteht. Welch unglaublich schönes Geschenk können Sie ihm machen: ein Vermächtnis, das die Beziehungen zukünftiger Generationen untereinander verändern kann.

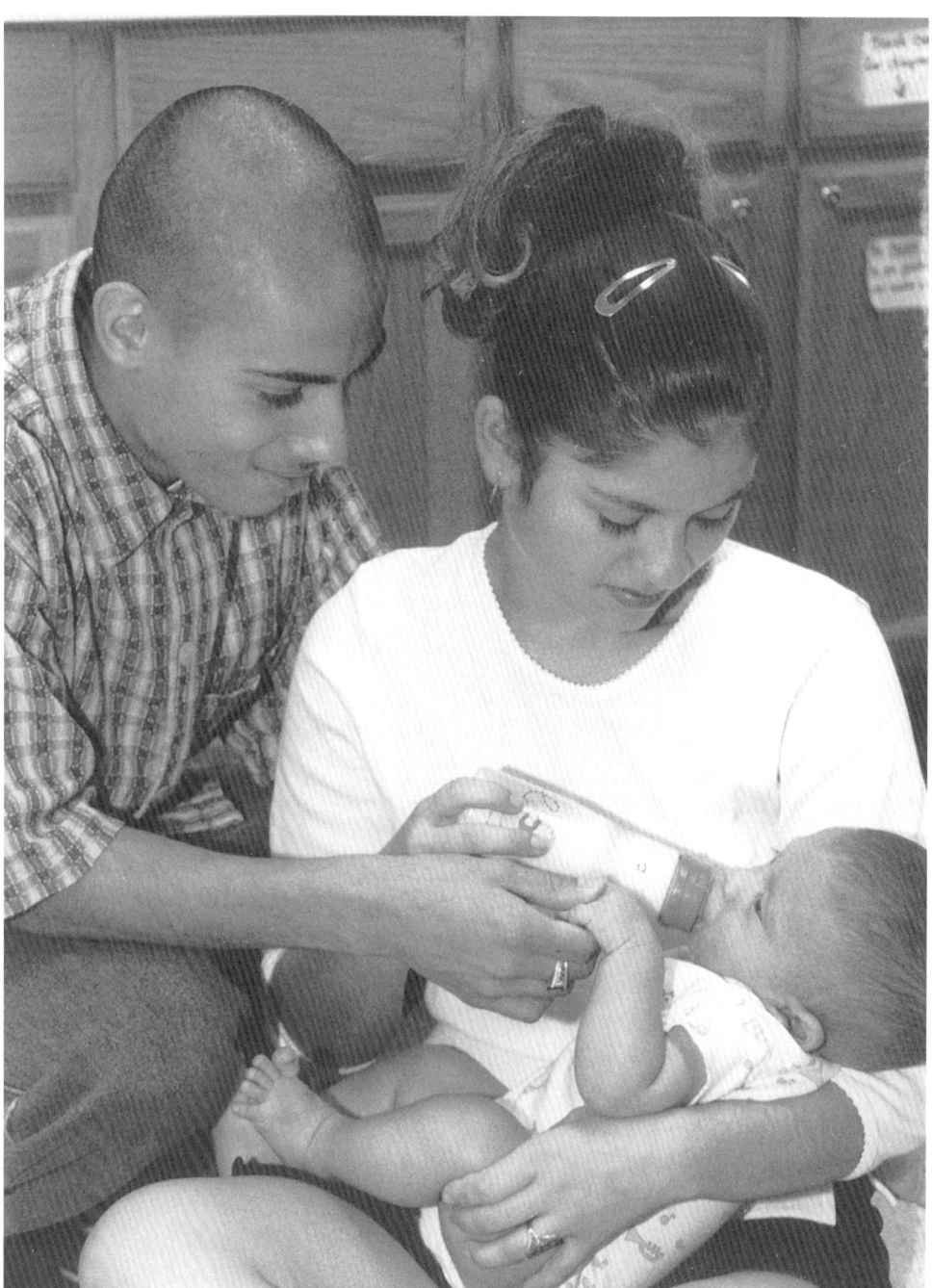

Kapitel 20:
Tipps für Eltern im Teenageralter

*Das beste Bemuttern sieht so aus,
als wäre es gar kein Bemuttern.*

*Wenn du dein Kind herzt, wird ihm warm.
Stille kühlt es.
Sei wie ein ruhiger, kühler Fluss,
wenn dein Kind unruhig ist.*

*Eine gelassene Mutter wiegt das Universum in ihren Armen
und alles ist gut.*

Vimala McClure, The Tao of Motherhood

Massage und Bindung mit Ihrem Baby

Wenn Sie sich entschlossen haben, Ihr Baby zu behalten und großzuziehen, haben Sie nicht nur für sich selbst, sondern auch für viele Ihrer engen Familienmitglieder eine schwere Entscheidung getroffen – ebenso für Ihr Baby. Ich respektiere diese Entscheidung und hoffe, dass es in Ihrem Leben Erwachsene gibt, die hinter Ihnen stehen und Sie unterstützen werden. Für Ihre Zukunft und die Ihres Babys ist es von größter Wichtigkeit, sich von anderen Erwachsenen so viel liebevolle Hilfe und Unterstützung wie möglich zu holen. Lassen Sie sich nicht entmutigen – gehen Sie einfach Ihren Weg und suchen Sie weiter nach geeigneten Personen, die zu Ihrer kleinen »Dorfgemeinschaft« werden, denn in diesem Fall brauchen Sie wirklich ein derartiges soziales Umfeld, um ein Kind aufzuziehen. Sie werden einige recht schwierige Klippen umschiffen müssen. Manchmal wird es den Anschein haben, als gäbe es unendlich viele Entscheidungen zu treffen. Ihr Körper verändert sich ständig, und Sie sind womöglich gereizt, weil Beschwerden auftauchen, die Sie niemals erwartet hätten. Überall erteilt man Ihnen Ratschläge, die manchmal mehr schaden als nützen.

Sie haben sich bewusst oder unbewusst entschieden, erwachsen zu werden, bevor Sie reif dazu sind oder die Gesellschaft dafür bereit ist. Sie sehen sich von einer schier überwältigenden Flut von Problemen überrollt: Schule, Familie, Beziehungen, körperliche Beschwerden, Probleme mit Ihrer Vorstellung von Ihrem Körper, Selbstachtung,

Freundschaften und medizinische Fragen. Ich will hier gar nicht erst versuchen, auf all die Probleme einzugehen, vor die Sie gestellt sind. Betonen möchte ich jedoch, dass die Liebe zu Ihrem Baby zum vorrangigen Thema werden sollte, und alles, was Ihnen dabei hilft, sollten Sie nutzen. Alles andere können Sie im Augenblick aus Ihrem Leben verbannen.

Ich rate Ihnen, sich zur Schwangerschaftsvorsorge in gute Hände zu begeben, auf Ihre Ärzte zu hören und so viel wie möglich über diesen neuen Lebensabschnitt zu lesen. Davon kann die Gesundheit Ihres Babys und Ihre eigene abhängen. Nehmen Sie Ihr Leben in die Hand und schaffen Sie sich zielstrebig ein warmes, geborgenes und liebevolles Umfeld, in dem Ihr Baby heranwächst und Ihre Seele Kraft tanken kann. Wenn Ihre Mutter nicht zur Verfügung steht, suchen Sie sich die beste Ersatzmutter, die Sie sich vorstellen können, und haben Sie den Mut, sie zu bitten, Ihnen zu helfen, eine gute Mutter zu werden, selbst wenn Sie sich nur gelegentlich ein paar Streicheleinheiten bei ihr holen, sie Ihnen verständnisvoll zuhört oder Ihre Fragen zur Babypflege am Telefon beantwortet.

Massage ist eine hervorragende Möglichkeit, Ihr Baby kennenzulernen und eine liebevolle, unerschütterliche Bindung zwischen Mutter und Kind herzustellen. Selbst wenn Sie Ihr Kind nicht jeden Tag massieren können, versuchen Sie, sich Zeit dafür zu nehmen und die Massage vielleicht jeden zweiten Tag oder einmal in der Woche zu einem festen Ritual zu machen, sobald Ihr Baby zur Welt gekommen ist. Wenn möglich, sollten Sie einen Babymassagekurs bei einer geprüften Trainerin besuchen.

Achten Sie auf die Elemente, die für den Aufbau der Mutter-Kind-Bindung notwendig sind, und berücksichtigen Sie diese jeden Tag:
- Stellen Sie Hautkontakt zu Ihrem Baby her.
- Halten Sie zärtlichen und liebevollen Blickkontakt.
- Sprechen und spielen Sie mit Ihrem Baby.
- Blicken Sie es an, wenn Sie es stillen oder füttern.
- Tragen Sie das Baby jeden Tag eine Weile auf dem Arm.
- Benutzen Sie in den ersten drei Lebensmonaten des Babys keine starken Parfums oder Düfte.

In den ersten Monaten, in denen Sie wenig Schlaf bekommen, sollten Sie weiterhin beachten:
- Lassen Sie das Baby niemals mit jemandem allein, der nicht zuverlässig ist oder keine Ahnung von Babybetreuung hat.
- Bestrafen Sie ein Baby niemals, weder verbal noch körperlich, und sprechen Sie nie schlecht von ihm, weder zu ihm noch bei anderen. Wenn Sie erschöpft sind und Zeit für sich brauchen, suchen Sie jemanden, der eine Weile auf das Baby aufpasst. Wenn Sie nur eine Viertelstunde lang spazieren gehen, tief atmen oder zu Ih-

rer Lieblingsmusik tanzen, sind Sie schon wieder viel besser gelaunt.
- Denken Sie daran, dass Schreien nur die Art und Weise ist, wie Babys sich mitteilen, und dass sie manchmal ein starkes Mitteilungsbedürfnis haben. Lassen Sie das Baby niemals allein oder bestrafen es, wenn es schreit.

Lesen Sie in den anderen Kapiteln dieses Buches nach, was Sie sonst noch tun können, besonders in den Kapiteln über Schreien und Quengeln, Koliken und Zugehörigkeit. Wie Sie Ihr Baby in den ersten ein oder zwei Jahren behandeln, bildet das Fundament für sein restliches Leben. Für Teenager sind ein oder zwei Jahre eine lange Zeit. Ich möchte Ihnen nichts vormachen, denn manchmal ist es wirklich hart und verlangt mehr Opfer, als Sie dachten. Aber stehen Sie diese Zeit durch. Alles, was in Ihrem Leben geschieht, hat einen Sinn. Später werden Sie sehr froh und stolz auf sich sein, dass Sie eine gute Mutter waren, als es wirklich darauf ankam. Wenn Sie mit dieser Einstellung an die Sache herangehen, werden Sie das wundervolle Hochgefühl erleben, eine gute Mutter zu sein und ungeahnte Kräfte entfalten. Ihr Kind wird in Ihnen ein gutes Vorbild haben. Sie erziehen es ganz natürlich, indem Sie sich das erforderliche Wissen aneignen und ständig selbst dazulernen und sich weiterentwickeln. Dann wird Ihr Kind stolz auf Sie sein.

Meine besten Wünsche begleiten Sie auf dem wunderbaren Weg dahin, eine Familie zu gründen.

Für Teenie-Väter

Wie Sie sicher bereits wissen, bedeutet Vater zu sein mehr, als ein Kind zu zeugen. Wenn Sie und Ihre Partnerin ein Kind erwarten, ermutige ich Sie, in möglichst engem Kontakt mit Ihrem Baby zu bleiben. Selbst wenn Sie inzwischen von Ihrer Freundin getrennt sind (und sie sich nicht für eine Adoption entschieden hat), können Sie Ihre Rolle als Vater einnehmen. Versuchen Sie, der Mutter Ihres Babys so wenig Stress wie nur möglich zu machen. Stellen Sie für das Wohl Ihres Kindes Ihr eigenes Ego in den Hintergrund. Holen Sie sich Kraft bei einem anderen Mann, der Ihnen als Rollenvorbild dienen kann. Das kann Ihr eigener Vater, ein Pfarrer, ein Vertrauenslehrer in der Schule oder ein Berater der Familienberatungsstelle oder vom zuständigen Sozialdienst an Ihrem Wohnort sein. (Lesen Sie die Bücher und Tipps im Anhang und nehmen Sie möglichst aktiv an der Zeit der Schwangerschaft teil.) Sie werden eine Menge Opfer bringen müssen, um Ihre Familie finanziell zu unterstützen. Aber begehen Sie nicht den Fehler zu glauben, finanzielle Unterstützung könne liebevolle Bindungen ersetzen.

Wenn Ihre Freundin Rachegefühle hegt oder nicht kooperiert, setzen Sie alles daran, die angespannte Situation zu entschärfen und sich selbst zurückzuhalten, damit Sie die Chance haben, ein guter Vater für Ihr Baby zu werden. Dazu gehört auch, zusammen mit Ihrer Ex-Freundin in eine Paarberatung zu gehen. Besuchen Sie alle nur möglichen Kurse und Workshops. Zeigen Sie Ihrer Ex-Freundin, dass Sie Ihr Bestes tun, um für Ihr Kind sowohl in finanzieller Hinsicht und auch sonst als Vater zu sorgen. Das kann für Sie alle eine sehr schwierige und stressbeladene Zeit sein. Aber ich möchte Ihnen noch einmal nachdrücklich raten, aktiv und jeden Tag am Leben Ihres Babys teilzunehmen. Dies gehört zu den wichtigsten Dingen in Ihrem Leben, und wenn Sie einmal älter sind, werden Sie ohne Bedauern auf diese Zeit zurückblicken. Eine feste und liebevolle Beziehung zu Ihrem Kind garantiert Ihnen beiden in Zukunft Glück und Erfolg. Wenn Sie Vater werden, gibt es daran nichts zu rütteln: Ob Sie bereit sind oder nicht, jetzt müssen Sie erwachsen werden. Und ich kann Ihnen versichern, dass die Freude, die Ihnen die Liebe Ihres Kindes schenken wird, jede Mühe lohnt, ein guter, zuverlässiger, liebevoller und verantwortungsvoller Vater und ein gutes Vorbild zu sein.

Wenn Ihre Partnerin sich dazu entschließt, das Baby zur Adoption freizugeben, gibt es heute häufig sogenannte »offene Adoptionen«. In diesem Fall können Sie Möglichkeiten finden, wie Sie als leiblicher Vater am besten Umgang mit Ihrem Kind haben können. Wir sind uns alle bewusst, dass das körperliche, emotionale, geistige und seelische Wohl des Kindes an erster Stelle steht und wir zur rechten Zeit zurückstehen oder die Initiative ergreifen müssen und unsere Kinder niemals im Stich lassen dürfen, egal, was am Ende rauskommt. Dies verlangt Ihnen eine Menge ab, aber Sie sind der Aufgabe gewachsen, wenn Sie zu Ihrer Entscheidung stehen, dass es das ist, was Sie und Ihr Baby wollen und brauchen.

Anhang

Quellennachweise und Literaturempfehlungen

Viele der zitierten Studien sind schon sehr alt. Es handelt sich hier um die ersten bahnbrechenden Forschungsergebnisse, die seither immer wieder bestätigt wurden. Für mich sind die ersten Studien am wichtigsten, denn sie haben mich zu meinen Schlussfolgerungen gebracht. Deshalb erwähne ich nicht jede Studie, die seither zu diesem Thema veröffentlicht wurde.

Nachfolgend finden Sie die Quellenverzeichnisse zu den einzelnen Kapiteln in alphabetischer Reihenfolge sowie meine Literatur- und Musikempfehlungen für Eltern.

(Die Studien sind nicht in deutscher Sprache veröffentlicht. Quellennachweis für die Studien im amerikanischen Original: Vimala Schneider: *Infant Massage. A Handbook for Loving Parents*. Bantam Books, New York)

Kapitel 1

Quellennachweis

Adamson, S.: »Hands-on Therapy«, in: *Health Visitor* 66:2 (Februar 1993)

–: »Teaching Baby Massage to New Parents«, in: *Complementary Therapies in Nursing and Midwifery* 2:6 (Dezember 1996)

Ainsworth, M.: *Infancy in Uganda. Infant Care and the Growth of Love,* Baltimore: Johns Hopkins University Press, 1967

Auckett, A.: »Baby Massage: An Alternative to Drugs.«, in: *Australian Nurses Journal* 9:5 (November 1979)

Barnard, K. E. / Brazelton, T. B. (Hrsg.): *Touch: The Foundation of Experience,* Madison, WI: International University Press, 1990

Brown, C., et al. (Hrsg.): *The Many Facets of Touch,* Johnson & Johnson Pediatric Round Table, no. 10. New York: Elsevier, 1984

Carpenter, E.: *Eskimo Realities,* New York: Holt, Rinehart & Winston, 1973

Curran, F.: »Massage: A skill at our fingertips«, in: *Modern Midwife,* Juli 1996

Day, L.: »Infant Massage«, in: *Massage Magazine* 1:5 (1986)

Dellinger-Bavolek, J.: »Infant massage: Communicating love through touch«, in: *International Journal of Childbirth Education* 11:4 (Dezember 1996)

Devore, I., et al.: *Ethology and Psychiatry,* Toronto: University of Toronto Press, 1974

Field, T.: »Infant massage«, in: *Zero to Three* 14:2 (1993)

–: »Infant massage«, in: *Journal of Perinatal Education* 3:3 (1994)

–: »Massage therapy for infants and children«, in: *Journal of Developmental and Behavioral Pediatrics* 16:2 (April 1995).

Goleman, D.: »Pattern of love charted in studies.«, in: *New York Times,* September 10, 1985

Isherwood, D.: »Baby massage groups«, in: *Modern Midwife,* Februar 1994

Kaur, J.: *Cuddles of Love: Nurturing Your Child with Loving Touch*, Singapore: MPH Group Publishing, 2015

McClure (Schneider), V.: »Infant massage«, in: *Childbirth Educator* 5:4 (Sommer 1986)

Pearce, J.: *Magical Child*, New York: Dutton, 977

Plotsker-Herman, C.: »The gentle art of infant massage«, in: *American Baby Magazine,* März 1986

Queen, S. / Habenstein, R.: *The Family in Various Cultures*, New York: Lippincott, 1961.

Schneider, E. F.: »The power of touch: Massage for infants«, in: *Massage Magazine* 28 (1990)

Sullivan, L. E.: »The gift of touch«, in: *American Baby Magazine,* August 1995

Trotter, R.: »The play's the thing: Baby massage«, in: *Psychology Today,* Januar 1987

Zborowski, M. / Herzog, E.: *Life Is with People*, New York: International Universities Press, 1952

Literaturempfehlungen

Leboyer, F.: *Sanfte Hände. Die traditionelle Kunst der indischen Babymassage*, München: Kösel, 24. Aufl., 2007

–: Sanfte Hände. *Die traditionelle Kunst der indischen Babymassage. Mit authentischen Anleitungen auf DVD*, München: Kösel, 2007

Kapitel 2

Quellennachweis

Bernhardt, J.: »Sensory capabilities of the fetus«, in: *Maternal Child Nursing* 12 (Januar / Februar 1987)

Birnholtz, J.: »The development of human fetal eye movement patterns«, in: *Science* 213 (August 7, 1981)

Bower, T.: »The visual world of infants«, in: *Scientific American* 215 (Dezember 1966)

Condon, W. / Sander, L. W.: »Neonate movement is synchronized with adult speech: Interactional participation and language acquisition«, in: *Science* 183 (Juni 1974)

Day, S.: »Mother-infant activities as providers of sensory stimulation«, in: *American Journal of Occupational Therapy* 36:9 (Dezember 1982)

DeCasper, A., et al.: »Of human bonding: Newborns prefer their mother's voices«, in: *Science* 208 (Juni 6, 1980)

Fantz, R.: »Maturation of pattern vision in young infants«, in: *Journal of Comparative and Physiological Psychology* 55 (1962)

–: »Pattern vision in newborn infants«, in: *Science* 140 (1963)

Ferreira, A.: »Emotional factors in the prenatal environment«, in: *Journal of Nervous and Mental Diseases* 141 (1965)

Field, T. / Schanberg, S. / Scaridi, F. / Bauer, C. / Vega-Lahr, N. / Garcia, R. / Nystrom, J. / Kuhn, C.: »Tactile / kinesthetic stimulation effects on preterm neonates«, in: *Pediatrics* 77 (Mai 1986)

–: »Touch for socioemotional and physical wellbeing: A review«, in: *Developmental Review* 30:4 (2011): 367- 83

Figar, W. P. / Moon, C.: »Psychology of newborn auditory preferences«, in: *Seminars in Perinatology* 13 (1989)

Goleman, D.: »The experience of touch: Research points to a critical role«, in: *New York Times,* Februar 2, 1988

Hooker, D.: *The Prenatal Origins of Behavior*, Lawrence: University of Kansas Press, 1952

Kaur, J.: *Cuddles of Love: Nurturing Your Child with Loving Touch*, Singapore: MPH Group Publishing, 2015

Kellen, A.: »Babies understand ‚baby talk,' research suggests«, in: *CNN Interactive,* März 18, 1999

Kuhl, P.: Universität Washington, 1997: Aus dem Artikel *Goo-goo, Ga-ga Really Helps Baby Learn to Talk* (in: »Associated Press«, CNN Interactive, 7/31/97)

Kuhl, P. K., et al.: »Cross-language analysis of phonetic units in language addressed to infants«, in: *Science* 5326 (August 1, 1997)

Liley, A.: »The fetus as a personality«, in: *Australian and New Zealand Journal of Psychiatry* 6 (1972)

Ludington-Hoe, S. / Golant, S.: *How to Have a Smarter Baby*, New York: Rawson Associates, 1990

McCarthy, P.: »Scent: The tie that binds?«, in: *Psychology Today,* Juli 1986

Montagu, A.: »The skin and human development«, in: *Somatics* 1:3 (Fall 1977)

Murkoff, H. / Mazel, S.: *Schwangerschaft und Geburt. Alles, Was Sie Wissen Müssen,* München: mvg, 2012

Pederson, P., et al.: »Evidence for olfactory function in utero«, in: *Science* 221 (Juli 29, 1983)

Porter, R., et al.: »The importance of odors in mother- infant interactions«, in: *Maternal Child Nursing* 12 (Fall 1983)

Restak, R.: *The Infant Mind*, New York: Doubleday, 1986

Rowland, R.: »Babies learn language lessons before they talk, study shows«, in: *CNN Interactive,* Dezember 31, 1998

Spence, M. / De Caster, A.: »Prenatal experience with low-frequency maternal voice sounds influences neonatal perception of maternal voice sales«, in: *Infant Behavior and Development* 10 (1987)

Stack, D.: »The Salience of Touch and Physical Contact During Infancy: Unraveling Some of the Mysteries of the Somesthetic Sense«, Chapter 13 in *Blackwell Handbook of Infant Development,* 1994

Valman, H. /Pearson, T.: »What the fetus feels«, in: *British Medical Journal* 280 (1980)

Verney, T. / Kelly, T.: *The Secret Life of the Unborn Child*, Dell, New York, 1981

Williams, H.: Persönliches Interview mit der Autorin, 1987

Kapitel 3

Quellennachweis

Fitzgerald, H. u. a.: *Child Nurturance: Studies of Development in Non-human Primates, Band 3*, New York: Putnam, 1982

Harlow, H. und M.: »Learning to Love«, in: *American Scientist* 54, 1959

–: *Effects of various mother-infant relationships on rhesus monkey behaviours. Determinants of Infant Behavior, Band 4*, Hrsg. B. M. Foss, London: Methuen, 1969

Hunt, D.: *Parents and Children in History*, New York: Basic Books, 1970

Karen R.: *Becoming Attached: First Relationships and How They Shape Our Capacity to Love*, New York: Oxford University Press, 1998

Kaur, J.: *Cuddles of Love: Nurturing Your Child with Loving Touch,* Singapore: MPH Group Publishing, 2015

Ottenbacher, K. J., u. a.: »The effectiveness of tactile stimulation as a form of early intervention: Quantitative evaluation«, in: *Developmental and Behavioral Pediatrics* 8:2, 1987

Prescott, J.: »Pleasure / violence reciprocity theory: The distribution of 49 cultures, relating infant physical affection to adult physical violence«, in: *Futurist* April 1975

Rheingold, H.: *Maternal Behavior in Mammals*, New York: Van Nostrand Reinhold, 1963

Rice, R.: »Premature infants respond to sensory stimulation«, in: APA Monitor, November 1975

–: »Cardiac and behavioral responses to tactile stimulation in premature an full term infants«, in: Developmental Psychology 12:4, Juli 1976

–: »Neurophysiological development in premature infants«, in: *Developmental Psychology* 12:4, Juli 1976

–: »Neurophysiological development in premature infants following stimulation«, in: *Developmental Psychology* 13, 1977

Roberts, M.: »Baby Love. Effects of infant experience on later adult love life, a study by Shaver and Hazan«, in: *Psychology Today*, März 1987

Rorke, L. / Riggs, H.: *Myelination of the Brain in the Newborn*, Philadelphia: Lippincott, 1969

Slater, C.: »The effects of tactile stimulation on infants«, in: *Massage Magazine* 28, 1990

Whittlestone, W.: »The physiology of early attachment in mammals: Implications for human obstetric care«, in: *Medical Journal of Australia*, 1978

Yang, R., u. a.: »Newborn responses to threshold tactile stimulations«, in: *Child Development* 45: 1. März 1974

Kapitel 4

Quellennachweis

Benson, H.: *The Relaxation Response*, New York: Harper Collins, 2000

–: *Beyond the Relaxation Response*, New York: Berkley Publishing Group, 1985

Gooey, D.: *The End of Stress, Four Steps to Rewire Your Brain*, New York: Atria, 2014

Selye, H.: *Stress Without Distress*, New York: New American Library, 1974

Stott: »Children in the womb: Effects of Stress«, in: *New Society*, 19. Mai 1977

Witkin-Lanoil, G.: *Als Frau mit Streß leben und überleben*, München: Heyne, 1990

Kapitel 5

Quellennachweis

Anisfeld, E. / Casper, V. / Nozyce, M. / Cunningham, N.: »Does infant carrying promote attachment? An experimental study of the effects of increased physical contact on the development of attachment«, in: *Child Development* 61 (1990)

Caldwell, B.: »The tie that binds: Does daycare weaken the bond with your baby?«, in: *Working Mother,* April 1987

Capra, F.: *Das Tao der Physik*, München: Droemer Knaur, 1997

Courtney, J.: *FirstPlay, Baby Massage, Story Telling: Four Weeks to Toddler*, Palm Beach Gardens, FL: Developmental Play & Attachment Therapies, 2015

Curry, M.: »Maternal attachment behavior and the mother's self-concept: The effect of early skin- to- skin contact«, in: *Nursing Research* 31:2 (März-April 1982)

De Chateau, P. / Wiberg, B.: »Long-term effect on mother- infant behavior of extra contact during the first hour postpartum«, in: *Acta Pediatrica* 66 (1977)

D'Spagnat, B.: »The quantum theory and reality«, in: *Scientific American,* November 1979

Edwards, C., et al.: »The effects of daycare participation on parent- infant interaction at home«, in: *American Journal of Orthopsychiatry* 57:1 (Januar 1987)

Hage, D.: »Foundations of attachment«, in: *International Concerns for Children,* 1999

Karen, R.: *Becoming Attached. First Relationships and How They Shape Our Capacity to Love,* New York: Oxford University Press, 1998

Klaus, M. / Kennell, J.: *Mutter-Kind-Bindung. Über die Folgen einer frühen Trennung,* München: dtv, 1987

–: *Bonding. The Beginning of Parent-Infant Attachment,* New York: New American Library, 1983

Liedloff, J.: *The Continuum Concept. In Search of Happiness Lost,* Reading, MA: Perseus, 2008

Lorenz, K.: *Evolution and the Modification Behaviour,* Chicago: University of Chicago Press, 1965

Magid, K. / McKelvey, C.: *High Risk. Children Without a Conscience,* New York: Bantam Books, 1987

McKenna, J. J.: *Babies Need Their Mothers Beside Them,* Natural Child Project Society, 1996

Newton, R.: *The Attachment Connection. Parenting a Secure and Confident Child Using the Science of Attachment Theory,* Oakland, CA: New Harbinger Publications, 2008

Nicholson, B. / Parker, L.: *Attached at the Heart. Eight Proven Parenting Principles for Raising Connected and Compassionate Children from Preconception to Age 5,* Deerfield Beach, FL: Health Communications, 2013

Pearce, J.: *Magical Child,* New York: Dutton, 1977

–: *Magical Child Matures,* New York: Bantam Books, 1986

Prescott, J.: »Pleasure / violence reciprocity theory: The distribution of 49 cultures, relating infant physical affection to adult physical violence«, in: *Futurist,* April 1975

Rader, L.: *Attachment Parenting,* London: CICO Books, 2014

Reite, M.: »Touch, attachment, and health: Is there a relationship?«, in: *The Many Facets of Touch,* Hrsg. C. Brown et al. Johnson & Johnson Pediatric Round Table, no. 10. New York: Elsevier, 1984

Restak, R.: *The Infant Mind,* New York: Doubleday, 1986

Ringler, N., et al.: »The effects of extra postpartum contact and maternal speech patterns on children's IQ, speech, and comprehension at five«, in: *Child Development* 49 (1978)

Sears, W. / Sears, M.: *The Attachment Parenting Book,* Cambridge, MA: Perseus, 1985

Ziglar, E.: »Recommendations of the Yale Bush Center Advisory Committee on Infant Care Leave«, Hearing on Parental Leave HR 2020 Before House Subcommittees on Civil Service, Labor Management Relations, Labor Standards, and Employee Benefits (Oktober 17, 1985). Washington, DC: U.S. Government Printing Office, 1985

Literaturempfehlungen

Bowlby, J.: *Das Glück und die Trauer. Herstellung und Lösung affektiver Bindungen,* Stuttgart: Klett-Cotta, 2001

Brazelton, T. B. / Cramer, B. G.: *Die frühe Bindung. Die erste Beziehung zwischen dem Baby und seinen Eltern,* Stuttgart: Klett-Cotta, 1994

Kirkilionis, E.: *Ein Baby will getragen sein,* München: Kösel, 9. Aufl. 2007

Liedloff, J.: *Auf der Suche nach dem verlorenen Glück,* München: C.H. Beck, 1999

Kapitel 6

Quellennachweis

Austin, P.: »Synchronous movements to human speech«, in: *Perceptual Motor Skills* 79, 1983

Belsky, J. / Steinberg, L.: »The effects of day care: A critical review«, in: *Child Development* 49, 1978

Chamberlain, D.: *The Mind of Your Newborn Baby,* Berkley, CA: North Atlantic Books, 1998.

Clary, E. u. a.: »Socialization and situational influences on sustained altruism«, in: *Child Development* 57, 1986

Curry, M.: »Maternal attachment behavior and the mother's self-concept: The effect of early skin-to-skin-contact«, in: *Nursing Research* 31:2, März-April 1982

De Casper, A. u. a.: »Of human bonding: Newborns prefer their mothers voices«, in: *Science* 208, 6. Juni 1980

De Chateau, P. / Wiberg, B.: »Long-term effect on mother-infant behavior of extra contact during the first hour postpartum«, in: *Acta Pediatrica* 66, 1977

Divitto, B., u. a.: »Talking and sucking: Infant feeding behavior and parent stimulation«, in: *Infant Behavior and Development* 6:2, April 1983

Fagot, B. I. / Kavanagh, K.: »The prediction of antisocial behavior from avoidant attachment classifications«, in: *Child Development* 61, 1990

Field, T./ Guy, L. / Umbel, V.: »Infants' responses to mother's imitative behaviors«, in: *Infant Mental Health Journal* 6:1, 1985

Gordon, J. / Goodavage, M.: *The Happy Parents' Guide to the Family Bed (and a Peaceful Night's Sleep)*, New York: St. Martins Press, 2002

Hunziker, U. / Barr, R.: »Increased carrying reduces infant crying: A randomized control trial«, in: *Pediatrics* 77, Mai 1986

Klaus, M. / Kennell, J.: a. a. O.

Kuroda, K.: »From mice to humans, comfort is being carried by mom«, in: *Science Daily*, April 2013

McKenna, J. J.: *Babies Need Their Mothers Beside Them*, Natural Child Project Society, 1996

–: *Sleeping with Your Baby. A Parent's Guide to Cosleeping*, Washington D. C.: Platypus Media, 2007

Medoff, M.: »The gentle benefits of baby massage«, in: *East West Journal* 16:2, Februar 1986

Newmann, R. S. / Rowe, M. L. / Berstein, R. N.: »Input and uptake 7 month predicts toddler vocabulary: The role of child-directed speech and infant processing skills in language development«, in: *Journal of Child Language* 43:5, 1158-73, 2016

Peret, I. / Corbeil, M.: »Babies remain calm twice as long when listening to song compared to speech«, in: *Child Health News*, Universität Montreal, 2015

Reite, M.: »Touch, attachment, and health: Is there a relationship?«, in: *The Many Facets of Touch*, Hrsg. Brown, C. u. a., Johnson & Johnson Pediatric Round Table, Nr. 10, Elsevier, New York, 1984

Restak, R.: *The Infant Mind*, Doubleday, New York, 1986

Ringler, N., u. a.: »The effects of extra post partum contact and maternal speech patterns on children's IQ, speech, and comprehension at five«, in: *Child Development* 49, 1978

Roberts, M.: a. a. O.

Ronald, A.: »Newborn gaze predicts future childhood behavior«, in: *Scientific Reports*, 26. Juni 2015

Snow, C.: »The development of conversations between mothers and babies«, in: *Journal of Child Language* 4, 1977

Springer. S. / Deutch, G.: *Left Brain, Right Brain: Perspectives from Cognitive Neuroscience*, New York: Freeman, 2001

Thevenin, T.: *Das Familienbett. Geborgenheit statt Isolation*, Frankfurt a. M.: Fischer, 1988

Wiessinger, D. / West, D. / Smith, L. / Pitman, T.: *Sweet Sleep. Nighttime and Naptime Strategies for the Breastfeeding Family*, New York: Ballantine Books, 2014

Ziglar, E.: »Recommendations of the Yale Bush Center Advisory Committee on Infant Care Leave«, Hearing on Parental Leave HR 2020 Before House Subcommittees on Civil Service, Labor Management Relations, Labor Standards, and Employee Benefits, 17. Oktober 1985, U. S. Government Printing Office, Washington, D.C., 1985

Kapitel 7

Quellennachweis

Bowlby, J.: *Das Glück und die Trauer. Herstellung und Lösung affektiver Bindungen*, Stuttgart: Klett-Cotta, 2001

Condon, W. / Sander, L.: »Neonate movement is synchronized with adult speech: Interactional participation and language acquisition«, in: *Science* 183, Juni 1974

Crockenberg, S.: »Infant irritability, mother responsiveness, and social support influences in the security of infant-mother-attachment«, in: *Child Development* 52, 1981

Curry, M.: a. a. O.

Ehrlich, D.: »The daddy diaries. Chapter 24. A Buddhist view of attachment parenting«, in: *Huffington Post*, 11. November 2015

Fagot, B. I. / Kavanagh, K.: a. a. O.

Granju, K. / Kennedy, B.: *Attachment Parenting: Instinctive Care for Your Baby and Young Child*, New York: Pocket Books, 1999

Newton, R.: *The Attachment Connection: Parenting a Secure and Confident Child Using the Science of Attachment Theory*, CA: New Harbinger Publications, 2008

Kapitel 8

Quellennachweis

Block, J.: *Lives Through Time*, Berkeley, CA: Bancroft Books, 1971

Daly, T.: *Men, infant massage, and manhood*, Tender Loving Care. Rundbrief der Internationalen Gesellschaft für Babymassage, Winter 1987

De Casper A., et al.: »Human newborns' perception of male voices. Preference, discrimination, and reinforcing value«, in: *Developmental Psychobiology* 17:5 (September 1984)

Giefer, M. A. / Nelson, C.: »A method to help new fathers develop parenting skills.«, in: *Journal of Obstetric, Gynecologic, and Neonatal Nursing* 10:6 (November - Dezember 1981)

Kennell, J., et al.: *Parent Infant Bonding*, St. Louis: Mosby, 1982

Lamb, M.: *The Role of Child Development*, New York: Wiley, 1981

Lamb, M.: *The Role of the Father in Child Development*. New York: Wiley, 1981

Lozoff, M.: »Fathers and autonomy in women«, in: *Women and Success*, Hrsg. R. Kundsin. New York: Morrow, 1974

Pannabacker, B., et al.: »The effect of early extended contact on father- newborn interaction«, in: *Journal of Genetic Psychology* 141 (September 1982)

Parke, R.: »Father infant interaction«, in: *Maternal Attachment and Mothering Disorders*, Johnson & Johnson Pediatric Round Table. New York: Elsevier, 1978

–: »Father-infant interaction and infant social responsiveness«, in: *The Handbook of Infant Development*, Hrsg. J. Osofsky. New York: Wiley, 1979

Taub, D. (Hrsg.): *Primate Paternalism*, New York: Van Nostrand Reinhold, 1984

Tuttman, S.: »The father's role in the child's development of the capacity to cope with separation and loss«, in: *Journal of the American Academy of Psychoanalysis*, Juli 1986

Zaslow, M., et al.: »Depressed mood in fathers: Associations with parent- infant interaction«, in: *Genetic, Social, and General Psychology Monographs* 3:2 (Mai 1985)

Literaturempfehlungen

Beyer, L.: *Das Baby-Buch für neue Väter. Was Ihr Kind jetzt von Ihnen braucht*, München: Mosaik, 2000

Engledow, D.: *Papa allein zu Haus. 77 Dinge, von denen Mama nichts wissen darf*, München: Heyne 2015

Meeker, M.: *Starkr Väter, starke Töchter. Wie Töchter von ihren Vätern geprägt werden*, München: mvg, 2015

Raeburn, P.: *Väter! Warum sie trotzdem wichtig sind*, Freiburg: Herder, 2014

Kapitel 9

Quellennachweis

Benson, H.: *The Relaxation Response*, New York: HarperCollins, 2000

Davis, M., et al.: *The Relaxation and Stress Reduction Workbook*, New York: New Harbinger, 2008

Debelle, B.: »Relaxation and Baby Massage«, in: *Australian Nurses Journal* 10:5 (Mai 1981)

Diamond, A. / Churchland, A. / Cruess, L. / Kirkham, N. Z.: »Early developments in the ability to understand the relation between stimulus and reward«, in: *Developmental Psychology* 35 (1999): 1507–17

Kabat-Zinn, J.: *Gesund durch Meditation. Das große Buch der Selbstheilung mit MBSR*, München: Knaur, 2013

Schaper, K.: »Towards a calm baby and relaxed parents«, in: *Family Relations: Journal of Applied Family and Child Studies* 31:3 (Juli 1982)

Selye, H.: *Stress Without Distress*, New York: New American Library, 1974

Stahl, B. / Goldstein, E.: *A Mindfulness-Based Stress Reduction Workbook*, Oakland, CA: New Harbinger Publications, 2010

Kapitel 10

Quellennachweis

Chamberlain, D.: a. a. O.

Courtney, J.: *FirstPlay, Baby Massage, Story Telling. Ages Four Weeks to Toddler*, Developmental Play & Attachment Therapies, 2015

Eliot, L.: *What's Going On in There? How the Brain and Mind Develop in the First Five Years of Live*, New York: Bantam Books, 2000

Epstein, H.: »Phrenoblysis: Special brain and mind growth periods«, in: *Developmental Psychobiology*, New York: Wiley, 1974

Gerhardt, S.: *Why Love Matters: How Affection Shapes a Baby's Brain*, New York: Brunner-Routledge, 2004

Hanson, R.: *Das Gehirn eines Buddha. Die angewandte Neurowissenschaft von Glück, Liebe und Weisheit*, Freiburg: Arbor, 2010

James S.: *Baby Brains. The Smartest Baby in the Whole World*, Cambridge, MA: Candlewick, 2007

MacFarlane, J.: »Mothers who experience stress or worry before pregnancy more likely to have babies who cry for longer«, in: DailyMail.com

Medina, J.: *Brain Rules für Ihr Baby. Wie neurowissenschaftliche Erkenntnisse helfen, dass Ihre Kinder schlau und glücklich werden*, Bern: Hogrefe, 2017

Reins, S / Goldman, J.: *The Development of the Brain*, Springfield, IL: Thomas, 1980

Restak, R.: a. a. O.

Siegel, D. / Bryson, T.: *Achtsame Kommunikation mit Kindern. Zwölf revolutionäre Strategien aus der Hirnforschung für die gesunde Entwicklung Ihres Kindes*, Freiburg: Arbor, 2013

Literaturempfehlungen

Medina, J.: a. a. O.
Siegel, D. / Bryson, T.: a. a. O.

Kapitel 11

Musikempfehlungen

Maske, U.: *Das Abendschiff. Abend-, Schlaf- und Wiegenlieder für kleine und große Träumer*, CD / Hörkassette, Hamburg: Jumbo Neue Medien, 1994

Polec, M. / Rosenberg, P.: *Schlaf Kindlein schlaf. Schlaf- und Wiegenlieder aus aller Welt*, Stuttgart: Urachhaus, 1997

Stewart, A.: *Schlaf schön und träume süß*. Wiegenlieder für Babys. 3 CDs, Mainz: Schott, 1999

Blanke, D.: *Wiegenlieder*. Instrumentalmusik für die ersten Lebensjahre. CD, Essen: mentalis Verlag, 1996

Yiddish Lullabies. Israel Music CD

Authentic Cajun Lullabies. Mardi Gras CD

Baby Genius: *Sweet Dream Lullabies*. Imt. Corporation CD

Beijing Angelic Choir: *Chinese Lullabies*. Wind CD

Burell, T.: *Sweet Lullabies to Soothe Your Newborn*. CD

Celtic Twilight 3: Lullabies. Hearts of Space. CD

Childrens Songs from Around the World, vol. 3: Lullabies – Asia, Latin America, Africa, Oceania. Arion CD

DelRay, M.: *Lullabies of Latin America*. WEA/Atlantic/Rhino CD

Folk Music in Sweden, vol. 6: Rhymes and Lullabies. Caprice CD

Hawaii and Its Lullabies, vol. 20. CD

Lullabies for Little Angels: Sing Along. Madacy Records CD

Lullabies: Growing Minds with Music. CD

N'dege Ocello, M.: *Plantation Lullabies*. WEA/Warner Bros. CD

Palmer, H.: *Child's World of Lullabies*. CD

The Re-Bops: *Daddy's Lullabies*. Rebop CD

Kapitel 12

Quellennachweis

»At what temperature should you keep a baby?« [Editorial.] *Lancet* 2:1 (September 12, 1970)

Daga, S. R. / Chandrashekhar, L. / Pol, P. P. / Patole, S.: »Appropriate technology in keeping babies warm in India«, in: *Annals of Tropical Paediatrics*, März 1986

Davis, A.: *Wir wollen gesunde Kinder*, Ceres, 1994

Glas, N.: *Conception, Birth, and Early Childhood*, Spring Valley, NY: Anthroposophic Press, 1972

Johanson, R. B. / Spencer, S. A. / Rolfe, P. / Jones, P. / Massa, D. S.: »Effect of postdelivery care on neonatal body temperature«, in: *Acta Pediatrica* 81:11 (November 1992)

Rutter, N.: »Response of term babies to a warm environment«, in: *Archives of the Disabled Child* 53 (März 1979)

Strothers, J., et al.: »Thermal balance and sleep state in the newborn infant in a cool environment«, in: *Journal of Physiology* 273 (Dezember 1977)

Wolff, P.: »The causes, controls, and organization of behavior in the neonate«, in: *Psychological Issues* [Monograph 17] 5 (1965)

Kapitel 13

Quellennachweis

D. Berkeson: *The Foot Book. Healing with the Integrated Treatment of Footreflexology*, New York: Funk & Wagnalls, 1977

E. Crelin: *Functional Anatomy of the Newborn*, New Haven: Yale University Press, 1973

Jora, J.: *Foot Reflexology. A Visual Guide for Self-Treatment.* New York: St. Martin's Press, 1991

Kunz, B. / Kunz, K.: *The Complete Guide to Foot Reflexology*, Albuquerque, NM: RRP Press, 2007

Kapitel 14

Quellennachweis

Acredolo, L. / Goodwyn, S.: *Baby-Sprache*, Reinbek: Rowohlt, 1999

Ainsworth, M. / Bell, S.: »Infant crying and maternal responsiveness«, in: *Child Development* 43 (1972)

Anisfeld, E. / Casper, V. / Nozyce, M. / Cunningham, N.: »Does infant carrying promote attachment? An experimental study of the effects of increased physical contact on the development of attachment«, in: *Child Development* 61 (1990)

Brazelton, T.: *Learning to Listen. A Life Caring for Children*, Reading, MA: Perseus, 2013

Brazelton, T. / Sparrow, J.: *Calming Your Fussy Baby the Brazelton Way*, Reading, MA: Perseus, 2003

Chisholm, J. S.: »Swaddling, cradleboards, and the development of children«, in: *Early Human Development* 2:3 (September 1978)

Clary, E., et al.: »Socialization and situational influences on sustained altruism«, in: *Child Development* 57 (1986)

Crockenberg, S.: »Infant irritability, mother responsiveness, and social support influences in the security of infant-mother attachment«, in: *Child Development* 52 (1981)

Cunningham, N. / Anisfeld, E. / Casper, V. / Nozyce, M.: »Infant carrying, breastfeeding, and mother-infant relations: Cache or carry? Experimental evidence for positive effects of early infant carrying«, in: *Lancet* 14 (Februar 1987)

Gatts, J. D., et al.: »Reduced crying and irritability in neonates using a continuously controlled early environment«, in: *Infant Advantage: Clinical Reports*, 1995

Gray, L. / Watt, L. / Blass, E. M.: »Skin-to-skin contact is analgesic in healthy newborns«, in: *Pediatrics* 105:1 (Januar 2000): e14

Guiney, J. B.: *Read to Me, and I'll Teach You About … My Baby States*, Vienna, VA: Center for Infant & Family Resources, 2013

Hunziker, U. / Barr, R.: »Increased carrying reduces infant crying: A randomized controlled trial«, in: *Pediatrics* 77:5 (Mai 1986)

Johanson, R. B. / Spencer, S. A. / Rolfe, P. / Jones, P. / Massa, D. S.: »Effect of postdelivery care on neonatal body temperature«, in: *Acta Pediatrica* 81:11 (November 1992)

Karp, H.: *Das glücklichste Baby der Welt. So beruhigt sich Ihr schreiendes Kind – so schläft es besser*, München: Goldmann, 2016

Kopp, C.: »A comparison of stimuli effective in soothing distressed infants«, in: *Dissertation Abstracts* 31:12B (Juni 1971)

Korner, A. / Thoman, E.: »The relative efficacy of contact and vestibular proprioceptive stimulation on soothing neonates«, in: *Child Development* 43 (1972)

Levy, T. / Orlans, M.: *Attachment, Trauma and Healing. Understanding and Treating Attachment Disorder in Children and Families*, Washington, D.C.: CWLA Press, 1998

MacFarlane, J.: »Mothers who experience stress or worry before pregnancy 'more likely to have babies who cry for longer.'«, in: DailyMail.com (September 6, 2014)

Moss, J. / Solomons, H. C.: »Swaddling, then, there, and now: Historical, anthropological, and current practices«, in: *Maternal Child Nursing* 8:3 (Herbst 1979)

Murray, A.: »Infant crying as an elicitor of parental behavior«, in: *Psychological Bulletin* 86 (1979)

Roberts, M.: »No language but a cry«, in: *Psychology Today*, Juni 1987

Sagi, A. / Hoffman, M.: »Empathic distress in the newborn«, in: *Developmental Psychology*, 1976

Sears, W. / Sears, M.: *Parenting the Fussy Baby and High-Need Child. Everything You Need to Know from Birth to Age Five*, Boston: Little Brown, 1996

Shaw, C.: »A comparison of the patterns of mother-baby interactions for the group of crying, irritable babies and a group of more amenable babies«, in: *Child Care, Health, and Development* 3 (1977)

Sherman, M.: »Differentiation of emotional responses in infants. The ability of observers to judge the emotional characteristics of crying infants«, in: *Journal of Comparative Psychology* 5 (1927)

Simner, M.: »Newborn's responses to the cry of another infant«, in: *Developmental Psychology* 5 (1971)
Solter, A.: *The Aware Baby. A New Approach to Parenting*, Goleta, CA: Shining Star Press, 1984
Wipfler, P.: *Listening to Children. Crying*, Palo Alto, CA: Parents Leadership Institute, 1990

Literaturempfehlungen
Jones, S.: *Schlafende Babys, Ruhige Nächste*, Berlin: Urania, 1999
Karp, H.: *Das glücklichste Baby der Welt. So beruhigt sich Ihr schreiendes Kind – so schläft es besser*, München: Goldmann, 2016
Sanger, S.: *Schau, ich will dir was sagen! Die wortlose Sprache der Babys*, München: Kösel, 1992
Solter, A. J.: *Warum Babys weinen. Die Gefühle von Kleinkindern*, München: Kösel, 8. Aufl. 1998
–: *Wüten, toben, traurig sein. Starke Gefühle*, München: Kösel, 8. Aufl. 2003

Kapitel 15

Quellennachweis
Anderson, G.: »Infant colic: A possible solution«, in: *Maternal Child Nursing* 8 (1983)
Barr, R. G. / McMullan, S. J. / Spiess, H., et al.: »Carrying as colic therapy. A randomized trial«, in: *Pediatrics* 87 (1991)
Carey, W.: »Maternal anxiety and infantile colic. Is there a relationship?«, in: *Clinical Pediatrics* 31 (1968)
Craven, D.: »Why colic?«, in: *Medical Journal of Australia* 2 (1979)
Evans, R., et al.: »Maternal diet and infantile colic in breastfed infants«, in: *Lancet* 1 (1981)
Hsu, C. Y., et al.: »Local massage after vaccination enhances the immunogenicity of diphtheria-tetanus-pertussis vaccine«, in: *Pediatric Infectious Disease Journal* 14:7 (Juli 1995)
Jakobsson, L. / Lindberg, T.: »Cow's milk proteins cause infantile colic in breastfed infants. A double blind study«, in: *Pediatrics* 71 (1983)
Johanson, R. B./ Spencer, S. A. / Rofle, P. / Jones, P. / Massa, D. S.: »Effect of postdelivery care on neonatal body temperature«, in: *Acta Pediatrica* 81:11 (November 1992)
Larsen, J. H.: »Infants' colic and belly massage«, in: *Practitioner* 234 (April 1990)
Liebman, W.: »Infantile colic. Association with lactose and milk intolerance«, in: *Journal of the American Medical Association* 245 (1981)
Lothe, L., et al.: »Cow's milk formula as a cause of infantile colic. A double-blind study«, in: *Pediatrics* 70 (1982)
Paradise, J.: »Maternal and other factors in the etiology of infantile colic«, in: *Journal of the American Medical Association* 197 (1966)
Said, G., et al.: »Clinical trial of the treatment of colic by modification of parent-infant interaction«, in: *Pediatrics* 74 (1984)
Sears, W. / Sears, M.: *Parenting the Fussy Baby and the High-Need Child. Everything You Need to Know from Birth to Age Five*, Boston: Little Brown, 1996
Wessel, M., et al.: »Paroxysmal fussing in infancy, sometimes called colic«, in: *Pediatrics* 14 (1954)

Literaturempfehlungen
Kneißl, G., Dr. med.: *Damit mein Kind gesund bleibt*, München: Kösel, 2007
Nitsch, C.: *Dr. Mama. Das andere Buch der Kinderkrankheiten*, München: Mosaik, 2000
Schmelz, A.: *Allergien bei Kindern*, München: Gräfe & Unzer, 1999
Stoppard, M.: *Das große Buch der Kinderkrankheiten. Ein Nachschlagewerk für Mütter und Väter*, Berlin: Urania, 1999

Kapitel 16

Quellennachweis
Abdallah, B. / Badr, L. K. / Hawaii, M.: »The efficacy of massage on short- and long-term outcomes in preterm infants«, in: *Infant and Child Development* 36:4 (2013): 662–69
Affleck, G. / Tennen, J. H. / Rowe, J.: »Mothers, fathers, and the crisis of newborn intensive care«, in: *Infant Mental Health Journal* 11:1 (1990)
Anisfeld, E. / Casper, V. / Nozyce, M. / Cunningham, N.: »Does infant carrying promote attachment? An experimental study of the effects of increased physical contact on the development of attachment«, in: *Child Development* 61 (1990)
Arnon, S. / Diamant, C. / Bauer, S. / Regev, R. / Sirota, G. / Litmanovitz, I.: »Maternal singing during kangaroo care led to autonomic sta-

bility in preterm infants and reduced maternal anxiety«, in: *Acta Pediatrica* 103:10 (2014): 1039–44

Artese, C. / Blanchi, I.: »Baby's messages to parents: Guide to the development of babies admitted to the NICU«, European Foundation for the Care of Newborn Infants, 2014 www.efcni.org/fileadmin/Daten/Web/Newsletter/2014/2014_April/Parents guide_book_baby_s_messages_to_parents.pdf

Bond, C.: *The 5-Step Dialogue*, www.cherrybond.com

Dunn, C./ Sleep, J. / Collett, D.: »Sensing an improvement. An experimental study to evaluate the use of aromatherapy, massage and periods of rest in an intensive care unit«, in: *Journal of Advanced Nursing* 21:1 (Januar 1995)

Field, T.: »*Interventions for premature infants*«, in: *Journal of Pediatrics* 109 (1986)

Field, T. / Schanberg, S. / Gunzenhauser, N. / Brazelton, T.: »Massage stimulates growth in preterm infants: A replication«, in: *Infant Behaviour and Development* 13 (1990)

Field, T. / Schanberg, S. / Scaridi, F. / Bauer, C. / Vega-Lahr, N. / Garcia, R. / Nystrom, J. / Kuhn, C.: »Cardiac an behavioral responses to repeated tactile and auditory stimulation of preterm and term neonates«, in: *Developmental Psychology* 15 (Juli 1979)

–: »Tactile / kinestetic stimulation effects on preterm neonates«, in: *Pediatrics* 77 (Mai 1986)

Gottfried, A., et al.: »Touch as an organizer for learning and development«, in: *The Many Facets of Touch,* ed. C. Brown et al. Johnson & Johnson Pediatric Round Table, no. 10. New York: Elsevier, 1980

Grossman, K., et al.: »Maternal tactual contact of the newborn after various postpartum conditions of mother- infant contact«, in: *Developmental Psychology* 17 (März1981)

Harrison, L. L. / Leeper, J. / Yoon, M.: »Effect of gentle human touch on preterm infants: Results from a pilot study«, in: *Infant Behavior and Development* 15 (1990)

–: »Early parental touch and preterm infants«, in: *Journal of Obstetric, Gynecologic, and Neonatal Nursing* 20:4 (1991)

–: »Effects of hospital-based instruction on interactions between parents and preterm infants«, in: *Neonatal Network* 9:7 (1991)

–: »Preterm infants' physiologic responses early parent touch«, in: *Western Journal of Nursing Research* 13:6 (1991)

Harrison, L. L., et al.: »Effects of gentle human touch on preterm infants: Results from a pilot study«, in: *Infant Behavior and Development* 15 (1992)

Heffernan, A., et al.: »Baby massage – a teaching model«, in: *Australian Nurses Journal* 13:6 (Dezember-Januar 1984)

Heller, S. A.: »A comparison of the effects of containment and stroking of preterm infants at varying levels of maturity«, Ph. D. dissertation, Loyola University of Chicago, 1991

Isaza, N.: »Skin-to-skin contact with baby in neonatal unit decreases maternal stress levels. Already linked to happier, healthier newborns, study finds that snuggling with babies in intensive care eases mothers' anxiety that can interfere with parent-child bonding«, in: *ScienceDaily,* Oktober 23, 2015

Johanson, R. B./ Spencer, S. A., / Rolfe, P. / Jones, P. / Massa, D. S.: »Effect of postdelivery care on neonatal body temperature«, in: *Acta Pediatrica* 81:11 (November 1992)

Klaus, M. / Fanaroff, A.: *Care of the High-risk Neonate*, Philadelphia: Saunders, 1986

Kramer, M., et al.: »Extra tactile stimulation of the premature infant«, in: *Nursing Research* 24 (September-Oktober 1975)

Kuhn, C. M., et al.: »Tactile-kinesthetic stimulation effects on sympathetic and adrenocortical function in preterm infants«, in: *Journal of Pediatrics* 119:3 (1981)

Macintosh, N.: »Massage in preterm infants«, in: *Archives of Disease in Childhood Fetal and Neonatal Education* 70:1 (Januar 1974)

McGrade, B. J. / Affleck, G. / Alen, D. / McQueeney, M.: »Mothers of high-risk infants. Is their initial use of early intervention a predictor of later coping?«, in: *Infant Mental Health Journal* 6:1 (1985)

Moses, H. / Phillips, R.: »Skin hunger effects on preterm neonates«, in: *Infant-Toddler Intervention* 6:1 (1996)

Oehler, J.: »The development of the preterm infant's responsiveness to auditory and tactile social stimuli.«, in: *Dissertation Abstracts* 45:8B (Februar 1985)

Paterson, L.: »Baby massage in the neonatal unit«, in: *Nursing: Journal of Clinical Practice,*

Education and Management 4:23 (November-Dezember 1990)
Powell, L.: »The effect of extra stimulation and maternal involvement on the development of low birthweight infants and on maternal behavior«, in: *Child Development* 45 (März 1974)
Rausch, P.: »Effects of tactile and kinesthetic stimulation on premature infants«, in: *Journal of Obstetric, Gynecological, and Neonatal Nursing* 10:1 (1981)
–: »A tactile and kinesthetic stimulation program for premature infants«, in: *The Many Facets of Touch*, Hrsg. C. Brown et al. Johnson & Johnson Pediatric Round Table, no. 10. New York: Elsevier, 1984
Rice, R.: »Premature infants respond to sensory stimulation«, in: *APA Monitor*, November 1975
–: »Cardiac and behavioral responsivity to tactile stimulation in premature and full term infants«, in: *Developmental Psychology* 12:4 (Juli 1976)
–: »Neurophysiological development in premature infants«, in: *Developmental Psychology* 12:4 (Juli 1976)
Rose, S.: »Effects of prematurity and early intervention on responsiveness to tactual stimuli: A comparison of term and preterm infants«, in: *Child Development* 51:2 (Juni 1980)
–: »Preterm responses to passive, active, and social touch«, in: *The Many Facets of Touch*, Hrsg. C. Brown et al. Johnson & Johnson Pediatric Round Table, no. 10. New York: Elsevier, 1984
Scaridi, F., et al.: »Effects of tactile/kinesthetic stimulation on the clinical course and sleep/wake behavior of preterm neonates«, in: *Infant Behavior and Development* 9:1 (Januar 1986)
–: »Massage stimulates growth in preterm infants: A replication«, in: *Infant Behavior and Development* 13 (1990)
Schaeffer, J.: »The effects of gentle human touch on mechanically ventilated very short gestation infants«, in: *Maternal Child Nursing* [Monograph 12], vol. 11 (1982)
Stern, M., et al.: »Prematurity stereotyping: Effects on mother-infant interaction«, in: *Child Development* 57:2 (April 1986)
Walt, J., et al.: »Mother-infant interactions at two and three months in preterm SGA, and full term infants«, in: *Early Human Development*, September 1985

Wang, L. / He, J. L. / Zhang, X. H.: »The efficacy of massage on preterm infants: A meta-analysis«, in: *American Journal of Perinatology* 30:9 (Oktober 2013):731–38
Warren, I. / Bond, C.: *A Guide to Infant Development in the Newborn Nursery,* London: Early Babies, 5. Aufl. 2010
–: *Caring for Your Baby in the Neonatal Unit. A Parent's Handbook*, London: Early Babies, 2015
White, J., et al.: »The effects of tactile and kinesthetic stimulation on neonatal development in the premature infants«, in: *Developmental Psychobiology* 9 (November 1976)
World Health Organization: »Preterm birth«, Fact sheet no. 363, November 2015. www.who.int/mediacentre/factsheets/fs363
White-Trait, R. C. / Goldman, M. N.: »Maternally administered tactile, auditory, visual and vestibular stimulation. Relationship to later interactions between mothers and premature infants«, in: *Research in Nursing and Health* 11 (1988)

Literaturempfehlungen
Marcovich, M. / de Jong, M. T.: *Frühgeborene. Zu klein zum Leben? Die Methode Marina Marcovich*, Frankfurt: Fischer-TB, 1999
Müller-Rieckmann, E.: *Das frühgeborene Kind in seiner Entwicklung*, München: E. Reinhardt, 2000
Strobel, K.: *Frühgeborene brauchen Liebe. Was Eltern für ihr »Frühchen« tun können*, München: Kösel, 7. Aufl. 2006

Kapitel 17
Quellennachweis
Als, H., et al.: »Stages of early behavioral organization: The study of a sighted infant and a blind infant in interaction with their mothers«, in: *High Risk Infants and Children. Adult and Peer Interactions.* New York: Academic Press, 1980
Ayres, J.: *Sensory Integration and the Child. Understanding Hidden Sensory Challenges*, Los Angeles: Western Psychological Services, 2005
Bigelow, A.: »The development of reaching in blind infants«, in: *British Journal of Developmental Psychology* 4 (November 1988)
Bushnell, E.: »Relationship between visual and tactual exploration by six-month-olds«, in: *Developmental Psychology* 21:4 (Juli 1985)

Clark, L.: »The importance of touch with an anencephalic baby«, in: *Maternal Child Nursing* 7:5 (September-Oktober 1982)

Cratty, B. / Sams, T.: *The Body Image of Blind Children*, New York: American Foundation for the Blind, 1968

Drehobl, K. / Fuhr, M.: *Pediatric Massage for the Child with Special Needs*, Tucson, AZ: Therapy Skill Builders, 2000

Fraser, B.: »Child Impairment and Parent-Infant Communication«, in: *Child Care, Health, and Development* 12 (1986)

Geralis, E.: *Children with Cerebral Palsy. A Parent's Guide*, Bethesda, MD: Woodbine House, 1998

Gregory, S.: »Mother speech to young hearing impaired children«, in: *Journal of the British Association of Teachers of the Deaf* 3 (1979)

Hansen, R.: »Motorically impaired infants: Impact of a massage procedure on caregiver-infant interactions«, in: *Journal of the Multihandicapped Person* 1:1(1988)

Hart, V.: »Characteristics of young blind children«, Paper presented at the Second International Symposium on Visually Handicapped Infants and Young Children: Birth to Seven, Aruba, 1983

Heller, M. / Gentaz, E.: *Psychology of Touch and Blindness*, New York: Psychology Press, 2014

Infant Hearing Resource: *Parent-Infant Communication: A Program of Clinical and Home Training for Parents and Hearing Impaired Infants*, Portland, OR: Infant Hearing Resource, 1985

Korner, A., et al.: »Visual alertness in neonates as evoked by maternal care«, in: *Journal of Experimental Child Psychology* 10 (1970)

Linkous, L. W. / Stutts, R. M.: »Passive tactile stimulation effects on the muscle tone of hypotonic, developmentally delayed young children«, in: *Perceptual and Motor Skills,* 71:3, 1990

Meyer, D. (Hrsg.): *Uncommon Fathers: Reflections on Raising a Child with a Disability*, Bethesda, MD: Woodbine House, 1995

Niemann, S. / Jacob, N.: *Helping Children Who are Blind. Family and Community Support for Children with Vision Problems*, Berkeley, CA: Hesperian Foundation, 2000

Porter, S. J.: »The use of massage for neonates requiring special care«, in: *Complementary Therapies in Nursing and Midwifery,* August 1996

Riesen, A.: »Sensory Deprivation«, in: *Progress in Physiological Psychology,* Hrsg. E. Stellar and J. Sprague, New York: Academic Press, 1966

Rutter, N.: »Response of term babies to a warm environment«, in: *Archives of the Disabled Child* 53 (März 1979)

Scaridi, F. / Field, T.: »Massage therapy improves behavior in neonates born to HIV-positive mothers«, in: *Journal of Pediatric Psychology* 21:6 (Dezember 1996)

Sears, W. / Sears, R. / Sears, J. /Sears, M.: *The Premature Baby Book. Everything You Need to Know About Your Premature Baby from Birth to Age One*, Boston: Little, Brown, 2004

Simons, R.: *After the Tears. Parents Talk About Raising a Child with a Disability*, New York: Harcourt Brace, 1998

Slater, C.: »Massaging crack babies«, in: *Massage Magazine* 28 (1990)

Speirer, J.: *Infant Massage for Developmentally Delayed Babies*, Denver, CO: United Cerebral Palsy Center, 1982

–: *Therapeutic Infant Massage as an Intervention for Parent and Child Attachment*, Denver, CO: United Cerebral Palsy Center, 1982

Strauss, L.: »The effects of tactile stimulation on the communicative, socialemotional, and motor behaviors of deaf-blind-multi-handicapped infants«, in: *Dissertation Abstracts* 42:10A (April 1982)

Warren, D.: *Blindness and Early Childhood Development*, New York: American Foundation for the Blind, 1984

Weber, K.: »Massage for drug exposed infants«, in: *Massage Therapy Journal,* Sommer 1991

Wheaten, A. / Scaridi, F. A. / Field, T. / Ironson, G. / Valdeon, C. / Bandstra, E.: »Massage effects on cocaine-exposed preterm neonates«, in: *Journal of Developmental and Behavioral Pediatrics* 14:5 (1993)

White, B. / Held, R.: »Plasticity of sensorimotor development in the human infant«, in: *Causes of Behavior. Readings in Child Development and Educational Psychology,* Hrsg. J. Rosenblith / Allinsmith, W., Boston: Allyn & Bacon, 2. Aufl.1966

Wills, D.: »The ordinary devoted mother and her blind baby«, in: *Psychoanalytic Study of the Child* 34 (1979)

Zimmerman, J.: »Social interaction patterns between blind and multi-impaired infants and their mothers. An analysis«, in: *Dissertation Abstracts* 42:7A (1982)

Literaturempfehlungen

Aly, M.: *Das Sorgenkind im ersten Lebensjahr. Entwicklungsverzögert, behindert – oder einfach nur anders?*, Hamburg: Springer, 1998

Sacks, O.: *Stumme Stimmen. Reise in die Welt der Gehörlosen*, Reinbek: Rowohlt TB (keine Jahresangabe)

Schmitz, E.: *Elternprogramm für behinderte Kinder*, München: E. Reinhardt, 1979

Stray-Gunderson, K.: *Babys mit Down-Syndrom*, Zirndorf: G & S Verlag, 2000

Tolksdorf, M.: *Das Down-Syndrom. Ein Leitfaden für Eltern*, München: Urban & Fischer, 1993

Zachmann, D.: *Mit der Stimme des Herzens*, Gütersloh: Gütersloher Verlagshaus, 2000

Kapitel 18

Quellennachweis

Karen, R.: *Becoming Attached. First Relationships and How They Shape Our Capacity to Love*, New York: Oxford University Press, 1998

Montagu, A.: *Körperkontakt. Die Bedeutung der Haut für die Entwicklung des Menschen*, München: Klett-Cotta, 7. Aufl. 1994

Zacher-Laves, C.U.: *Suggestions for adaptations of massage with the growing child*, Persönliches Gespräch mit der Verfasserin, 1999

Die Reime und Fingerspiele auf den Seiten 170 ff., 174 f. zum Teil aus:
Fingerspiele und Rätsel für Vorschulkinder. Volk und Wissen, Berlin: Volkseigener Verlag, 1979

Literatur-/Musikempfehlungen

Aichert, E. / Brauer, S.: *Meine kleinen Zappelfinger. Fingerspiele und Kinderreime*, Augsburg: Pattloch, 1998

Austermann, M. / Wohlleben, G.: *Zehn kleine Krabbelfinger. Spiel und Spaß mit unseren Kleinsten*, München: Kösel, 25. Aufl. 2006. Buch/CD

Diepmann, R.: *Die fantastischen Fünf. Fingerspiele für Kinder von heute*, München: Don Bosco, 1999

Kreusch-Jacob, D.: *Fingerspiele, Hände tanzen. Das große Buch der Kinderreime und Fingerspiele*, München: Don Bosco, 2000

Kapitel 19

Quellennachweis

Acredolo, L. / Goodwyn, S.: *Baby Signs. How to Talk to Your Baby Before Your Baby Can Talk*, Chicago: Contemporary Books, 2009

Bacchetta, S.: *What I Want My Adopted Child to Know*, iUniverse, 2010

Bond, J.: »Post adoption depression syndrome«, *ADOPT*: Assistance Information Support, Frühling 1995, www.adopting.org.

Clark, S.: »Prenatal Trauma and the Adoptee Experience«, *Pact, An Adoption Alliance*, 1995, www.pactadopt.org

Dubucs, R.: »Touching and the adopted child«, in: *International Concerns for Children*, 1998

Hage, D.: »Foundations of Attachment«, in: *International Concerns for Children*, 1999

Henning, R. S.: Persönlicher Brief an die Verfasserin, 1999

Ingram, J.: »Russian Foster Families Face Huge Task«, in: *Philadelphia Inquirer*, Dezember 18, 1998

Karen, R.: *Becoming Attached. First Relationships and How They Shape Our Capacity to Love*, New York: Oxford University Press, 1998

Kurson, B.: »Foster parents face a life of rough breaks«, in: *Chicago Sun Times*, 14. März 1999

Melina, L.: »Attachment to older child has some twists«, in: *Adopted Child*, Januar 1985

–: »Unattached child. Going through life not caring«, in: *Adopted Child*, Februar 1985

–: »Attachment theorists believe parent-infant experiences determine later behavior«, in: *Adopted Child*, Mai 1997

Russell, M.: *The lifelong impact of adoption*. PACT, An Adoption Alliance, San Francisco, 1998. Website: www.pactadopt.org

Singer, L., et al.: »Mother-infant attachment in adoptive families«, in: *Child Development* 56 Dezember 1985

Steinberg, G.: *Bonding and Attachment. How Does Adoption Affekt a Newborn?* PACT, An Adoption Alliance, San Francisco, 1998. Website: www.pactadopt.org

–: *The Special Love of Foster Parents*. Record Online (6. Dezember 1998)

Verrier, N.: *The Primal Wound. Understanding the Adopted Child*. Baltimore: Gateway Press, 2003

Literaturempfehlungen

Gerts, W.: *Auslandsadoption. Das Findbuch,* Burgdorf: Kirchturm-Verlag Martina Gerts e. K., 2001

Huber-Nienhaus, S.: *Handbuch für Pflege- und Adoptiveltern,* Idstein: Schulz-Kirchner, 1997

Wiemann, I.: *Pflege- und Adoptivkinder,* Reinbek: Rowohlt-TB, 1991

Kapitel 20

Quellennachweis

Jamiolkowski, R.: *A Baby Doesn't Make the Man. Alternative Sources of Power and Manhood for Young Men,* Teen Pregnancy Prevention Library, 1997

Siegel, D.: *Aufruhr im Kopf. Was während der Pubertät im Gehirn unserer Kinder passiert,* mvg, München, 2015

Literaturempfehlungen

Osthoff, R.: *Schwanger werd' ich nicht alleine ... Ursachen und Folgen ungeplanter Teenagerschwangerschaften,* Landau: P. Knecht, 1999

Siegel, D.: *Aufruhr im Kopf. Was während der Pubertät im Gehirn unserer Kinder passiert,* München: mvg, 2015

Zitate: Quellennachweis

Kapitel 1: Leboyer, F.: aus: *Sanfte Hände,* Kösel, 14. Aufl. 1994

Kapitel 3: McClure, V.: aus: *The Tao of Motherhood*

Kapitel 4: McClure, V.: aus: *The Tao of Motherhood*

Kapitel 6: McClure, V.: aus: *The Tao of Motherhood*

Kapitel 7: McClure, V.: aus: *The Tao of Motherhood*

Kapitel 8: Gale, N.: aus: *Home From Business*

Kapitel 9: Whitman, W.: aus: »Herbstbällchen«, in: *Grashalme,* Depax, 1947

Kapitel 10: McClure, V.: aus: *The Tao of Motherhood*

Kapitel 11: Rilke, R.: aus: »Liebes-Lied«, in: *Gesammelte Gedichte,* Insel, 1962

Kapitel 13: Foote Crow, M.: aus: *Peace*

Kapitel 14: Lobel, A.: aus: *Frog and Toad are Friends*

Kapitel 15: Blake, W.: aus: »Auf fremden Kummer«, in: *Lieder der Unschuld und Erfahrung,* Insel, 1975

Kapitel 16: Tagore, R.: aus: *The Hero*

Kapitel 18: Steiner, R.: aus: *Die Pforte der Einweihung,* 1910

Kapitel 20: McClure, V.: aus: The Tao of Motherhood

Kontaktadressen

Ich freue mich über Anregungen und Anfragen meiner Leserinnen und Leser. Nachfolgend finden Sie einige Kontaktadressen.

International Association of
Infant Massage (IAIM)
Gegründet von Vimala Schneider McClure
Website: www.iaim.net

Deutsche Gesellschaft für Baby- und Kindermassage (DGBM e.V.)
Küfergasse 5
77652 Offenburg
Tel.: 0781-970 28 22
Fax: 0781-970 28 24
E-mail: info@dgbm.de
Website: www.dgbm.de

Infantastic Versand und Verlag
Tel.: 04442-7397727
E-Mail: info@infantastic.de
Website: www.infantastic.de

Infant Massage USA
E-Mail: info@infantmassageusa.org
Website: www.infantmassageusa.org

International Office (IAIM)
Ansprechpartnerin: Sylvia Lindgren
Website: www.iaim.net (E-Mail über: Contact us)

Um die Niederlassungen der IAIM außerhalb der USA zu kontaktieren, wenden Sie sich bitte an das internationale Büro (International Office). Die meisten Niederlassungen und Trainerinnen und Trainer haben eine E-Mail-Adresse, die Sie über die Deutsche Gesellschaft für Babymassage erfahren können. Falls nicht, kontaktieren Sie mich oder die International Association of Infant Massage.

Viele der zertifizierten Babymassage-Trainerinnen und -Trainer (Certified Infant Massage Instructor (CIMI)) haben ihre eigenen Programme und Webseiten gestaltet.

Warnung:

Nur weil jemand Masseur oder Masseurin ist, weiß er noch lange nicht, wie man Babymassage unterrichtet. Seien Sie bei Programmen, die im Internet angeboten werden, vorsichtig. Manche Masseure glauben, sie könnten ein paar Massagegriffe entwickeln und verbreiten sie dann als »Babymassage«. Aber die alte Kunst der Babymassage hat überhaupt nichts mit der Massage von Erwachsenen gemeinsam und ist kein »Hobby«. Um Babymassage richtig lehren zu können, müssen Sie nicht nur wissen, wie der Babykörper funktioniert, sondern auch, welche Bedeutung die Beziehung zwischen der betreuenden Person und dem Baby hat. Sie müssen seine Reaktionen kennen, die sich je nach Alter ändern, sowie die Bedeutung seiner Signale und viele andere, subtile Aspekte der Mutter-Kind-Kommunikation. Babys vertragen Tiefenmassage und stechende oder kitzelnde Bewegungen nicht, ebenso keine zu zaghafte oder leichte Massage.

Behinderte oder kranke Babys brauchen ebenfalls eine besondere Massage. Man muss ihre Entwicklungsphasen berücksichtigen und sie mit Respekt, Aufrichtigkeit und vor allem Liebe behandeln. Die von uns gelehrte Babymassage basiert auf der Vorstellung, dass Massage eine der besten Möglichkeiten ist, das Zugehörigkeitsgefühl und die Mutter-Kind-Bindung herzustellen. Deshalb ist es sehr wichtig, wie wir das Baby massieren und wie wir auf seine Signale reagieren.

Unsere Massagetechnik ist jahrtausendealt, und ihr Erfolg ist seit Generationen erwiesen. Die von mir entwickelte Massage basiert auf jahrhundertealten Methoden, die ich so kombiniert habe, wie sie am wirkungsvollsten sind. Ich habe die meisten Bewegungsabfolgen entwickelt und ihnen einen Namen gegeben. Ich habe die Massage bei Koliken, die Entspannungstechnik und viele andere Aspekte, die in diesem Buch erwähnt werden, erfunden, sodass ich mühelos feststellen kann, ob jemand in unserer Babymassage ausgebildet ist oder seine eigene Massagetechnik verwendet. Natürlich werden Sie Ihre individuelle, auf Sie zugeschnittene Art zu massieren finden, wenn Sie Ihr Baby immer besser kennenlernen und mehr Routine bei der Babymassage haben. Aber Sie sollten die Massage erst einmal bei einem zertifizierten Trainer richtig erlernt haben, bevor Sie improvisieren. Auf diese Weise wird Ihre Variante Ihrem Kind nutzen und nicht etwa schaden.

Die unzähligen Eltern, die seit 1976 bei uns die Babymassage erlernt haben, werden mir hinsichtlich dieser Vorsicht recht geben. Die meisten Eltern erklären, sie hätten vor der Teilnahme an einem Babymassagekurs keine Ahnung gehabt, wie tief greifend die Wirkung der Babymassage ist. Wenn es um Ihr Baby geht, sollten Sie sich nur an den allerbesten Beraterinnen und Beratern orientieren.

Bezugsadressen für 100 Prozent reine, natürliche Babymassageöle

laverana GmbH & co. KG
Am Weingarten 4
30974 Wennigsen
Tel.: 0511/67541 100
Fax: 05103/ 93 91 8070
E-Mail: info@lavera.de
Website: www.lavera.de

PRIMAVERA life GmbH®
Naturparadies 1
87466 Oy-Mittelberg
Tel.: 08366/8988-0
E-Mail: info@primaveralife.com
Website: www.primaveralife.com

Weleda AG
Möhlerstr. 3
73525 Schwäbisch-Gmünd
Tel.: 07171/919-0
E-Mail: dialog@weleda.de
Website: www.weleda.de

Anmerkung für Eltern:

Auch hier möchte ich Ihnen den Rat geben, einen Kurs bei einer Babymassage-Trainerin oder einem Babymassage-Trainer zu besuchen. Im Rahmen eines Kurses werden Sie von einem/einer erfahrenen Trainer/in mehr Unterstützung und Informationen erhalten, die auf Sie zugeschnitten sind.

Weitere Webseiten zum Thema Babymassage

Nachfolgend finden Sie die von mir bevorzugten Webseiten auf dem Gebiet der prä- und perinatalen Psychologie und Geburt sowie der Babymassage und natürlichen Elternschaft. Täglich entstehen neue Seiten, deshalb können Sie im Netz surfen, um aktuelle Informationen, Bücher und Videos zu diesem Thema und die entsprechenden Produkte zu finden. Wenn Sie den Begriff »Babymassage« in eine Suchmaschine eingeben, erhalten Sie eine Fülle von relevanten Adressen und Artikeln. Wenn die jeweilige Webseite von einer zertifizierten Babymassage-Trainerin oder einem zertifizierten Babymassage-Trainer (CIMI) oder einer Trainerin oder einem Trainer der Internationalen Gesellschaft für Babymassage erstellt wird und mein Buch darin erwähnt wird, habe ich meine Zustimmung zum Inhalt dieser Homepage gegeben, und sie ist wahrscheinlich auch mit meiner Organisation verbunden.

Anmerkung der Übersetzerin: Auch für die Themenbereiche »Frühgeborene«, »Adoption« und »behinderte Babys« findet man eine Fülle von Internet-Adressen, wenn man den Suchbegriff in eine Suchmaschine eingibt, z.B.:

- »Bundesverband Das Frühgeborene Kind e.V.«
- sowie die Webseiten diverser Kliniken für Neonatalogie
- Adoption: Moses-Online und diverse Verbände, Vereine und Elterninitiativen
- Cerebral Palsy (oder Behinderte mit zerebralen Bewegungsstörungen): Diverse Vereine und Elterninitiativen